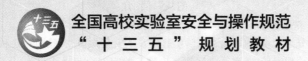

全国高校实验室安全与操作规范
"十 三 五" 规 划 教 材

医学实验室安全与操作规范

主　编　余上斌　陈晓钎

副主编　范雄林　孙　军

编　委　余上斌　陈晓钎　范雄林　孙　军

　　　　徐　戎　周顺长　郝　轶　张建民

　　　　张　培　郝　灵　杨晓燕　冯秀玲

　　　　金　悠　熊宗斌　吴雄文　胡殿兴

　　　　袁　萍　柯　丹　秦南彦　李春阳

　　　　晏汉姣　刘　峰

编委单位　华中科技大学同济医学院基础医学院

U0362684

华中科技大学出版社
http://www.hustp.com
中国·武汉

内 容 简 介

本书为全国高校实验室安全与操作规范"十三五"规划教材。

本书除绪论外共分为八章,内容涵盖医学实验室基本安全知识、实验动物福利伦理与操作安全、医学人体试验的意义及伦理问题、基础医学普通与生物实验室安全与操作规范、化学试剂和实验药品使用安全与操作规范及医学实验特种设备、容器存放安全与操作规范等。本书将专业操作规范与具体案例结合,图文并茂,语言通俗易懂,有助于培养医学生和研究人员规范操作技能和增强安全操作意识。

本书可作为医学相关专业学生安全培训教材,也可作为基础医学实验研究人员、管理人员的参考书籍。

图书在版编目(CIP)数据

医学实验室安全与操作规范/余上斌,陈晓钎主编.—武汉:华中科技大学出版社,2019.9(2024.7重印)
全国高校实验室安全与操作规范"十三五"规划教材
ISBN 978-7-5680-5577-2

Ⅰ.①医…　Ⅱ.①余…　②陈…　Ⅲ.①医学检验-实验室管理-安全管理-高等学校-教材　②医学检验-实验室管理-技术操作规程-高等学校-教材　Ⅳ.①R446

中国版本图书馆 CIP 数据核字(2019)第 199807 号

医学实验室安全与操作规范　　　　　　　　　　　　　　　余上斌　　陈晓钎　主编
Yixue Shiyanshi Anquan yu Caozuo Guifan

策划编辑:罗　伟
责任编辑:曾奇峰　余　琼
封面设计:原色设计
责任校对:阮　敏
责任监印:周治超
出版发行:华中科技大学出版社(中国·武汉)　　　电话:(027)81321913
　　　　　武汉市东湖新技术开发区华工科技园　　　邮编:430223
录　　排:华中科技大学惠友文印中心
印　　刷:武汉中科兴业印务有限公司
开　　本:787mm×1092mm　1/16
印　　张:12.25
字　　数:280千字
版　　次:2024年7月第1版第4次印刷
定　　价:39.00元

全国高校实验室安全与操作规范"十三五"规划教材丛书编委会

总主编　李震彪

编　委　（按姓氏笔画排序）

马彦琳　王峻峰　毛勇杰　尹　仕　卢群伟　朱宏平

苏　莉　杨　光　杨　明　吴雄文　余上斌　张延荣

陈　刚　周莉萍　项光亚　姚　平　秦选斌　龚跃法

秘　书　罗　伟　余伯仲

网络增值服务使用说明

欢迎使用华中科技大学出版社医学资源服务网yixue.hustp.com

1.教师使用流程

（1）登录网址：http://yixue.hustp.com （注册时请选择教师用户）

（2）审核通过后，您可以在网站使用以下功能：

管理学生

建立课程　　　　　　　　布置作业

下载教学
资源　　　　　　教师　　　　　查询学生学习
记录等

2.学员使用流程

建议学员在PC端完成注册、登录、完善个人信息的操作。

（1）PC端学员操作步骤

①登录网址：http://yixue.hustp.com （注册时请选择普通用户）

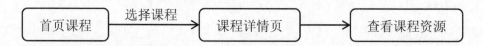

②查看课程资源

如有学习码，请在个人中心-学习码验证中先验证，再进行操作。

```
首页课程  --选择课程-->  课程详情页  -->  查看课程资源
```

（2）手机端扫码操作步骤

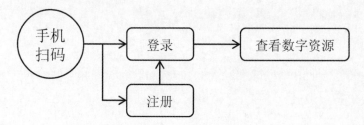

总 序

Zongxu

高校实验室安全,与教学、科研、大学排名相比,孰轻孰重?毫无疑问,安全永远居第一。对于大学而言,安全是1,教学、科研、大学排名、专业排名、出人才、出成果等均是1后面的0。对于大学师生来说,也是一样,安全与健康是人生的1,家庭、事业、地位、成就等,是1后面的0。若1不存在了,后面的0就是空,只有有了前面的1,后面的0才有意义。1乃生命之树,0乃树上之花,树若不在,花何以存?!

然而,知易行难。

2018年12月,北京某大学环境工程实验室进行垃圾渗滤液污水处理实验时发生爆炸,两名博士生、一名硕士生死亡。2016年9月,位于松江大学园区的某大学化学化工与生物工程学院一实验室发生爆炸,两名学生受重伤。2015年12月,北京某大学一名博士后在实验室内使用氢气做化学实验时发生爆炸,不幸遇难。2015年4月,位于徐州的某大学化工学院一实验室发生爆炸事故,多人受伤,1人死亡。2012年1月佛罗里达大学的一实验室发生爆炸,一名博士生面部手部和身体严重烧伤。2010年1月,美国得克萨斯州理工大学化学与生物化学实验室发生爆炸,导致一名学生失去三根手指,手和脸部被烧伤,一只眼睛被化学物质灼伤。2010年,东北某大学师生在实验中使用了未经检疫的山羊,导致27名学生和1名教师陆续确诊感染布鲁菌病。2009年,浙江某大学化学系教师误将本应接入307室的CO气体通入211室的输气管,导致一名女博士中毒死亡。

惨痛的事故教训表明,98%的实验室安全事故是"人的不安全行为"引发的,包括相关的领导和实验人员的不重视、安全管理松松垮垮、安全知识学习不认真、安全培训不扎实、安全防范不到位等。所以,对于高校的各级领导和教职工来说,不顾及、不重视安全及安全条件达标的实验工作,就等于"谋财害命、违法犯罪",其所谓的教学科研不仅无益于人才培养,反而悖逆教育宗旨、祸害学生、贻害社会。对于高校的学生来说,不顾及、不重视安全及风险防范的实验工作,就等于"自害自杀",害己害家。不是勇敢,而是鲁莽、草率和不负责任。每一名因事故受伤害的师生,都牵连着一个或多个家庭的幸福与未来;每一桩安全事故,都会造成社会大众对高校内部治理能力的质疑与高校社会形象的巨大贬损。

实验室安全,责任如山;安全无小事,责任大如天。最大限度消除"人的不安全行为",最大限度保障实验室安全,涉及许多方面的工作,也是见仁见智。最基础的共性工作肯定离不开安全知识的学习、安全操作规范的培训，以及制度保障和软硬件支撑条件保障等。华中科技大学在实验室安全管理方面，近几年来不断提高认识，加强安全管理能力建设，构建了"1-3-3"安全管理模式，即一项认识、三项保障（组织保障、队伍保障、制度保障）、三个抓手（风险一口清、软硬件支撑条件建设、预防工作），积累了一些安全管理经验，也取得了一些成绩，学校实验室安全管理总体处于较好状态。这其中，有邵新宇书记、李元元校长、湛毅青副校长的大力支持、关心和指导，有实设处同志们的积极钻研、主动作为、默默奉献，更有各学院的书记、院长、安全员、实验室主任和其他教职工的明确责任、转变观念、履职尽责。

　　安全管理，没有最好、只有更好，永远在路上。为了进一步提高大学实验室安全管理水平，在校领导的支持下，华中科技大学实设处与华中科技大学出版社合作，组织部分院系专家分学科编写实验室安全及操作规范，并力争形成系列丛书，为各个学科的实验室安全知识学习及操作规范培训提供教材。本丛书的特点包括突出学科性，紧密结合学科实验实际，重视安全操作基本规范的教育，图文并茂。

　　感谢华中科技大学化学与化工学院、基础医学院、药学院、环境科学与工程学院、电气与电子工程学院、机械科学与工程学院、材料科学与工程学院、物理学院、公共卫生学院等学院领导和专家的辛勤付出。他们在工作之余，加班加点、尽心竭力，才使得这一系列丛书顺利出版。在组织与策划编写的过程中，出版社傅蓉书记、王连弟副社长给予了大力支持和指导，在此一并感谢。

　　期待这套实验室安全丛书的出版能够助力包括华中科技大学在内的全国高校实验室安全管理再上新台阶！祝愿全国实验室天天平安、年年平安、人人平安！

李霞辉

华中科技大学实验室与设备管理处处长

前言

Qianyan

    本书基于基础医学本科生、研究生基本技能训练、基础实验、综合能力训练、创新设计实验以及科学研究活动，以二级生物安全水平基础实验室为参照，强化医学实验室风险评估意识，就实验实践过程中的安全隐患及防范措施甄别分类陈述；涵盖医学实验室基本安全知识、实验动物福利伦理与操作安全、医学人体试验的意义及伦理问题、基础医学普通与生物实验室安全与操作规范、化学试剂和实验药品使用安全与操作规范及医学实验特种设备、容器存放安全与操作规范等内容。本书旨在培养医学生和研究人员规范操作技能，增强其安全操作意识，可作为医学相关专业学生安全培训教材，也可作为基础医学实验研究人员、管理人员的参考书籍。

    本书以医学研究内容的具体案例为背景，结合国家相关部委标准规范与医学相关学科教师实践工作经验，阐明医学实验室安全分级标准、不同层次或级别实验操作要领；针对医学实验室特征，工作中所涉及的试剂、药品及生物组织、血液标本、实验动物安全风险级别，采用文字表述与图表标识相结合的方式进行阐述。仪器安全操作规范除了用文字表达外，还采用直观的操作流程图呈现；部分仪器的规范使用以图片标识形式表示；强化医学实验室安全和仪器设备的操作注意事项，并重点展示。本书详细阐述了医学人体试验的伦理与规范、实验动物的福利伦理与规范，在体现医学实验工作者不易的同时唤醒全社会公民对医学研究志愿者的理解和尊重，以及对为医学研究做出重大贡献的实验动物的崇高敬意。

    本书参编人员均为华中科技大学基础医学院实验室一线工作人员和学术骨干，具有多年科学研究和实验教学经验，强化支撑和确保了内容的针对性和实践指导意义。本书专业操作标准与具体案例互补、图文并茂，突出细节和重点，有很强的、明确的针对性和可操作性。

    由于编者水平和编写时间有限，不妥和错误之处在所难免，恳请广大师生批评指正。

编　者

前言

目录

Mulu

绪　论

基础医学实验室是医药卫生高等院校本科生、研究生及相关专业研究人员进行教学实践和开展科学研究的重要场所，是训练、培育、提升医学生实验技能和科研创新能力的基地，在高校人才培养和科学研究中发挥着不可替代的重要作用。基础医学实验室通常会涉及有毒有害化学品、易燃易爆危险品、麻醉镇静剂、动物血液（组织）标本、人体组织（血液）标本、病原微生物、生物试剂、生物材料，还会接触辐射、高压、高温、超低温、高转速等特殊条件，存在一定的安全风险。掌握实验室基本安全知识和规范操作技术是人才培养和科学研究顺利进行的前提和保障。实验室安全事故的发生常常因实验操作人员缺乏安全意识和基本安全知识、实验操作不规范所致，从而造成人员伤害或者财产损失等严重后果。只有强化实验室人身安全、财产安全和环境安全教育，认真学习实验室基本安全知识，充分了解生物样本和生物材料的种类和特性，充分了解生物化学和试剂、药品的特征性能及安全使用，熟练掌握仪器设备的基本性能和规范操作，才能有效防范和杜绝实验事故的发生。

1992 年 8 月 31 日卫生部令第 22 号发布《消毒管理办法》《医疗废物管理条例》，2005 年 6 月 6 日中华人民共和国国家质量监督检验检疫总局、中国国家标准化管理委员会联合发布 GB 19781—2005/ISO 15190:2003《医学实验室安全要求》，并于 2005 年 12 月 1 日实施。其相应的法律法规明确阐述根据生物因子对个体和群体的危害程度将其分为 4 级：不会使健康工作者和动物致病的细菌、真菌、病毒和寄生虫等生物因子，为风险等级 Ⅰ（低个体风险，低群体风险）。能引起人或动物发病，但一般情况下对健康工作者、群体、家畜或环境不构成严重危害的病原体。实验室感染不导致严重疾病，具备有效治疗和预防措施，并且传播风险有限，为风险等级 Ⅱ（中等个体风险，有限群体风险）。能引起人或动物严重疾病，或造成严重经济损失，但通常不能因偶然接触而在个体间传播，或能使用抗生素、抗寄生虫药治疗的病原体，为风险等级 Ⅲ（高个体风险，低群体风险）。能引起人或动物非常严重的疾病，一般不能治愈，容易直接或间接或因偶然接触在人与人、动物与人、动物与动物间传播的病原体，为风险等级 Ⅳ（高个体风险，高群体风险）。当实验室活动涉及感染性或潜在感染性生物因子时，应进行生物风险程度评估。生物风险程度评估应至少包括下列内容：生物因子的种类（已知的、未知的、基因修饰的或未知感染性的生物材料）、来源、感染性、致病性、传播途径、在环境中的稳定性、感染剂量、浓度、动物实验数据、预防和治疗、降低风险的措施及风险再评估、危害发生的应急措施等。除事先对所有拟从事活动的生物风险进行评估外，还应对化学、辐射、电气、火灾、自然灾害、恶意使用等的风险进行评估。

医学实验室环境条件评估：定向气流是指在气压低于外环境大气压的实验室中，从污染概率低且相对压力高处向污染概率高且相对压力低处受控制的气流；生物威胁是指生物因子形成的使人忧虑的、可能发生的严重危害;生物安全柜,即生物学负压过滤排风柜,防止操作者和环境暴露于实验过程中产生的生物气溶胶。

实验室生物安全概况及生物安全实验室的重要意义:生物安全实验室在 20 世纪 50年代首先出现在美国,主要是针对实验室意外事故感染所采取的对策。20 世纪 40 年代,美国为了研究生物武器,开始实施"气溶胶感染计划",大量使用烈性传染病的病原体,开展实验室、化学武器和现场实验;在这些研究和相关的实验室中,实验室感染事件频频发生。此外,"二战"期间,日本军国主义在对中国实施惨无人道的细菌战中,他们的实验室里很多工作人员也因受到感染而死伤。苏联生物武器研究基地(斯维德洛夫斯克)炭疽杆菌泄漏造成上千人感染死伤。这些都是实验室生物安全问题产生的直接原因。此后,一些发达国家如英国、苏联、加拿大、日本等也建造了不同级别的生物安全实验室。为了保证实验室生物安全,减少实验室事故的发生,1983 年世界卫生组织(World Health Organization,WHO)出版了《实验室生物安全手册》,第二版由几个国家和 WHO 的生物安全专家和官员编写而成;2002 年 WHO 又发表了该手册的第二版的网络修订版,2004年正式发布了第三版。WHO 深刻认识到生物安全问题的重要性,该手册在生物安全管理、实验室的硬件(如实验室设施、设备和个人防护)和软件(如具体的标准操作规程)等方面的要求都十分具体明确。这些要求都是吸取了各国的经验,特别是吸取了各国的惨痛教训后提出来的。在世界范围内,这些要求对各行各业和各国的各个部门都是硬性规定,并通过各国的卫生系统推行和贯彻。

关于实验室生物安全规范化管理:美国、加拿大等国家做得比较好。1993 年,美国疾病预防控制中心/国立卫生研究院发布了《微生物和生物医学实验室生物安全手册》第三版,1999 年发布了第四版。目前该手册已被国际公认为"金标准"。实验室生物安全在中国起步较晚,新中国成立后我国政府和部分专家已逐渐认识到实验室生物安全的重要性。1987 年,世界范围内的流行性出血热实验室感染不断发生,为了研究流行性出血热的传播途径,军事医学科学院和天津某生物净化公司合作修建了我国第一个国产三级生物安全防护水平(biosafety level 3,BSL-3)实验室,并制订了比较系统的操作规程。随着医学研究的发展,为了开展艾滋病研究,我国原中国预防医学科学院(现中国疾病预防控制中心)引进了部分 BSL-3 实验室技术。国内也逐步建造了一批类似或接近 BSL-3 水平的生物安全实验室。为了规范我国实验室的生物安全工作,20 世纪 90 年代后期,一些专家开始酝酿和建议制定我国实验室生物安全标准和实施规范。

医学实验室安全防范原则:实验人员必须熟悉实验室及其相应周围环境,如水阀、电闸、灭火器材和安全阀门位置;熟悉安全淋浴器、洗眼装置和急救箱的位置,并确保能够熟练使用。实验人员进入实验室必须穿好实验服、戴妥口罩和橡胶手套等,必要时还应戴防护眼镜;实验进行时,实验操作人员不得随意脱离岗位,要集中思想、密切注意和观察实验的进展情况;每位实验工作者务必熟悉所需使用试剂药品的特性与机制、了解设施和设备具有的潜在危险,实验用化学试剂不得入口,严禁在实验室内吸烟或饮食,牢记实验结束后要仔细洗手;做实验时应敞开门窗或打开换气设备,保持室内空气流通;对于易挥发有害液体的加热、产生严重异味、极易污染环境的实验操作应在特定通风橱内进行。实验室各类气体钢瓶使用完毕,都应立即关闭阀门,若发现漏气或气阀失灵,应停止实验及时检查并修复,须等待实验室通风一段时间后再恢复实验;实验室内严禁存在火种,如需要循环冷却水的实验,要谨慎绑好水管,以免水压波动或停水发生爆炸和着火事故。实验中使用电器时谨防触电,切忌在通电时用湿手和湿物接触电器或电插销,实验完毕应及时将电器的电源切断;凡进入实验室的人员需穿全棉工作服,不得穿凉鞋、高跟鞋或拖鞋,留长发者应束扎头发。实验室开展教学或科学研究时因实验产生的化学废液应按有机、无机和剧毒等分类收集在特定容器中,严禁倒入下水道中;对于易燃、易爆、剧毒化学试剂以及高压气瓶、消毒锅、灭菌锅等,必须严格按照有关规定领用、存放和妥善保管,做好定期检查;实验室中开展实验研究工作的人员应具备熟练使用和操作消防器材的能力;实验室值班人员或最后离开实验室的工作人员都应养成检查水阀、电闸、气阀等的良好习惯,并关闭好门、窗户、水电开关、气体开关后方可离开实验室。

（余上斌）

第一章 医学实验室基本安全知识

第一节 实验室风险评估与标准

风险(risk)是指危害发生的概率及其严重性的综合。风险评估是指评估风险大小以及确定是否可接受的全过程。实验室设立单位制订并执行风险评估和风险控制制度,应明确实验室持续进行风险识别、风险评估和风险控制的具体要求。就医学实验室而言,侧重于生物安全风险。当实验操作中涉及感染性或潜在感染性材料或动物时,风险评估显得至关重要。但是,针对生物安全的风险识别、风险评估和风险控制的流程和思路,也适用于实验室中所有潜在风险,如物理、化学或放射等不同类型风险的控制过程。

一、风险识别

当实验活动涉及致病性生物因子时,应识别但不限于以下所述的风险因素。

(1)实验活动涉及致病性生物因子的已知或未知的特性。

①危害程度分类。

②生物学特性。

③传播途径和传播力。

④感染性和致病性,易感性、宿主范围、致病所需的量、潜伏期、临床症状、病程和预后等。

⑤与其他生物和环境的相互作用、相关实验数据及流行病学资料。

⑥在环境中的稳定性。

⑦预防、治疗和诊断措施,包括注射疫苗、给治疗药物与使用感染检测用诊断试剂等。

(2)涉及致病性生物因子的实验活动。

①菌(毒)种及感染性物质的领取、转运、保存和销毁等。

②分离、培养、鉴定和制备等操作。

③易产生气溶胶的操作,如离心、研磨、振荡、匀浆、超声、接种、冷冻干燥等。

④锐器的使用,如注射针头、解剖器材和玻璃器皿等。

(3)实验活动涉及遗传修饰生物体(GMOs)时应考虑重组体引起的危害。

(4)涉及致病性生物因子的动物饲养与实验活动。

①抓伤、咬伤。

②动物毛屑、呼吸产生的气溶胶。

③解剖、采样、检测等。

④排泄物、分泌物、组织/器官/尸体、垫料、废物处理。

(5)动物笼具、器械、控制系统等可能出现故障。

(6)感染性废物处置过程中的风险。

①废物的容器、包装、标识。

②收集、消毒、储存、运输等。

③感染性废物的泄漏。

④灭菌的可靠性。

⑤设施外人群可能接触到感染性废物的风险。

(7)实验活动安全管理的风险,包括但不限于以下几点。

①风险管理:消除、减少或控制风险的管理措施和技术措施,以及采取措施后的残余风险或带来的新风险。

②运行经验和风险控制措施:包括与设施、设备有关的管理程序、操作规程、维护保养规程等的潜在风险。

③实施应急措施时可能引起的新的风险。

(8)涉及致病性生物因子实验活动的相关人员。

①专业和生物安全知识、操作技能。

②对风险的认知。

③心理素质。

④专业和生物安全培训状况。

⑤意外事件/事故的处理能力。

⑥健康状况。

⑦健康监测、医疗保障及医疗救治。

⑧对外来实验人员的安全管理及提供的保护措施。

(9)实验室设施、设备。

①基本设备:生物安全柜、离心机、摇床和培养箱等。

②基本手段:废物、废水处理设施和设备的配置。

③个体防护装备:使用时,包括以下设备。

a.防护区的密闭性、压力、温度与气流控制系统。

b.互锁、密闭门以及门禁系统。

c.与防护区相关联的通风空调系统及水、电、气系统等。

d.安全监控和报警系统。

e.动物饲养、操作的设施设备。

f.菌(毒)种及样本保存的设施设备。

g.防辐射装置。

h.生命支持系统、正压防护服、化学淋浴装置等。

(10)实验室生物安保制度和安保措施。

重点识别所保存的或使用的致病性生物因子被盗取、滥用和恶意释放的风险。

（11）已发生的实验室感染事件的原因分析。

二、风险评估

应以国家法律、法规、标准、规范，以及权威机构发布的指南、数据等为依据，对已识别的风险进行分析，形成风险评估报告。风险评估应由具有经验的不同领域的专业人员（不限于本机构内部的人员）进行。实验室应在风险识别的基础上，结合但不限于以下情况进行风险评估。

（1）病原体生物学特性或防控策略发生变化。
（2）开展新的实验活动或变更实验活动（包括设施、设备、人员、活动范围和规程等）。
（3）操作超常规量或从事特殊活动。
（4）本实验室或同类实验室发生感染事件、感染事故。
（5）相关政策、法规、标准等发生改变。

三、风险评估报告

风险评估报告的内容至少应包括实验活动（项目计划）简介、评估目的、评估依据、评估方法/程序、评估内容、评估结论。报告应注明评估时间及编审人员，并经实验室设立单位批准。

四、风险控制

风险控制是指为降低风险而采取的综合措施。实验室应依据风险评估结论采取相应的风险控制措施。宜首先考虑控制风险源，再考虑采取其他措施降低风险。

第二节　医学实验室分级标准与规范

一、病原微生物的分类

依据中华人民共和国国务院颁布实施的《病原微生物实验室生物安全管理条例》（2018年修订版），根据病原微生物的传染性、感染后对个体或者群体的危害程度，将病原微生物分为四类。

1. 第一类病原微生物　能够引起人类或者动物非常严重的疾病的微生物，以及我国尚未发现或者已经宣布消灭的微生物。

2. 第二类病原微生物　能够引起人类或者动物严重疾病，比较容易直接或者间接在人与人、动物与人、动物与动物间传播的微生物。

3. 第三类病原微生物　能够引起人类或者动物疾病，但一般情况下对人类、动物或者环境不构成严重危害，传播风险有限，实验室感染后很少引起严重疾病，并且具备有效治疗和预防措施的微生物。

4. 第四类病原微生物　在通常情况下不会引起人类或者动物疾病的微生物。

其中,第一类、第二类病原微生物统称为高致病性病原微生物。人间传染的病原微生物名录由国务院卫生主管部门商国务院有关部门后制定、调整并予以公布;动物间传染的病原微生物名录由国务院兽医主管部门商国务院有关部门后制定、调整并予以公布。这些名录固定了不同种类病原微生物的分级和从事不同类似实验活动所需的实验室的生物安全级别,是进行病原微生物的实践操作的参考标准。

二、病原微生物实验室分级标准与规范

生物安全实验室(biosafety laboratory,BSL)是指通过防护屏障和管理措施,达到生物安全要求的病原微生物实验室。实验室生物安全防护水平分级与分类如下。

（一）分级

根据实验室对病原微生物的生物安全防护水平,并依照实验室生物安全国家标准的规定,将生物安全实验室分为一级(biosafety level 1,BSL-1)、二级(BSL-2)、三级(BSL-3)、四级(BSL-4)。

1. BSL-1 实验室 适用于操作在通常情况下不会引起人类或者动物疾病的微生物。

2. BSL-2 实验室 适用于操作能够引起人类或者动物疾病,但一般情况下对人类、动物或者环境不构成严重危害,传播风险有限,实验室感染后很少引起严重疾病,并且具备有效治疗和预防措施的微生物。按照实验室是否具备机械通风系统,将 BSL-2 实验室分为普通型 BSL-2 实验室和加强型 BSL-2 实验室。

3. BSL-3 实验室 适用于操作能够引起人类或者动物严重疾病,比较容易直接或者间接在人与人、动物与人、动物与动物间传播的微生物。

4. BSL-4 实验室 适用于操作能够引起人类或者动物非常严重的疾病的微生物,以及我国尚未发现或者已经宣布消灭的微生物。

（二）分类

1. 以 BSL-1、BSL-2、BSL-3、BSL-4 表示 仅从事体外操作的实验室的相应生物安全防护水平。

2. 以动物生物安全水平一级(animal biosafety level 1,ABSL-1)、ABSL-2、ABSL-3、ABSL-4 表示 包括从事动物活体操作的实验室的相应生物安全防护水平。

3. 动物生物安全实验室 分为从事脊椎动物和无脊椎动物实验活动的实验室。

第三节 医学实验室用水安全与应急处理

医学实验室用水主要包括分析试剂用水,分析仪器、实验器材的清洗用水和实验过程中用水。

一、水质的主要指标

（一）pH 值

纯水能溶解任何接触到的物质且没有缓冲能力,最微小的污染也会改变其 pH 值。

纯水不含任何离子,显中性,如暴露在空气中,会与CO_2反应生成碳酸,pH 值减小。纯水的 pH 值测定用电位法,由于纯水的绝缘性,在一级水、二级水的纯度下,难以测定其真实的 pH 值,所以各水质标准对一级水、二级水的 pH 值范围都未做要求。

(二)电导率/电阻率

水的导电能力的强弱程度称为电导率,单位为 mS/m。电导率反映了水中电解质含量的多少,是水的纯净程度的主要指标之一。水越纯净,电解质含量越低,电导率越小。

(三)有机物

总有机碳是以碳的含量表示水体中有机物总量的综合指标。

二、实验用水的分级

实验用水是指由普通水经蒸馏、反渗透、电渗析、微孔过滤、去离子等方法制备得到的,在实验室用于试剂配制、样品浸提、器皿洗涤、分析测试和生物培养等的水。实验用水分为三个等级,常用的检验指标是电导率。

(一)一级水

一级水用于有严格要求的分析实验,包括对颗粒有要求的实验,如高压液相色谱分析。一级水可用二级水经过石英设备蒸馏或离子交换混合床处理后,再经 0.22 μm 微孔滤膜来制取。

(二)二级水

二级水用于无机痕量分析等实验,如原子吸收光谱分析用水。二级水可用多次蒸馏或离子交换等方法制取。

(三)三级水

三级水用于一般化学分析实验。三级水可用蒸馏或离子交换等方法制取,见表 1-1。

表 1-1 实验室用水的分级及技术指标(GB 6682—92)

技术指标	实验用水分级		
	一级	二级	三级
pH 值范围(25 ℃)	—	—	5.0~7.5
电导率(25 ℃)/(mS/m)	≤0.01	≤0.1	≤0.5
可氧化物质(以 O_2 计)/(mg/L)	—	<0.08	<0.4
吸光度(254 nm,1 cm 光程)	≤0.001	≤0.01	—
蒸发残渣((105±2)℃)/(mg/L)	—	≤1	≤2
可溶性硅(以 SiO_2 计)/(mg/L)	≤0.01	≤0.02	

三、水的危害

实验室水的危害主要是漏水事故。大多数是因水龙头年久失修、水管老化爆裂、实验结束后忘记关闭冷凝水、冷凝水软管固定不牢而中途脱落、下水道被杂物堵死等,造成实验室地面积水,严重时可能会造成同层楼面多个房间受淹,或者从楼上漏到楼下甚至影响几层楼面。地面积水可能会损坏电器设备,引发漏电、触电事故;漏到遇水燃烧品会引发火灾;漏到楼下的计算机、大型精密仪器上会使这些仪器设备受到损坏。

四、医学实验室用水管理措施

(1)实验人员应了解水的分级使用原则,掌握各级水的正确用途。

(2)为确保水质监控准确可靠,具有溯源性,应定期对水系统内的电阻率仪进行校准或校验,保存校准或校验的记录。

(3)为确保实验用水水质的稳定性,应定期对水系统进行维护并按时更换耗材,保存维护和耗材更换记录。

五、医学实验室用水安全须知

(1)水龙头、截门要做到不滴、不漏、不冒、不放任自流,下水道堵塞要及时疏通,发现问题及时修理。

(2)停水后,要检查水龙头是否都拧紧。开水龙头发现停水时,要随即关上开关。

(3)有水溢出时,要及时处理,以防渗漏。

(4)清早拧开水龙头,若流出的水混浊且发黄,这是由管材内壁锈迹斑斑所致,打开水龙头放水一段时间,即可恢复正常。

(5)实验室用自来水,水患多半由冷凝装置胶管的老化、滑脱引起,故这些胶管一般采用厚壁橡胶管,1~2个月更换一次。

(6)冷凝装置用水的流量要适合,防止压力过高导致胶管脱落,节约用水。

(7)注意用水设备的防冻保暖,室外水管、水龙头可用麻织物或绳子进行包扎以防冻;对已冰冻的水龙头、水表、水管,宜先用热毛巾包裹水龙头,然后浇温水,使水龙头解冻,再拧开水龙头,用温水沿水龙头慢慢向水管浇洒,使水管解冻。切忌用火烤。

第四节 医学实验室用电安全与应急处理

一、电的危害

(一)高压触电

对于高压触电者,可采用下列方法使其脱离电源。身体一旦触电可用干燥的衣服、手套、绳索、木板等绝缘物作为工具,拉开触电者或挑开电线使触电者脱离电源;如果触电者的衣服是干燥的,且没有紧缠在身上,可以用一只手抓住他的衣服,使其脱离电源。触电者身体带电,其鞋的绝缘性也可能遭到破坏,救护人员不得接触触电者的皮肤和鞋子。

(二)市电最常见的危害

由于短路引发火灾,常见原因包括以下几种。

（1）超负荷用电。

（2）电器保养不良，如电缆的绝缘层破旧或损坏。

（3）电线过长。

（4）仪器设备在不使用时未关闭电源。

（5）使用不是专为实验室环境设计的仪器设备。

二、医学实验室电气设备安全规定

电器设备诸如电炉、搅拌器、高压灭菌锅、离心机、加热装置、超声仪、电源等是实验室常见设备。当操作或维护不当时，会构成电力危害。许多实验室的电器设备具有高电压（如电泳装置）或高电流需求，潜在的风险更高。在电源插头已移去的情况下，电器设备中的一些部件（如大型电容）依然储存有致死剂量的电能。实验室电气事故主要包括电流伤害事故、电磁场伤害事故、电气火灾和爆炸等。因此，医学实验室电气设备安全应遵循以下几个原则。

（1）实验室应使用符合国家或国际标准的仪器设备，可要求供应商提供证书或查看相关的认证标志，如长城标志或 3 C 标志。

（2）实验室应有可靠的接地系统：宜采用三相插头，电气设备应按说明书的要求接地，安放位置和电源插座应远离水源。生物安全柜、负压排风柜、培养箱、冰箱、冰柜等功率较大的设备宜使用专用的电源插座。插座应靠近设备以缩短电线的长度，利于维修，同时方便对设备进行电气安全测试。

（3）新的、改装过的或修理过的电气设备，在未经合格的人员完成电气安全测试和设备符合安全使用要求之前，不允许使用；电气设备如果出现故障，应立即切断电源，检查原因，排除故障。

（4）从事电气设备和电路工作的人员要取得资格证并经授权，应该经过专门培训，并要对培训效果进行评价。

（5）实验室安全主管应确保所有员工得到操作电气设备和应对电气火灾事故等方面的培训，实验室应有足够的员工掌握现场应急处理电伤害的知识和方法。

（6）实验室应有专人负责电气设备的安全：应有监督员，检查实验室电气设备的状态和人员遵守规范的情况，制止任何不安全行为。

三、医学实验室用电安全注意事项

为了确保用电安全，减少触电的伤亡事故，应严格遵守用电的安全规定，按照操作规定进行工作，将触电伤亡事故减少到最低限度。安全用电注意事项包括以下几点。

（1）电气设备和线路、插头插座应经常检查，保持完好状态。

（2）使用搁置的电器时应预先检查，发现有损坏及时修理。

（3）湿手不可接触电器，不能在潮湿处使用电器。

（4）要按电学仪器安全用量来选择适当保险丝、盒匣开关。

（5）电气设备不能裸露，漏电部位应及时修理好。

（6）电气设备使用后，闭上开关，拔掉电源。

（7）各种电气设备应绝缘良好，并接地线。

（8）各种电气设备在规定范围使用，发生火灾时，应先切断电源开关，再灭火。

四、触电的急救

人触电以后，会出现昏迷、休克，甚至呼吸、心搏骤停的症状，但不应当认为其已经死亡，要正确、迅速且持久地进行抢救。触电急救的要点：动作迅速、救护得法。

发现有人触电，首先要尽快使触电者脱离电源，然后根据触电者的具体情况进行相应的救治。根据统计材料，触电 1 min 后开始救治者，90％有良好效果；6 min 后开始救治者，10％有良好效果；而 12 min 后开始救治者，救活的可能性很低。由此可知，动作迅速非常关键。

使触电者迅速脱离电源是触电急救有效的第一步。对于低压触电事故，可采取以下方法使触电者脱离电源：如果触电地点附近有电源开关或插销，可立即拉掉开关或拔出插销，以切断电源；如果找不到电源开关或距离太远，可用有绝缘护套的钳子或有木柄的斧子断开电源线；也可将木板等绝缘物插入触电者身下，以隔断流经人体的电流；当电线搭在触电者身上时，立即通知有关部门停电；戴上绝缘手套，穿上绝缘鞋，用相应电压等级的绝缘工具拉掉开关；抛掷裸金属线，使线路短路接地。注意抛掷金属线时，先将金属线的一端接地，然后抛掷另一端，抛掷的一端不可触及触电者或其他人。上述使触电者脱离电源的办法应根据具体情况、以快速为原则选择采用。

在实践过程中，要遵循以下注意事项：救护者不可直接用手或其他金属、潮湿的物件作为救护工具，而要使用适当的绝缘工具；救护者要用一只手操作，以防自己触电；注意防止触电者脱离电源后可能的摔伤，特别是当触电者在高处时。即使触电者在平地，也要注意触电者倒下的方向，防止摔伤；如果事故发生在夜间，应迅速解决临时照明问题，以利于抢救，避免扩大事故。

触电者脱离电源后，应根据具体情况，迅速采取救护措施。如果触电者伤势不重，神志清醒，但有心慌、四肢发麻、全身无力的症状，或者曾一度昏迷但已清醒过来，这时应使触电者安静休息，不要走动，请医生前来诊治或送往医院；如果触电者已失去知觉，但心跳和呼吸还存在，应使其安静、舒适地平卧于空气流通的地方，并解开衣服以利于呼吸。若天气寒冷，还要注意保温，防止感冒或冻伤。同时，迅速请医生救治或送往医院；如果发现触电者呼吸困难或发生痉挛，应采取措施防止呼吸和心搏骤停；如果触电者伤势严重，呼吸或心搏骤停，应立即进行人工呼吸和胸外按压，并迅速请医生诊治或送往医院。

人工呼吸是在触电者呼吸停止后应立即采用的急救方法。施行人工呼吸前，应迅速将触电者的衣领、上衣、裤带等解开并清除触电者口腔内杂物，以免堵塞呼吸道。做口对口（鼻）人工呼吸时，应使触电者仰卧，头部充分后仰（最好用一只手托在触电者颈后），使鼻孔朝上，以利于呼吸畅通。施行人工呼吸和胸外心脏按压抢救时要坚持不懈，切不可轻易终止，运送途中也不能终止抢救。在抢救过程中，如发现触电者皮肤由紫色变红色，瞳孔由大变小，则说明抢救有效；如触电者嘴唇稍微开合、有眼皮活动或吞咽东西的动作，则应注意其是否有自主心跳和自主呼吸。触电者能自主呼吸时，即可停止人工呼吸，否则，应立即再做人工呼吸。应当注意，急救要尽快且不失时机地进行。

第五节　医学实验室消防安全与处理

医学实验室的消防具有一定的特殊性,既要符合国家通用的消防规定,又要确保实验室内的生物、化学等风险不扩散。在确保风险可控的情况下,实验室应采取严格的消防措施,避免因过于强调实验室生物风险而忽视火灾风险,造成重大损失。

一、医学实验室建筑防火和火灾警报的要求

(一)建筑

建筑规格应根据实验室所含危险因子的类型而定。设置于建筑高度小于等于24.0 m的建筑内的实验室,建筑设计应参考 GB 50016—2014《建筑设计防火规范》的规定。设置于高层建筑内的实验室,建筑设计应参考 GB 50045—95《高层民用建筑设计防火规范》的规定。医学实验室若位于有住院患者的建筑内,应当有防火结构与医疗区域隔离。在存放可燃气体的地方,应安装防爆灯和防爆开关,用于此类区域的电气设备和设施也应有相应的专门设计。

(二)辅助出口

设置疏散出口是保障人员安全的必要措施。除实验室所在区域的建筑防火分区安全出口的数量、位置、形式、间距,疏散门和走道的净宽,出口地面要求等应符合国家规范的规定外,实验室应单独设置备用安全出口,该出口应通向建筑的疏散走道,以确保人员可从实验室安全撤离。

(三)报警系统

在使用或存放可燃气体或液体的所有实验室区内,应备有烟雾和热量自动探测及报警系统,应定期检测报警系统以确保其功能正常,并使所有实验室人员熟知其运行。其他报警系统按现行 GB 50116—98《火灾自动报警系统设计规范》的有关规定执行。

二、医学实验室消防设备配备

除了建筑消防设施、设备的设置应按照国家相关规范执行外,实验室还应配备适当的灭火器。

在实验室内正确选择灭火器的类型,确定灭火器的配置规格与数量,合理定位并搁置灭火器,保证足够的灭火能力(需经过评估后确定),并注意定期检查和维护灭火器,尽可能迅速用灭火器扑灭初起小火,减少火灾损失,保障人身和财产安全。

(一)火灾的种类

1. A 类火灾　固体物质火灾,如木材、棉、毛、麻、纸张及其制品等燃烧引发的火灾。

2. B 类火灾　液体火灾或可熔化固体物质火灾,如汽油、煤油、柴油、原油、甲醇、酒精、沥青、石蜡等燃烧引起的火灾。

3. C 类火灾　气体火灾,如煤气、天然气、甲烷、乙烷、丙烷、氢气等燃烧引起的火灾。

4. D 类火灾 金属火灾,如钾、钠、镁、铝镁合金等燃烧引起的火灾。

5. E 类(带电)火灾 带电物体的火灾。E 类火灾是建筑灭火器配置设计的专用概念,主要是指发电机、变压器、配电盘、开关箱、仪器仪表和电子计算机等在燃烧时不能及时或不宜断电的仍带电燃烧的火灾,必须用能达到电绝缘性能要求的灭火器来扑灭。对于那些仅有常规照明线路和普通照明灯具而并无上述电气设备的普通建筑场所,可不按 E 类火灾的规定配置灭火器。

(二)根据医学实验室的特点,潜在的火灾主要属于 A 类或 E 类

为了保护贵重物资与设备免受不必要的损失,灭火器的选择应考虑其对被保护物品的污损程度。例如,被保护的对象是贵重或精密仪器设备,若使用干粉灭火器灭火,虽能灭火,但灭火后所残留的粉末状覆盖物对电子元器件会有一定的腐蚀作用和粉尘污染,而且难以清洁。水型灭火器和泡沫灭火器也有类似的污损作用。常选用气体灭火器灭火,灭火后不仅没有任何残迹,而且对贵重、精密设备也没有污损、腐蚀作用。但灭火的气体对人体有害,一旦启动气体灭火装置,房间内的人员必须在不超过 15 s 的时间内紧急逃离该房间。

鉴于上述原因,实验室应重点配置适用于扑灭 A 类火灾的灭火器,在可能发生带电燃烧的局部区域宜同时配置适用于扑灭 E 类火灾的灭火器,在贵重或精密仪器设备附近宜同时配置气体灭火器。目前,各地比较普遍存在的问题是在 A 类火灾场所配置不能扑灭 A 类火灾的干粉(碳酸氢钠干粉)灭火器。灭火器的具体选择应按 GB 50140—2005《建筑灭火配置设计规范》执行,并符合地方消防主管部门的要求。值得注意的是,当在同一灭火器配置场所内可能存在不同种类的火灾时,通常应选择配置可扑灭 A 类、B 类、C 类、E 类多类火灾的磷酸铵盐干粉(俗称 ABC 干粉)灭火器等通用型灭火器。

灭火毯也是能够迅速扑灭初起小火的有效工具,实验室宜视具体情况在适宜的区域配置。

灭火器的放置位置应明显、醒目,在平时和发生火灾时,能让人员一目了然地知道何处可取灭火器,缩短因寻找灭火器所花费的时间,从而能及时有效地将火扑灭在初起阶段。

三、可燃物品存放要求

易燃化学物质是指燃点低于 37 ℃的物质;可燃化学物质是指燃点为 38～93 ℃的物质。实验室常见的可燃液体有苯、酒精、丙酮、乙醚、有机酸等。如果储存或使用不当,这些物质可能会产生火灾危险。因此,可燃物品存放应遵循以下几点。

(1)存放可燃液体或气体的容器应尽可能小,并符合实验室的需要。

(2)存放可燃液体的容器不使用时均应盖好。

(3)可燃气体或液体只应存放在经批准的储藏柜或库中。储存应符合现行的国家标准。

(4)冷藏的可燃液体只应存放在无火花"防爆"冰箱中。

(5)存放大量可燃液体的金属容器应固定并连接到公共接地点以避免静电。

(6)应使用便携安全容器存放、转运和分配可燃液体。

（7）应在专用的储存室或化学排烟罩内将易燃液体从储存罐中轻轻倒入或转移至小容器中,金属容器应接地良好。

四、实施消防安全培训

实验室应制订消防安全培训计划,并安排相应的监督检查,以保证执行和落实。消防措施是应急措施的一项重要内容,对相关人员进行消防指导和培训是减少火灾和火灾损失的十分重要的举措,其内容包括以下几点。

（1）指导实验室人员了解和掌握火灾的识别和判断。

（2）指导实验室人员制订减少火灾的良好操作规程。

（3）指导实验室人员了解和掌握发生火灾时应采取的全部行动,包括扑救、个体防护、报告、处置危险材料、撤离等。

五、减少火灾的策略

（1）明确消防安全防火责任人,定期检查消防器材,不得无故挪用消防器材并用于他处,发现消防器材不符合要求及时更换。

（2）严格遵守用电管理制度,不准乱拉电线,严禁在各房间有违规使用电器、违反安全用电的举动。

（3）严格遵守使用明火管理制度,严禁在各房间使用明火,严禁携带易燃易爆物品。

（4）消防器材保养落实到人,严格遵守操作规则,保证安全第一,严禁在非特殊情况下使用。

（5）爱护和正确使用安全设施,做好设施的维护、保养和环境的整洁工作,禁止一切违规操作。

（6）发现不安全情况或发生事故时,要迅速采取措施,及时报告值班人员及学校领导。

（7）消除所有安全隐患,工作人员必须了解消防安全知识,进行消防知识考核,能够熟练使用消防器材。

六、火灾事故的处理

对于火灾事故,一旦发生,应该迅速采取以下措施。

（1）立即拨打"119"报警,同时应立即熄灭附近所有火焰,切断电源,移开易燃易爆物品。视火势大小采取不同的扑灭方法,防止火势蔓延。

（2）对在容器（如烧杯、烧瓶、热水漏斗等）中发生的局部小火,可用石棉网、表面皿等盖灭。

（3）有机溶剂在桌面或地面上蔓延燃烧时,不得用水冲,可撒上细沙或用灭火毯扑灭。

（4）钠、钾等金属着火时,通常用干燥的细沙覆盖。严禁用水和四氯化碳灭火器,否则会导致猛烈爆炸,也不能用二氧化碳灭火器。

（5）若衣服着火,切勿慌张奔跑,以免风助火势,化纤织物最好立即脱掉。一般小火可用湿抹布、灭火毯等使火熄灭。若火势较大,可就近用水浇灭。必要时可就地卧倒打滚,防止火焰烧向头部,同时身体在地上压住着火处,使其熄灭。

(6)在反应实验过程中,若因冲料、渗漏、油浴着火等引起反应体系着火,情况比较危险,处理不当会加重火势。扑救时必须谨防冷水溅在着火处的玻璃仪器上,谨防灭火器材击碎玻璃仪器,造成严重的泄漏而扩大火势。有效的扑灭方法是用几层灭火毯包住着火部位,隔绝空气使其熄灭,必要时在灭火毯上撒些细沙。若仍不起效,必须使用灭火器,由火场的周围逐渐向中心处扑灭。

第六节 医学实验室噪声安全与处理

良好的实验室环境是研究人员进行正常科研工作的基础。实验室环境污染不仅会影响工作人员的身心健康和科研任务的顺利完成,还会对周围环境造成严重影响。与实验室废水废气污染、固体废物污染、生物污染等相比,实验室的噪声污染往往不被人们重视。噪声会影响人的心理状况,导致听觉、神经系统、内分泌系统等出现病变,干扰人们的日常生活和工作。

一、医学实验室噪声的来源

实验室噪声主要取决于实验室内存放仪器的种类,或者实验室在建设阶段时对降噪的考虑。例如,安装有空气压缩机、循环水箱、真空泵的实验室,通常噪声均值区间为80~95 dB。某些仪器(如细胞破碎仪、超净工作台、离心机等)在工作时会产生噪声。在质谱实验室,质谱需要配备真空泵,因其噪声非常恼人。如果实验室空间够大,通常会将质谱放于单独隔间,实验人员只有进样操作、分析数据时才会短时间进入隔间,避免长期处于噪声环境。而空间有限的实验室,只能人机处于一室,实验人员只能忍耐,饱受噪声的危害。

二、实验室噪声的危害

实验室噪声对人的伤害不是立竿见影的,而是经过若干年才会表现出来。噪声对人类的危害是多方面的,主要分为两类:一类是累积的噪声损伤,另一类是突发噪声所致的爆震聋。其中累积的噪声损伤最为常见,它指工人在日常生活中每天都要接触的、具有日积月累的效应噪声,这种噪声我国有一个阈值,即为 85 dB。如果在每天 8 h 的工作中,工人接触的噪声在 85 dB 以上,连续工作 3 年左右,根据流行病学理论判断,就有可能对工人的听力产生损伤。这种损伤的特点是早期患者可能并没有自觉症状,但是耳朵已经有损伤。事实上一般高过 50 dB 的噪声对日常工作生活就已经产生了有害影响。当人在 100 dB 左右的噪声环境中工作时会感到刺耳、难受,甚至引起暂时性耳聋。超过 140 dB 的噪声会引起眼球震颤、视物模糊,呼吸、脉搏、血压都会发生波动,甚至会使全身血管收缩,供血减少,说话能力受到影响。

因此,营造舒适安静的实验室环境已刻不容缓,实验人员在懂得保护自己的同时,也需要积极号召实验室管理人员行动起来,想办法为大家创造尽可能安静的实验室环境,将伤害降到更低。

三、医学实验室噪声的防治措施

(一)安装消声器

消声器是阻止声音传播而允许气流通过的一种器件,是消除空气动力性噪声的重要措施。消声器是安装在空气动力设备(如鼓风机、空压机、锅炉排气口、发电机、水泵等排气口噪声较大的设备)的气流通道上或进、排气系统中的降低噪声的装置。

(二)使用防震垫

防震垫一般采用丁腈橡胶,其最大特征是分子结构主要为顺式结构,故弹性、抗龟裂性及动态性能优良,保证了橡胶垫的防震功能。安装风机时风机下面垫上防震垫能有效降低噪声。

(三)选择合适的排风管

排风管的粗细也能影响通风噪声,排风管尽量选用粗管道,粗管道不但能降低噪声,通风效果也比细管道好很多,一般以选用直径为 350 mm 或者 400 mm 的管道为宜。

(四)设计隔声罩

为了防止外界噪声入侵,在噪声强烈的局部环境空间内建造隔声性能良好的小室,形成安静的小室或房间,对工作人员的听力进行保护,这种隔音设施叫作隔声罩。隔声罩不但要考虑隔声性能,还要考虑到观察方便、出入方便、不影响车间内正常运输,以及房间内供电、通风等。一般隔声罩外墙用隔声性能较好的材料或结构,如砖、混凝土、纸面石膏板墙等,观察部分使用隔声窗,进出部分使用隔声门或吸声通道等。隔声罩墙内一般多使用吸声材料,如穿孔吸声板吊顶、软包墙面,以及吊挂空间吸声体等。

(五)其他噪声防治措施

对于已到使用寿命接近损坏的机器或部件,其噪声一般较大,可更换同类或更高性能的部件;在条件允许的情况下,可以适当调整设备的放置位置和方向,将噪声源面朝向墙壁或背对人放置,或将其隐藏放置在实验桌下,以此改变噪声传播路径;在设备周边及实验室内部墙壁可适当粘贴吸声棉,进一步达到吸声和减震的效果。

第七节 医学实验室气体安全与处理

医学实验室中最常使用的气体有氮气、氧气、二氧化碳和氨气等。二氧化碳、氢气、一氧化碳、水煤气、氧气等气体,在一定条件下均能引起燃烧和爆炸,或直接对人体有害,必须妥善安置、正确使用。一个漫不经心的举动,就有可能造成无可挽回的后果。

一、易燃气体使用安全

(1)安检与预警。经常检查易燃气体管道、接头、开关及器具是否有泄漏,最好在室内设置检测、报警装置;在易燃气体器具附近,严禁放置易燃易爆物品。

(2)使用易燃气体或有易燃气体管道、器具的实验室,应开窗保持通风,严禁明火并防止一切火星的发生。由于敲击、开关电器等会产生火花,有些机械搅拌器的电刷极易产生火花,应避免使用,禁止在此环境内使用移动电话。

(3)发现实验室内有可燃气体泄漏时,应立即停止使用,撤离人员并迅速开门窗,检查泄漏处并及时修理。未完全排除前,禁止点火或接通电源。

(4)检查易燃气体泄漏处时,应先开窗、通风,使室内进入新鲜空气,可在接头或可疑处涂肥皂水或洗涤剂,也可用气敏测漏仪等设备进行检查,严禁用火试漏。

(5)因易燃气体管道或开关装配不严着火时,应先立即关闭开关或阀门,切断气源,然后用湿布或石棉纸覆盖以扑灭火焰。

(6)实验人员离开前应注意检查使用过的易燃气体器具是否完全关闭或熄灭,以防内燃;室内无人时,禁止使用易燃气体器具。

二、高压气瓶使用安全

(一)高压气瓶的搬运、存放和充装注意事项

(1)搬动存放气瓶:应装上防震垫圈,旋紧安全帽,以保护开关阀,防止其意外转动和减少碰撞。

(2)搬运充装有气体的气瓶:最好用特制的担架或小推车,也可以用手平抬或垂直转动,但绝不允许用手执开关阀移动。

(3)充装有气体的气瓶装车运输:应妥善固定,避免途中滚动碰撞;装卸时应轻抬轻放,禁止采用抛丢、下滑或其他易引起碰击的方法。

(4)充装有互相接触后可引起燃烧、爆炸气体的气瓶:如氢气瓶和氧气瓶,不能同车搬运或同存一处,也不能与其他易燃易爆物品混合存放。

(5)气瓶瓶体隐患:气瓶瓶体有缺陷、安全附件不全或已损坏,不能保证安全使用时,切不可再送去充装气体,应送交有关单位检查合格后方可使用。

(二)一般高压气瓶使用原则

(1)高压气瓶存放:必须分类、分处保管,直立放置时要固定稳妥;气瓶要远离热源,避免暴晒和强烈震动;一般实验室内存放气瓶量不得超过两瓶。

在钢瓶肩部用钢印打出下述标记:制造厂、制造日期、气瓶型号、工作压力、气压试验压力、气压试验日期及下次送验日期、气体容积、气瓶重量。

为避免各种钢瓶使用时发生混淆,常将钢瓶上漆上不同颜色,写明瓶内气体名称,见表1-2。

表1-2 各种气体钢瓶标志

气体类别	瓶身颜色	字样	标字颜色	腰带颜色
氮气	黑色	氮	黄色	棕色
氧气	天蓝色	氧	黑色	—

续表

气体类别	瓶身颜色	字样	标字颜色	腰带颜色
氢气	深绿色	氢	红色	红色
压缩空气	黑色	压缩空气	白色	—
氨气	黄色	液化氨	黑色	—
二氧化碳	白色	液化二氧化碳	黑色	黄色
氦气	灰色	氦	深绿色	—
氯气	草绿色	液化氯	白色	—
石油气体	灰色	液化石油气	红色	—

（2）高压气瓶上选用的减压器要分类专用,安装时螺扣要旋紧,防止泄漏;开、关减压器和开关阀时,动作必须缓慢;使用时应先旋动开关阀,后开减压器;用完,先关闭开关阀,放尽余气后,再关减压器。切不可只关减压器,不关开关阀。

（3）使用高压气瓶时,操作人员应站在与气瓶接口处垂直的位置上。操作时严禁敲打撞击,并应经常检查有无漏气,注意压力表读数。

（4）氧气瓶或氢气瓶应配备专用工具,并严禁与油类接触。操作人员不能穿戴沾有各种油脂或易感应产生静电的衣服或手套操作,以免引起燃烧或爆炸。

（5）可燃气体和助燃气体气瓶与明火的距离应大于 10 m(确实难达到时,可采取隔离等措施)。

（6）使用过的气瓶:对于用后的气瓶,应按规定留 0.05 MPa 以上的残余压力。可燃气体应剩余 0.2～0.3 MPa(2～3 kg/cm² 表压);氢气应保留 2 MPa,以防重新充气时发生危险,不可用完用尽。乙炔气瓶含有丙酮等溶剂,为了防止这些溶剂流出,气瓶压力若下降到 0.5 MPa,应更换乙炔气瓶。

（7）定期检查气瓶:各种气瓶必须定期进行技术检验。充装一般气体的气瓶三年检验一次;如在使用中发现有严重腐蚀或严重损伤的气瓶,应提前进行检验。

三、几种特殊气体的性质与安全

（一）氧气

氧气只要接触油脂类物质,就会氧化发热,甚至有燃烧、爆炸的危险。因此,必须十分注意,不要将氧气装入曾装过油类物质的容器里,或将它置于这类容器的附近。调节器之类的器械要用氧气专用的。要使用标明禁油的氧气专用的压力计。连接部位不可使用可燃性的衬垫。不要以为氧气与空气是同一种东西。在器械、器具及管道中,常常积有油分,若不将它清除掉,接触氧气时很危险。此外,将氧气排放到大气中时,要确定在其附近不会引起火灾等危险后,才可排放。保存时,要与储存氢气等可燃气体的钢瓶隔开。

（二）氢气

使用氢气时,若从钢瓶中急剧地放出氢气,即便没有火源存在,有时也会着火。氢气与空气混合物的爆炸范围很宽,当含氢气 4.0%～75.6%（体积分数）时,遇火即会爆炸。

氢气要在通风良好的地方使用,或者可考虑用导管尽量将室内气体排到大气中。检验是否漏气时,可用肥皂水等进行检查。不可使氢气靠近火源,操作地点要广禁烟火。使用氢气的设备,用后要用氮气等不活泼气体进行置换,然后才可保管。注意其不可与氧气瓶一起存放。

（三）氯气

氯气即使含量甚微,也会刺激眼、鼻、咽喉等器官。因而,使用氯气时要在通风良好的地点或通风橱内进行。调节器等要用专用的器械。如果氯气中混入水分,就会严重腐蚀设备。因此,每次使用都要除去水分。即使这样,仍会有腐蚀观象。故充气六个月以上的氯气铜瓶,不宜继续存放。

（四）氨气

氨气会刺激眼、鼻、咽喉。使用时要注意防止冻伤。氨气能被水充分吸收,故不可在有洒水的地方使用及储藏。

（五）乙炔

乙炔非常易燃,且燃烧温度很高,有时还会发生分解爆炸。要将储存乙炔的容器置于通风良好的地方,在使用、储存过程中,一定要竖起容器。要严禁烟火,防止漏气。在调节器出口,其使用压力不可超过 $1 \ kg/cm^2$,因而应适当打开气门阀(一般旋开阀门不超过一圈半)。调节器等要使用专用的器械。乙炔与空气混合时的爆炸范围为含乙炔 $2.5\% \sim 80.5\%$（体积分数）。

（六）毒气

使用毒气要具备足够的知识。要准备好防毒面具、防毒设备或躲避之处。要在通风良好的地方使用,并经常检测有无毒气泄漏、滞留。将毒气排入大气中时,要先将它转化成完全无毒的物质,然后才可排放。毒气会腐蚀钢瓶,使其容易生锈、机械强度降低,故必须注意加强钢瓶的保养。毒气钢瓶长期储存会发生破裂,此时要将它交给管理人员处理。

（七）不活泼气体

不活泼气体有时也填充成高压使用,因而要遵守使用高压气体的一般注意事项,谨慎处理。用量大时,要注意室内通风,避免在密闭的室内使用。

第八节 医学实验室光照安全与处理

一、紫外线消毒的安全与处理

（一）紫外线消毒灯的危害

紫外线对细菌有强大的杀伤力,对人体同样有一定的伤害,人体最易受伤的部位是眼角膜,因此在任何时候都不可用眼睛直视点亮着的灯管,以免受伤。必须要看时,应用普通玻璃(戴眼镜)或透光塑料片作为防护面罩。一旦受伤,不必惊慌,面部灼伤时,几天后表皮脱落,不药而愈;眼睛受伤会红肿、流泪、刺痛,3～4天才能痊愈。不论如何,一遇到伤害,仍然建议立即至医院求诊。

1. 对皮肤的伤害

(1)导致皮肤过敏:如果裸露的皮肤被这类紫外线照射,皮肤会出现红肿、脱屑、瘙痒、疼痛、起红疹等过敏症状。

(2)导致皮肤老化:皮肤被强烈的紫外线照射时,会出现老化的情况,这是因为紫外线照射会引起皮肤的张力变差、弹性散失而出现松弛下垂等老化现象。而且紫外线中的辐射还会破坏皮肤组织中的胶原纤维,使皮肤出现皱纹、松弛现象。

(3)导致皮肤肿瘤:紫外线消毒灯产生的强烈紫外线可能会影响身体的免疫反应而诱使皮肤出现癌变,导致黑素瘤、皮肤癌等。

2. 对眼睛的伤害

(1)引起电光性眼炎:紫外线消毒灯产生的紫外线对眼角膜和结膜上皮造成损伤引起的炎症,可称为电光性眼炎。其特点是眼睑红肿、结膜充血水肿、有剧烈的异物感和疼痛,症状有闪白光、流泪和睁不开眼,发病期间会有视物模糊的情况。

(2)导致结膜炎症:强烈的紫外线对眼角膜的损伤是巨大的,很容易引起眼睛疼痛,导致眼角膜、结膜的炎症。

(3)产生白内障:强烈的紫外线导致晶状体变得不透明,从而引起白内障的发生。

(4)导致视网膜病变:强烈的紫外线很容易引起视网膜出现病变。紫外线中含有的UVA能够深入穿透眼内,直达眼睛深部而引起视网膜出现病变。

(二)紫外线消毒要求

消毒使用的紫外线是C波紫外线,其波长范围是200～275 nm,杀菌作用最强的波段是250～270 nm。消毒用的紫外线光源必须为能够产生辐照值达到国家标准的紫外线消毒灯。

1. 紫外线消毒灯的要求 其供电电压为220 V、环境相对湿度为60%、温度为20 ℃时,辐射的253.7 nm紫外线强度不得低于70 $\mu W/cm^2$。普通30 W直管紫外线灯在距灯管1 m处测定,特殊紫外线灯在使用距离处测定,使用的紫外线强度检测仪必须经过标定。

2. 紫外线消毒灯使用过程 其辐照强度逐渐降低,故应经常测定紫外线的强度,一旦降到要求的强度以下,应及时更换。

3. 紫外线消毒灯的使用寿命 即由新灯的强度降低至70 $\mu W/cm^2$ 的时间(功率≥30 W的灯),或降低到原来新灯强度的70%的时间(功率<30 W的灯),应不低于1000 h。

(三)紫外线消毒灯的适用范围

紫外线可以杀灭各种微生物,包括细菌繁殖体、芽孢、分枝杆菌、病毒、真菌、立克次体和支原体等,凡被上述微生物污染的表面、水和空气均可采用紫外线消毒。

1. 开放性消毒 紫外线辐照能量低,穿透力弱,仅能杀灭直接照射到的微生物,因此消毒时必须使消毒部位充分暴露于紫外线下。

2. 消毒时间　用紫外线消毒纸张、织物等粗糙表面时,要适当延长照射时间,且两面均应受到照射。

3. 消毒温度　紫外线消毒的最适宜温度范围是 20～40 ℃,温度过高或过低均会影响消毒效果,可适当延长消毒时间。用于空气消毒时,消毒环境的相对湿度低于 80% 为好,否则应适当延长照射时间。

（四）紫外线消毒灯的使用注意事项

（1）紫外线强度检测仪至少一年标定一次,紫外线消毒灯的使用寿命应不低于 1000 h。

（2）一般开机消毒 30 min 即可达到消毒合格标准。

（3）在使用过程中,应保持紫外线消毒灯表面的清洁,一般每两周用酒精棉球擦拭一次,发现灯管表面有灰尘、油污时,应随时擦拭。

（4）用紫外线消毒灯消毒室内空气时,实验室房间内应保持清洁、干燥,减少尘埃和水雾,温度低于 20 ℃或高于 40 ℃、相对湿度高于 60% 时应适当延长照射时间。

（5）用紫外线消毒物品表面时,应使照射表面受到紫外线的直接照射,且应达到足够的照射剂量。

（6）不得使紫外线光源照射到人,以免引起损伤。

（7）使用紫外线消毒灯对房间消毒完后,注意立即通风。

二、电离辐射的安全与处理

（一）电离辐射的危害

1. 对身体的影响　大剂量或长时间接受照射的人员或无防护短期接受大剂量的暴露人员可以观察到临床症状,造成可逆或不可逆损伤,甚至死亡。辐射可引起各种癌症,如白血病、骨癌、肺癌以及皮肤癌,并可能在辐射暴露后许多年才发生。受轻度照射对身体尚未造成严重影响者,其损伤表现为轻度的皮肤损伤、脱发、胃肠系统损伤以及白内障。

2. 对遗传的影响　可以在暴露人员的后代中观察到症状。辐射对遗传的影响包括染色体损害或基因突变。生殖腺产生的生殖细胞在受到大剂量辐射时能发生死亡,从而损害人的生育能力,造成女性月经失调。发育期胎儿(特别是 8～15 周龄胎儿)暴露时,可能增加先天性畸形的危险,或增加以后发生精神损害或辐射诱发的癌症的危险。

（二）影响辐射生物学作用的因素

影响辐射生物学作用的因素主要有两类:一类是与辐射有关的物理因素;另一类是与生物体有关的生物因素。

1. 物理因素　主要是指辐射类型、辐射能量、吸收剂量、剂量率、照射方式等。不同类型的辐射引起的生物学效应有所不同。α射线的电离密度大,γ射线穿透能力强。一次大剂量照射与相同剂量下分次照射产生的生物学效应是不同的。分次越多,间隔时间越长,生物学效应越小。在相同剂量条件下,剂量率越大,生物效应越显著。局部照射和全身照射带来的生物学效应也不一样,照射剂量相同时,受照面积越大,产生的生物学效应就越大。

2. 生物因素　主要是指生物体对辐射的敏感性。不同生物种系的 LD50(50％死亡所需的吸收剂量)也不同,种系的演化程度越高,其对辐射的敏感性越高。如人的 LD50 约为 4.0 Gy,而大肠埃希菌的 LD50 约为 56 Gy。生物个体的发育阶段不同,辐射敏感性也不相同。幼年的辐射敏感性要比成年高。不同细胞、组织和器官对辐射的敏感性也不一样。人体的乳腺、肺、胃、结肠和骨髓对辐射比较敏感,其次为甲状腺、眼晶体、性腺等,最不敏感的为肌肉组织和结缔组织。

(三)电离辐射防护原则

为了限制电离辐射对人体的有害影响,应该控制使用放射性同位素,并遵守相应的国家标准。辐射防护的管理需要遵循以下四项原则。

(1)尽可能缩短辐射暴露的时间。

(2)尽可能增大与辐射源之间的距离。

(3)隔离辐射源。

(4)用非放射测量技术来取代放射性核素。

(四)电离辐射的防护措施

辐射源有密封放射源、放射性物质和射线装置。放射工作人员在生产、销售和使用辐射源过程中,很难不受到辐射源的照射。照射分为外照射和内照射。外照射是指辐射源在体外对人体的照射;内照射是指进入人体内的放射性核素作为辐射源对人体的照射。为减少辐射源对人体的照射,最大程度降低射线引起的辐射危害,采取的防护措施主要包括以下几个方面。

1. 时间防护　不论何种照射,人体受照累计剂量的大小与受照时间成正比。接触射线时间越长,放射危害越严重。尽量缩短从事放射性工作的时间,以达到减少受照剂量的目的。可以通过下列方法来减少放射性物质操作过程中暴露的时间。

(1)不使用放射性核素来进行新技术和不熟悉的技术工作。

(2)操作放射性核素时要从容、适时,不能急躁。

(3)确保在使用完后立即将所有放射源回收并储藏好。

(4)清除实验室内放射性废物的周期要短。

(5)在辐射区或实验室停留时间尽可能短。

(6)进行必要的训练以最有效地安排时间,并对与放射性材料有关的实验操作进行适当计划。

2. 距离防护　某处的辐射剂量率与距辐射源的距离的平方成反比,距辐射源的距离越远,该处的剂量率越低。所以在工作中要尽量远离辐射源,来达到防护目的。因此可以采用各种不同的装置和机械方法来增加操作人员与辐射源之间的距离,如使用长柄的钳子、镊子、螺丝钳以及远程操作移液器等。

3. 屏蔽防护　在辐射源与实验室的操作人员或其他人员之间放置用于吸收或减弱辐射能量的防辐射屏蔽,因为射线穿过原子序数大的物质时会被大量吸收,这样到达人身体部分的辐射剂量就会减弱,有助于控制人员的辐射暴露。防辐射装置材料和厚度的选择取决于射线的穿透能力(类型和能量)。1.3～1.5 cm 厚的丙烯酸树脂屏障、木板或轻金属可以对高能量的 β 射线提供屏障保护,而高能量的 γ 射线和 Χ 射线则需要高密度铅才能提供保护。

4. 使用替代方法 当有其他技术可用时,不宜使用放射性核素。如果没有替代方法,则应使用穿透力或能量最低的放射性核素。

第九节 医学实验室感染、创伤与应急处理

一、医学实验室感染的应急处理

若操作者或其所在实验室的工作人员出现与被操作病原微生物导致的疾病类似的症状,则应被视为可能发生实验室感染,应及时到指定医院就诊,并如实主诉工作性质和发病情况。在就诊过程中,应采取必要的隔离防护措施,以免疾病传播。

(一)医学实验室常见感染

1. 呼吸道传染病 病原体从人体的鼻腔、咽喉、气管和支气管等部位侵入后引起的有传染性的疾病。经过呼吸道传播的疾病主要有以下几种:甲类传染病中的肺鼠疫;按照甲类传染病管理的乙类传染病非典型肺炎、人感染高致病性禽流感、肺炭疽;乙类传染病中的甲型 H1N1 流感、麻疹、肺结核、流行性脑脊髓膜炎、百日咳、白喉、猩红热;丙类传染病中的流行性感冒、流行性腮腺炎、风疹等法定管理的传染病,以及水痘、军团菌感染等非法定管理的但较为常见的传染病。这些传染病均可引起疫情流行或突发公共卫生事件。

2. 肠道传染病 病原体经口侵入肠道并引起腹泻和(或)其他脏器及全身性感染的一类疾病,包括甲类传染病中的霍乱,乙类传染病中的伤寒和副伤寒、细菌性痢疾和阿米巴痢疾、脊髓灰质炎、甲型病毒性肝炎、戊型病毒性肝炎,丙类传染病中的除霍乱、痢疾、伤寒和副伤寒以外的感染性腹泻病,以及其他通过肠道传播的传染病。

3. 虫媒传染病 由病媒生物传播的自然疫源性疾病,常见的有疟疾、流行性乙型脑炎、肾综合征出血热、登革热等。

4. 人畜共患病 人和脊椎动物由共同病原体引起的,在流行病学上有关联的疾病。常见有炭疽、狂犬病、破伤风、鼠疫、钩端螺旋体病等传染病。

(二)医学实验室感染的应急处理措施

1. 控制传染源 对于呼吸道传染病,患者是最主要的传染源,隔离治疗患者是控制流行的有效措施。对于肠道传染病,积极查找危险因素,采取措施隔离治疗患者和带菌者。对于虫媒传染病,应全力杀灭可能携带病原体的动物,做好动物尸体的处理工作。对于不能在人与人之间直接传播的虫媒传染病,疫情处理的重点应放在发现和救治患者、挽救患者的生命上。患者是否需要隔离,取决于当地是否存在传播该疾病的媒介。

对于可以在人与人之间传播的虫媒传染病,必须同时严格隔离患者,彻底消毒患者的分泌物和排泄物。对于人畜共患病,应加强对动物养殖场、动物园、畜禽交易市场、屠宰场、动物产品加工场的监管。做好养殖场所的环境卫生,如通风、采光、环境定期消毒杀虫等,降低饲养密度,尤其要避免人畜混住一室。发现家养禽畜异常死亡时,及时报告畜牧兽医部门,并采取无害化处理。接触宠物后要及时洗手,经常检查它们身上是否有虱类寄生。

2. 切断传播途径 对于呼吸道传染病,开展和加强预防呼吸道传染病的宣传,养成良好的个人卫生习惯,注意手的卫生,咳嗽或打喷嚏时用纸巾遮挡口鼻;保持室内空气的流通,远离患者或可能染病的动物。对于肠道传染病,开展预防肠道传染病的宣传,防止"病从口入",重点向群众宣传:不喝生水喝开水;食物要彻底煮熟,剩余食品吃前要彻底再加热,并趁热吃;不吃未煮熟的食物,可削皮、剥壳者例外;不吃腐烂变质食物,熟食要有防蝇设备;接触排泄物后,应立即洗净手。虫媒传染病的防控,首先要控制虫媒密度,做好个人防护,避免接触虫媒或被虫媒叮咬;其次要对易感人群进行免疫接种。对于还没有疫苗的虫媒传染病,控制、杀灭传播虫媒是唯一可行的措施。开展卫生运动,清除杂草污泥,填平坑洼,改善环境卫生,减少和消除虫媒滋生场所。对于人畜共患病预防,应不宰杀、不加工、不销售、不食用病(死)动物。购买经过正规屠宰检验程序的肉类,皮肤有伤口者应避免接触生肉类或动物,处理生肉后要洗手,食品加工应生熟分开,避免交叉污染,肉制品一定要煮熟后才能食用。防止食物被鼠觅食或受鼠的排泄物污染,不直接用手接触鼠类及其排泄物,不在无防护的情况下捣动鼠窝等。防止动物的分泌物和排泄物污染水源,做好集中式供水以及使用井水、河水地区的水缸消毒,防止动物源性疫病通过水传播给人类。

3. 保护易感人群 呼吸道传染病多发生在秋冬或冬春季节,在流行季节前进行疫苗接种。对于肠道传染病,采取以预防服药和应急接种为主的综合性防控措施。对于虫媒传染病的防控,要对易感人群进行免疫接种。从事人畜共患病防治工作的专业技术人员尽可能接种相应的疫苗。对暴发点内的高危人群实施紧急预防接种。

二、医学实验室创伤的应急处理

(一) 小的创伤
可用消毒镊子或消毒纱布将伤口清洗干净,涂以碘酒或红药水,包扎。若出血较多,可用压迫法止血,同时处理好伤口。

(二) 割伤
应保持伤口干净,伤口内如有玻璃碎屑等异物,应及时取出,然后用医用双氧水擦洗或用酒精棉球清除伤口周围的污物,涂上外伤药膏或消炎粉,必要时用纱布包扎。也可在洗净的伤口上贴上创可贴。其他机械类创伤的处理方法与此类似,不得用手触摸伤口或用水洗涤伤口。若伤口较大或过深而大量出血,要迅速包扎止血,并立即送医院诊治。

(三) 较大创伤、动静脉出血或骨折
应立即用急救绷带在伤口出血部位上方扎紧止血,用消毒纱布盖住伤口,立即送医

务室或医院救治。注意:止血时间较长时,应注意每隔 1~2 h 适当放松一次,以免肢体缺血坏死。

(范雄林　郝　灵)

 思考题 ┊...

扫码看答案

1. 何谓生物安全实验室?其分级标准是什么?

2. 假如你所在的实验室发生火灾,火势将门封住,你能想到的逃生自救方法有哪些?

第二章　实验动物福利伦理与操作安全

　　动物实验是医学研究的基本手段,医学研究的每一次重大进步几乎都与之息息相关。然而,动物实验也产生了一系列社会问题,这些问题的解决依赖于尊重动物福利,实施伦理管理。提倡和实施实验动物福利伦理有利于促进人类医药健康事业的发展,有利于促进人与动物的和谐共存,有利于促进实验动物行业的规范发展。

第一节　实验动物福利伦理基本要求与流程管理

一、实验动物福利伦理的基本要求

(一) 医学研究中的动物福利问题

　　实验动物福利是指善待实验动物,即在饲养管理和使用实验动物的活动中,采取有效措施,保证实验动物受到良好的管理与照料,为其提供清洁、舒适的生活环境,提供其健康所需的食物、饮用水和空间,使实验动物减少或避免不必要的伤害、饥渴、不适、惊恐、疾病和疼痛。动物实验的主体是人类,客体是动物。在人类面前,实验动物属于绝对的弱势群体,应给予其应有的福利和权利。

　　通过给动物提供相应的外部条件,尽力维护动物与其环境协调的精神和生理健康,以保障动物的健康、快乐,让动物在健康、快乐的状态下生存、繁衍。在动物实验中,研究人员能通过动物受伤、生病、疼痛反应等指标来评定动物是否身体健康、心情愉快。但是,人们对于诸如沮丧、压抑、恐慌、痛苦和哀伤等心理方面福利的认识尚较肤浅。所以,动物福利通常更加强调动物健康、快乐的外部条件的保障。当外界条件无法满足动物的健康、快乐时,标志着动物福利状况的恶化。

　　关注和重视实验动物福利,能够确保实验动物质量,保障实验结果的准确性、可靠性、可比性;重视实验动物福利,最终真正的受益者将是人类。

　　国际公认的动物福利涉及五项基本权利。

　　(1) 动物生理福利:享有不受饥渴的权利。

　　(2) 动物环境福利:享有生活舒适的权利。

　　(3) 动物卫生福利:享有不受痛苦伤害和疾病的权利。

　　(4) 动物行为福利:享有表达动物天性的权利。

　　(5) 动物心理福利:享有生活无恐惧和悲伤感的权利。

　　人类不仅通过为动物创造适合其生存、居住等的外部条件达到动物健康的目的,还通过对动物实验设计的优化、良好的术后护理、终末期的安乐死等方法实现减少实验动物用量、减轻动物不安和疼痛等动物福利。重视实验动物福利是人类和动物的双赢，是人类文明发展的过程和方向。从这个角度看，要真正实现实验动物福利，需要实验动物工作者能够从动物利益的角度不断研究和探索。

人类利用动物和实施动物福利是对立统一的关系。过高的动物福利会给生产者和使用者带来过分的负担，造成浪费；过低的动物福利会给动物带来不利的影响，造成社会问题。所以，动物福利追求的不是片面地保护动物，而是在兼顾人类福利的同时考虑动物的福利状况，应该反对那些极端的动物权利保护主义和忽视动物权利的做法。

（二）医学研究中的动物伦理问题

伦理是指处理人与人相互之间关系所应遵循的道德和标准。实验动物伦理是指在实验动物生产、使用活动中，人对实验动物的伦理态度和规范，主要包括尊重实验动物生命价值、福利权利。在动物实验中应审慎考虑平衡实验目的、公众利益和实验动物生命价值权利。

随着科技文化交流的深入，各国实验动物福利和伦理管理的内容和规范都需要与国际接轨，逐步提高动物福利保护标准、扩大保护范围是动物伦理发展的趋势。

不同研究者因价值标准不同，对实验动物福利伦理的态度以及在具体问题的认识和做法上存在分歧。所以，科研工作者必须了解伦理和福利的真正内涵及其与实验动物之间的关系，遵守实验动物伦理原则，适应与之相关的要求。

中国实验动物伦理包括以下原则。

1. 尊重动物生命的原则 善待动物，充分考虑动物权益，防止或减少动物的应激、痛苦、伤害和死亡，制止针对动物的野蛮行为，采取痛苦最少的方法处置动物。

2. 保证人员安全的原则 实验动物研究项目要切实保证研究人员的安全和社会公众的安全。

3. 遵守人类道德标准的原则 动物实验方法及目的要符合人类道德伦理标准和国际惯例。

4. 必要性原则 实验动物的饲养、应用或处置必须有充分的理由，实验动物或动物实验项目应通过伦理审查。

5. 利益平衡原则 动物实验应遵循当代社会公认的道德伦理价值观，兼顾动物和人类利益；在全面、客观地评估动物所受的伤害和应用者可能获取的利益基础上进行动物实验。

6. 应坚持动物与人法律地位不能平等，坚持分类逐步实施的原则 反对极端的动物权利保护主义。与国际接轨，应遵守我国法律、法规，应符合我国国情，采取分类逐步实施的原则，反对盲目效法和崇洋媚外的各类激进的做法。

（三）动物福利的立法

1. 国际实验动物福利管理 世界上实验动物福利的立法不仅包括通过立法机构制定的法律，还包括政府部门发布的法规、行业法规、管理指南等。

（1）国家层面的动物福利法规。

19 世纪初,欧洲开始呼吁保护动物权利。

英国在动物福利方面立法的特点是最早、最多、最先提出"3R"原则、非政府机构参与法规的制定和执行、对世界影响最大。1809 年,英国国会提出一项禁止虐待动物的提案,该提案虽然在上院获得了通过,但在下院被否决。1822 年,马丁提出的禁止虐待动物的议案"马丁法令"获得了通过,这是首次以法律条文的形式"规定了动物的利益、保护动物免受虐待",是动物保护史上的里程碑。英国现行的《动物保护法》是在 1911 年通过的,这部法律的相关条款也随着时间的推移多次得到修改。

1966 年,美国出台了第一部专门针对实验动物福利的法规,即《实验室动物福利法》。这部法规分别于 1970 年、1976 年、1985 年、1990 年、2003 年进行了修订。

1980 年以来,加拿大、澳大利亚等国家和地区也先后进行了动物福利方面的立法。

(2) 部门、行业的动物福利法规。

美国国家学术研究委员会在 1963 年编写的《实验动物饲养管理和使用指南》是美国制定福利标准的基本指南,2011 版是第 8 次修订版。

1985 年,美国部门间研究用动物委员会制定且颁布了《美国政府关于在测试、科研、培训中脊椎动物的管理和使用原则》。

1986 年 11 月 24 日,欧共体(现欧盟)发布了《保护在实验中或为达到其他科学目的使用脊椎动物的欧共体条例》。其主要内容:规范了在实验室使用动物的行为;制定了动物照料及食宿的最低标准和实验动物供应规则;规定了所有在实验室中使用的动物都应保证适宜的居住环境、空间、水及健康、福利;保证了动物能享受其肉体及精神健康的权利;规定了所有实验需要在专业人员操作或指导下进行等内容。

1993 年,欧共体(现欧盟)通过了化妆品检验修正案,增加了"当经过验证非整体动物的替代方法可行时应停止动物实验"的条款。

2000 年 12 月,经济合作与发展组织(OECD)发布了《识别、评估和使用临床症状对试验用动物在安全状态下实施仁慈终点》的指导文件。这一文件是为了使"3R"原则应用于做毒性试验的动物。

2002 年 11 月 7 日,欧洲议会与欧盟理事会决定在欧盟范围内禁止使用动物进行化妆品的急性毒性、眼刺激和过敏试验,不允许成员国从国外进口和销售违反上述禁令的化妆品。2013 年 3 月 11 日,欧盟委员会下令禁止使用动物进行化妆品测试,禁止进口和销售通过动物实验生产的化妆品和原料。

2003 年 8 月 22 日,欧盟发布了《动物运输法草案》,旨在全面提高动物在运输中的福利。

随着动物福利组织在世界范围内的影响提升,世界贸易组织(WTO)的规则中也写入了动物福利条款。

国际实验动物评估和认可委员会(Association for Assessment and Accreditation of Laboratory Animal Care,AAALAC)致力于通过自愿的评估和委托程序提高动物的福利,促进在科学研究中人道地使用和管理动物。AAALAC 认证是实验动物领域最高级别的认可。

2. 中国实验动物福利管理 随着我国医学研究的发展及国际交流的增加,我国加强了实验动物福利立法管理。1988年,科委发布了《实验动物管理条例》。1997年,科委发布了《实验动物质量管理办法》。1998年,科委发布了《国家实验动物种子中心管理办法》。2001年,科委发布了《实验动物许可证管理办法》。

2006年9月3日,为了适应科技发展的需要,贯彻落实《实验动物管理条例》,科技部发布了《关于发布〈关于善待实验动物的指导性意见〉的通知》(国科发财字〔2006〕398号),这是我国第一份针对实验动物福利伦理管理的政府部门级规范性文件。该指导性意见对于提高实验动物管理工作的质量和水平,维护动物福利,特别是适应对外开放的需要,具有重要和积极的意义。

与此同时,有些实验动物地方法规对实验动物福利也做出了明确的规定。例如:《北京市实验动物管理条例》第七条规定,从事实验动物工作的单位和个人,应当维护动物福利;《湖北省实验动物管理条例》第二十九条规定,从事实验动物工作的单位和个人,应当关爱实验动物,维护动物福利,不得戏弄、虐待实验动物,在符合科学原则的前提下,尽量减少动物使用量,减轻被处置动物的痛苦,鼓励开展动物实验替代方法的研究与应用;《云南省实验动物管理条例》第二十八条规定,从事实验动物工作的单位和个人,应该善待实验动物,维护动物福利,不得虐待实验动物,逐步开展动物实验替代、优化方法的研究与应用,尽量减少动物使用量。对不再使用的实验动物活体,应当采取尽量减轻痛苦的方式妥善处置。

实验动物福利管理的核心有两条:一是避免不必要的伤害,二是提供舒适的生活条件。

纵观国内外实验动物法制化管理的过程,目前医学、药学、生命科学等研究领域仍然依赖动物实验。我们在开展动物实验研究时,关爱实验动物、减少乃至消除实验动物的痛苦,降低伦理成本也是必须考虑的问题。因此,实验动物福利伦理和职业道德问题,实质是一个价值观与人生观问题。

（四）动物实验中的"3R"原则

1959年,英国动物学家William Russell和微生物学家Rex Burch在其《人道主义实验技术原理》一书中第一次提出了"3R"概念,即减少(reduction)、替代(replacement)和优化(refinement)的"3R"理论。

随着时间的推移,人们对"3R"原则的理解以及技术上的探索也得到加深和扩展,其也被越来越多的人所接受。人们逐渐认识到,"3R"原则不仅是适应动物保护主义的一种需要,也符合生命科学发展的要求。

动物实验替代在动物保护运动深入的国家较为提倡。美国、日本等国家和地区成立了相关替代研究中心,研究内容包括如何尽量减少动物的使用数量、如何优化动物实验等技术以提高精确度、比较研究替代动物的实验方法。在中国,为了适应科学技术的发展需要以及加入WTO后的学术与国际接轨,突破贸易技术壁垒,我国也开始了这方面的研究工作,并进行了相关法规、政策的调整。

尽管科研人员有按照自己独特的思路和方法开展研究的权利,但是只能在动物权利法规的框架范围内享有学术自由和最优化地使用动物。人们认识到,动物实验在环境设施、饲料营养、微生物控制等方面的标准高、耗资大,而且影响动物实验结果的因素很多;

同时,在动物实验中观察到许多明显与人体反应不同的异常现象,这种现象可能是不同动物种属本身所特有的正常生物学反应,也可能是人为因素引起的变化,或是由于实验室环境造成的应激反应。因此,研究人员在通过动物实验获取知识的同时,也认识到了动物实验研究的局限性。正因为这些不确定因素可能使研究人员误入歧途,人们不得不考虑探索一些其他的方法来部分代替动物进行实验。

1. 减少的内涵 减少(reduction)是指在实验研究中,使用较少量的动物获取同样多的实验数据或使用一定数量的动物能获得更多实验数据的实验方法。

减少动物使用数量是在尊重科学原则和技术规程的前提下进行的。要达到减少动物的使用数量的目的,必须经过充分调研,遵守有关的技术规范,进行合理的实验设计。

在某些科研中,可以选取不同的研究路线,因此减少动物使用数量有时候比较容易做到。相反,有些实验如药品检验的实验,必须按照法定要求设置相应的动物数量。

2. 替代的内涵 替代(replacement)是指选用计算机系统取代动物的绝对替换品,或使用进化程度较低的脊椎动物取代高等脊椎动物的相对替代品而不用整体动物进行实验。

有些体外实验方法不仅能够获得与动物实验一致的结果,而且还可能是最佳的实验方法;有些新的替代方法和技术不仅可作为动物实验研究的补充,而且有助于减少动物的使用数量。替代的分类有以下几种。

(1) 相对替代和绝对替代:根据是否使用整体动物或动物组织,替代方法可分为相对替代和绝对替代两类。前者是指利用动物细胞、组织及器官进行体外实验研究或利用低等动物替代高等动物的实验方法;后者则是在实验中完全不用动物。

(2) 直接替代和间接替代:按照替代物的不同,可分为直接替代和间接替代。前者如利用志愿者或人类的组织等;后者如利用鲎试剂替代家兔热原实验等。

(3) 部分替代和全部替代:根据动物实验被替代的程度,可分为部分替代和全部替代。前者如利用其他替代实验手段来代替动物实验中的一部分实验等;后者如利用非动物实验方法取代原有的动物实验方法等。

然而,目前动物实验尚不可能完全被取代。例如,在毒理学研究和生物安全性评价实验中采用的细胞培养实验,因为细胞不能像活体动物那样作为完整的有机生物系统,不能替代不同途径(如吸入、摄入、皮肤接触)和长期染毒的后果评价,不能替代预测某些毒性作用的可逆性等。因此,当无机物、有机物、非生物、生物、细胞、组织、器官作为科研实验的材料或对象时,鉴于它们之间本质上的巨大差别,要真正实现替代,在理论和实践上都需要进行深入的比较研究。因此,我们应该科学地认识和评价替代方法。

3. 优化的内涵 优化(refinement)是指在符合科学原则和实验目标的基础上,通过精炼动物实验设计方案、完善实验程序、改进实验技术,尽量减少非人道实验方法的使用频率,以减轻给动物造成的疼痛、不安等危害程度的实验方法。

优化是在科学化、规范化、标准化的基础上,对动物实验进行提炼和精简的过程,包括提高实验动物质量和精炼动物实验技术两个方面。研究内容涉及实验设计、实验技术、仁慈终点、人员的培训、饲养环境及设施、动物运输、动物自然习性等方面,其中优化动物实验方案是核心内容。

二、实验动物福利伦理的管理流程

(一) 实验动物的使用与管理

为了规范实验动物的应用管理,美国联邦法律规定:凡进行动物实验的单位必须成立实验动物使用与管理委员会(Institutional Animal Care and Use Committee,IACUC)。美国 IACUC 至少需要 4 名成员,其中包括兽医学博士 1 名、动物管理和使用科学家 1 名、没有科学研究背景的非科学家 1 名、非实验动物部门的公众人物代表 1 名。中国设立的实验动物管理委员会、加拿大设立的动物管理委员会、英国设立的伦理委员会、澳大利亚设立的动物伦理委员会等组织的管理职责及人员构成与其类似。

一般来说,委员会对本单位的实验动物使用情况进行管理;保证本单位实验动物设施符合要求;培训相关人员,使其实验设计合理,用尊重的理念和伦理道德的原则对待实验动物。

(二) 实验动物福利伦理审查

为了维护实验动物福利,规范从业人员的职业行为,由管理人员、科技人员、实验动物专业人员和本单位以外人士组成实验动物福利伦理审查委员会(以下简称动物伦理委员会),具体负责本单位有关实验动物福利伦理审查和监督管理工作。

动物伦理委员会独立开展工作,审查和监督本单位开展的实验动物研究、生产、繁育、经营、运输以及各类动物实验的设计、实施过程是否符合动物福利和伦理原则。

动物伦理委员会应依据实验动物福利伦理原则,兼顾动物福利和动物实验者利益,在综合评估动物所受的伤害和使用动物的必要性基础上进行科学评审,并出具伦理审查报告。

动物伦理审查是保证实验动物福利,规范从业人员职业道德行为的重要措施。各类实验动物的饲养和动物实验都应获得动物伦理委员会的批准方可开始,并接受日常的监督检查。

1. 动物实验申请和审批程序 研究者向 IACUC 或动物伦理委员会递交申请表。

IACUC 或动物伦理委员会授权指定人员初审,必要时向研究者提出补充材料要求。

IACUC 或动物伦理委员会授权指定人员将通过初审的申请表发送给各委员进行审查,并在例会上审议投票决定是否同意。

常规项目由主席指定人员审批,按照同意、小量修改后同意、修改后再审、不同意等出具审批意见。

2. 动物实验以及动物使用方案评审要点 美国《实验动物饲养管理和使用指南》规定了动物管理和使用方案的评审要点。

(1)申请者使用动物的理由和目的。

(2)申请者对动物使用的程序。

(3)申请者的操作措施中减少对动物侵害性的方法。申请者是否可以使用其他动物种类、离体器官、细胞或组织培养物乃至计算机模拟等代用方法。

(4)申请者使用的动物种类以及按照统计学方法阐述的动物使用数量。

（5）申请者的实验批次是否具有不必要的重复。

（6）申请者的实验环境和饲养要求。

（7）申请者的操作程序对于动物福利的影响。

（8）申请者实验设计中的镇静、镇痛和麻醉措施。

（9）申请者实验设计中的外科手术操作程序。

（10）申请者对于手术治疗、术后动物的评估测定。

（11）申请者预期或选择的实验终点的描述和理由。

（12）申请者预先设想的适时干预、从研究项目中撤换动物、剧痛或精神紧张而采取安乐死的判断准则和处理方式。

（13）申请者关于动物安乐死或后期处置的饲养管理规划。

（14）申请者实施程序的员工是否接受了充分的培训，是否具备相关经验，是否了解自己的角色和职责。

（15）申请者实验中有关危险物品的使用流程及管理。

基于科学理论实践结果与动物的使用和动物福利密切相关，IACUC 成员应评估假设检验、样本大小、实验组动物数量、对照组动物数量等内容，防止非必要的动物使用或重复性实验的发生。

申请方案有时可能包含未曾遇到过的，或可能会引起无法确切控制的疼痛或压抑的操作措施时，应查阅文献或从兽医、研究人员及其他对动物作用比较了解的人员处了解，也可以在 IACUC 的监督下设计一套有限度的探索性研究项目以评定该种操作对动物的影响。

实验动物福利伦理审查中含有以下方面行为的，伦理委员会应判为不合格。

（1）申请者的实验动物相关项目不接受或逃避伦理审查。

（2）不提供足够举证或申报审查的材料不全或不真实。

（3）缺少项目实施或动物伤害的客观理由和必要性。

（4）从业人员未经过专业培训或明显违反实验动物福利伦理原则要求。

（5）实验动物的生产、运输和实验环境达不到相应等级的实验动物环境。

（6）缺少维护动物福利、规范从业人员道德伦理行为的操作规程，或不按规范的操作规程进行；虐待实验动物，造成动物出现不应有的应激、疾病和死亡。

（7）项目设计或实施不科学。没有利用已有的数据对实验设计方案和实验指标进行优化，没有科学选用实验动物种类及品系、造模方式、动物模型以提高实验的成功率。没有采用可以充分利用动物的组织器官或用较少的动物获得更多的实验数据的方法；没有体现减少和替代实验动物使用的原则。

（8）项目设计或实施中没有体现善待动物、关注动物生命，没有通过改进和完善实验程序减轻或避免动物的疼痛、减少动物不必要的处死和处死的数量。在处死动物方法上，没有选择更有效的减轻或避免动物痛苦的方法。

（9）活体解剖动物或手术时不采取麻醉方法；对动物的生命处理采取违反道德伦理的、使用一些极端的手段或会引起社会广泛伦理争议的动物实验。

（10）实验方法和目的不符合我国传统的道德伦理标准或国际惯例或属于国家明令

禁止的各类动物实验。动物实验目的、结果与当代社会的期望、科学的道德伦理相违背。

（11）对人类或任何动物均无实际利益并导致实验动物极端痛苦的各种动物实验。

（12）对新技术的使用缺少道德伦理控制，违背人类传统生殖伦理，将动物细胞导入人类胚胎或将人类细胞导入动物胚胎中培育杂交动物的各类实验；对人类尊严产生亵渎、可能引发社会巨大的伦理冲突的其他动物实验。

（13）伦理委员会认定严重违反实验动物福利伦理审查原则的其他行为。

3. 动物使用方案批准后的监督　IACUC 对动物实验的持续监督是美国联邦法律、法规和政策的要求。方案批准后监督是由多种监督方法组成的共同对方案进行批准后监督的程序。在中国，要落实《关于善待实验动物的指导性意见》的要求，实验动物生产单位及使用单位应首先设立实验动物管理委员会（或实验动物道德委员会、实验动物伦理委员会等，即 IACUC）。

各机构 IACUC 组织审查即将开展的动物实验设计方案中涉及动物福利伦理的实验设计，使动物实验实施方案设计合理，尽可能合理地使用动物以减少实验动物的使用数量。

方案批准后监督确保了动物福利，也有利于优化实验操作。方案批准后监督包括持续的动物使用方案评审，实验室检查，兽医或 IACUC 对某些操作进行选择性观察，动物饲养管理员、兽医和 IACUC 成员观察动物，外部管理部门评估和检查等。

只有动物设施、实验环境满足动物需求，规章制度得到有效实施，实验动物从业人员得到必要的培训和学习，实验动物从业人员才能建立良好的职业道德，实验动物的福利伦理才能得到保证。

第二节　动物实验的基本操作技术

动物实验的基本操作技术包括动物检疫、抓取和固定、标记与编号、给药、麻醉、体液的采集、动物实验常用手术准备、安乐死等，这些技术是实施动物实验项目最基本的条件。

一、动物检疫

（一）检疫的意义

新引进的实验动物对新的动物设施或者研究人员有包括微生物、寄生虫、环境条件、遗传控制等多方面的威胁。因此，首要的事情是了解新引进的实验动物的微生物背景及其对新的动物设施的适应性问题。

实验动物的检疫是剔除不合格实验动物、保证实验动物和动物实验质量的第一道防线，并可以减少人畜共患病对工作人员的健康威胁。另外，检疫工作有利于实验动物从运输疲劳中恢复过来，并适应新环境。

（二）检疫的方法

实验动物的检疫有主动检疫与被动检疫两种。被动检疫指将实验动物隔离 7～28

天观察实验动物的临床体征;主动检疫是指主动检查实验动物或实验动物组织是否存在有害微生物的方法。在许多情况下,只有从非商业渠道,或者从最近可疑的渠道接受的实验动物,才需要对其隔离检疫。但对普通级实验动物如犬、猴、家兔、小型猪、豚鼠,则应隔离观察,确认无临床不适后方能在动物实验中使用。

（三）检疫的程序

专职兽医经常采用视诊和触诊结合的方法,通过观察动物的临床症状,来判定该批实验动物对新环境的适应性及身体健康状况。

视诊:若发现动物精神及食欲出现沉默、倦怠、动作不活泼、食欲不振、拒食;营养状态出现消瘦、肥胖;体格与姿势出现异常,行走与站立困难;步态出现麻痹、运动失调,跛行;呼吸出现呼吸困难,咳嗽;体表出现毛少、脱毛、外伤或有痂皮形成;出现鼻涕、恶露;动物习惯出现异食癖等现象时,通常要引起高度警惕,并做进一步的确诊。

体表触诊:进行脉搏的检查,检查动物的皮肤、被毛、淋巴结、骨骼等体表变化;体内触诊包括对口腔黏膜、牙齿、牙周组织、舌等的口腔检查和触感(弹性、硬度、肿胀、疼痛等)检查。

1. SPF、悉生、无菌等级别动物的检疫　由于引进的 SPF、悉生、无菌等级别动物在生产、繁殖单位会定期进行微生物学检测,所以新引进到动物实验场所的上述级别动物应有该生产机构提供的实验动物质量合格证明。

用于研究的实验动物应隔离观察 1 周左右,重点观察临床症状和体重变化。下面以 SPF 级动物检疫为例,其检疫程序包括以下步骤。

（1）SPF 级动物通过动物传递窗拆包、消毒进入检疫室,并由专职兽医在检疫室中对动物进行检疫。

（2）将无菌运输盒放在检疫台上。兽医对整群动物进行观察,检查动物的精神状况、外貌、营养、立卧姿势、呼吸等情况。发现有异常的动物,须从运输笼中拿出放在空饲养盒中,以便进一步检查。

（3）将事先消毒好的、分装动物的饲养盒放在检疫台上,将精确到 0.1 g 或 1 g 的电子秤(通常称量小、大鼠)调试好放在检疫台上。

（4）先从运输笼中抓出 1 只动物,放入一个空饲养盒中,按事先设计好的实验动物检疫报告书中所要求的项目进行检查,无异常的动物,称量体重,并做记录。符合体重要求的动物放入一个饲养盒,不符合体重要求的放入另一个饲养盒;有异常的动物要单独放在一个饲养盒中饲养,按此方法逐一对动物进行检查。

（5）检查结束后,在饲养盒中加上饲料和饮水。大鼠在检疫室中饲养 5～7 天、小鼠饲养 3～5 天,兽医每天填写检疫记录表,检疫合格的动物,交由实验人员接收后方可进入饲养观察室,由观察室责任人负责饲养与管理。

（6）检疫结束后由兽医填写实验动物检疫报告书,并将填写完成的检疫报告书由实验室负责人签字后,交专题实验负责人留存。

2. 普通级动物的检疫　豚鼠、家兔、犬、猫、猴等普通级动物到达新的实验设施后,需要在新设施的检疫饲养室进行一段时间的观察。检疫包括体重测量和临床症状的观察。通过对特别异常者进行细菌、病毒、寄生虫检查来进行病因诊断,有时也可以结合病理组织学和临床生化指标的检查。

外购的普通级动物,首先放在检疫室外的走廊或放在缓冲间,通知饲养室责任人及质保人员到现场,兽医用0.5%的优碘或者0.5%的"84"消毒液对运输笼进行擦拭消毒。

(1)外购普通级犬的检疫。

①将犬从运输笼中抓出,按实验动物检疫报告书中的项目进行检查,并按动物购买通知单的要求进行核对。无异常的动物,称量体重、编号并做记录。

②称量、编号后的犬送入清洗间,用中性沐浴露进行热水浴,然后用浴巾擦干身体,挂上编号牌,记录相关信息。

③进入检疫室的犬,在动物笼具上插入填写好的标识牌,然后送入检疫室继续观察,异常动物放入隔离室进行检疫,体重不符合要求的,在笼具上做好标记,以便再查。

(2)外购普通级兔、豚鼠的检疫:将动物从运输笼中抓出,送入检疫室,放在一大小为48 cm×35 cm×20 cm的塑料盒中,按实验动物检疫报告书中的项目进行检查、记录,并按动物购买通知单的要求进行核对。无异常的动物,用电子秤称量体重后放入饲养笼中饲养。异常动物则放入隔离室进行检疫,体重不符合要求的,在笼具上做好标记,以便再查。用此种方法逐一对动物进行检查。运输笼不进入检疫室,拿出进行消毒处理以备下次再用。检查结束后,对长途运输的动物先喂少量温开水,2 h后加喂半量饲料。

外购普通级兔、豚鼠的检疫时间为1~2周,犬的检疫时间为2~3周。检疫期间,兽医每日早、中、晚三次对被检疫的动物进行观察,并填写检疫记录表。

检疫结束后,符合要求的动物由实验人员接收后开始实验。兽医填写完成的检疫报告书经实验室负责人签字后,交专题实验负责人留存。

二、实验动物的抓取和固定

几乎所有的动物实验研究都需要限制实验动物的活动使其保持安静状态,以便进行实验操作或正确记录实验动物的反应情况,同时也是为了保证饲养人员与研究人员的人身安全。抓取和固定动物是实验操作中的一项基本技术,实验目的不同,动物的抓取和固定方法各异,一般有2~3种;不同种类动物的抓取和固定方法也不尽一致。但是各种抓取和固定方法都应该遵守"保证人员绝对安全、防止动物损伤、禁止粗暴对待实验动物"的基本原则。

由于实验动物害怕与人身体发生直接接触,对刺激通常会进行防御性的反抗。因此,抓取和固定动物前应对其习性有所了解。应遵循爱护动物的原则,事先给一个暗示慢慢友好地接近实验动物,并注意观察其反应,让其有一个适应过程,如果动物处于兴奋期,最好等待它安静下来再抓取。抓取动作要力求准确、迅速、熟练,争取在动物感到不安之前抓取到实验动物。

固定实验动物时应根据实验目的(给药部位或采血方法)选择最适合该种实验动物的固定方法(如用手还是用固定器固定,是否需要助手的帮助)。在有手指被咬的危险时应戴手套;在大腿中间固定有被抓伤的危险时,要穿上工作裤,同时不要胆怯,要告诉助手在有危险的情况下如何防身,并尽早抓取和固定好动物。

（一）小鼠的抓取和固定

抓取小鼠时,用右手拇指和食指的指腹抓取小鼠尾部中央提起来放在笼盖上,在动物向前挣扎的一瞬间,用左手的拇指和食指抓住颈背部到背部中央的皮肤,至两耳抓握到掌心即可,同时翻转抓住颈背部的左手,右手拉住小鼠尾部,再用左手的小指压住尾根部使小鼠整体呈一条直线,保持小鼠头部不能自由转动即可进行实验或饲养操作。徒手操作需要防止因过分用力而使动物窒息或颈椎脱臼死亡,或因用力过小,导致动物头部能反转过来咬伤操作者的手。用固定器固定时,准备一块 15～20 cm 的方形木板,并在木板边缘面钉入钉子。在非麻醉状态下首先使用上述方法用左手将小鼠抓取,使用长度为 20～30 cm 的线绳,分别捆在小鼠四肢上;将捆在四肢的线绳固定到钉子上,并在头部上颚切齿的地方牵一根线绳,达到完全固定的效果。在静脉给药时,则应将小鼠放入适当大小和容量的容器中,只露出小鼠的尾巴即可操作。这种容器不仅能压住小鼠的尾根部,同时还可以起到聚集血液、怒张血管的作用。目前已经有很多商品化的固定仪器。

（二）大鼠的抓取和固定

成年大鼠因其尾部皮肤容易剥落,所以使用左手从背部中央到胸部捏起来抓住,即左手徒手按住大鼠,将食指放在颈背部,拇指及其他三指放在肋部,食指和中指夹住左前肢,分开大鼠前肢并举起来,右手按住四肢固定。对大鼠实施灌胃时,则用左手的拇指和食指抓住颈背部的皮肤,其余三指抓住背部皮肤,其中小指和无名指夹住尾部牢牢固定。

大鼠的牙齿很尖锐锋利,突然袭击去抓它,很容易被咬伤手指;抓取而不及时固定,也有被咬伤的危险。

（三）豚鼠的抓取和固定

将左手食指和中指放在豚鼠颈背部的两侧,拇指和无名指放在肋部,分别用手夹住左、右前肢,反转左手,用右手拇指和食指夹住右后肢,用中指和无名指住左后肢,使豚鼠整体呈一条直线。单人进行以后的处置时,则坐在椅子上,将用右手拿着的豚鼠的后肢夹在大腿处,用大腿代替右手夹住豚鼠。

豚鼠胆小易受惊,抓取时不能突然袭击。

（四）家兔的抓取和固定

抓取时,操作者轻轻打开家兔笼门勿使其受惊,将一只手伸入笼内,从头前阻拦它跑动,用手轻轻压住两耳并熟练抓住家兔颈背部皮肤并提起来,另一只手迅速托住家兔臀部拿出来,使家兔的重量大部分落于手上呈坐位姿势。

经家兔颈背部皮下用药时,则采取后台固定的方法,用一只手抓住家兔颈背部皮肤放在操作台上,另一只手托住家兔的臀部进行固定。

经口给药时,用一只手抓住家兔颈背部皮肤,同时捏着双耳,不让家兔头部随意运动,另一只手将抓住的两后肢夹在操作者的大腿之间,然后用空着的手抓住两前肢固定。

耳静脉给药或采血时使用金属制半圆形家兔固定器(将家兔放在筒子里,只要前方露出头部,用转扭拧固定器固定家兔);从颈动脉采血等情况下使用木制的北岛式家兔固定器(让家兔仰卧,用线绳依次将四肢捆在固定器两侧的金属棒上,将头部放在金属制的首枷和嘴环上固定)。

（五）犬的抓取和固定

犬的抓取方法较多。对未驯服和调教的圈养犬进行抓取时，可用特制的长柄铁钳固定犬的颈部，或使用长柄铁钩夹住犬颈部项圈，由助手将其缚住。对经驯服的犬，由一人打开犬笼从侧面靠近并轻轻抚摸犬颈背部皮毛，用双手将其抱住，由另一人用布带缚其嘴，或用皮革、金属丝或棉麻制成的口网套在犬口部，并将其缚带连结于耳后颈部，防止脱落。

扎犬嘴的方法是用 1 m 左右的布带兜住犬的下颌，绕到上颌打一个结，再绕回下颌打第二个结，然后将布带引至后颈顶部打第三个结，并多系一个活结。

犬固定时一般采用仰卧位和腹卧位。仰卧位常用于颈、胸、腹、股等部位的实验，腹卧位常用于背、脑、脊髓等部位的实验。

慢性实验中固定犬时，将已驯服的犬拉上固定架，将犬头和四肢绑住，再用粗布带吊起犬的胸部和下腹部，固定在架的横梁上，即可进行体格检查、灌胃、采血、注射等实验操作。

（六）猪的抓取和固定

1. 抓取 从背后紧抓猪两耳，将其提起后，使其臀部着地，此时猪的膝部合拢，将其躯干压在身下即可。

2. 固定 可以将猪仰卧在"V"形器械内进行固定，也可用金属架和帆布吊兜来固定小型猪。用金属架时，使猪背卧，四肢用棉绳固定在三脚架的四角边上。如没有三脚架，也可用犬台。帆布吊兜可根据猪的大小设计成一长方形的布兜，中央四层，四周八层，中央开五个口，以便插入四肢及排便。将帆布吊兜固定在金属架上，活动板上升到猪可站立的高度，以减轻肢体的压力。

（七）猴的抓取和固定

1. 抓取 抓取时，人员应用右手持短柄网罩，左臂紧靠门侧，由上而下罩捕，以防笼门敞开时猴逃出笼外。当猴被罩住后，应立即将网罩翻转扣住猴取出笼外，然后将网罩反扣在地上，由罩外抓住猴的颈部，轻掀网罩，再反转提起猴的两手臂，此时猴无法逃脱；在室内或大笼内抓取时，则需要两人操作。用长柄网罩，最好一次罩住，因为猴受惊后，第二次抓取更为困难。网罩可用麻线编成，先将 0.8～1.2 cm 粗的圆铁杆弯成椭圆形，长径约 35 cm，宽径约 30 cm，木柄长 40 cm。在室内捉取用的网罩，其木柄可以适当加长。对于笼养的猴，可利用笼活动推板，将猴推压至一端，抓取、固定。慢性实验时可给猴带上铁链条，需要抓取时，只需要将铁链条抽紧固定于笼壁，反背其两臂提出即可。

2. 固定 徒手固定时，将猴前肢反扣在其背后，操作者用一只手握着，用另一只手将猴后肢捉住，即可将猴固定。用固定器固定时，一般采用猴限制椅或称猴固定架进行固定。

三、实验动物标记与编号

为使动物个体间或实验组动物之间区别开来，需要进行编号和标记。可根据不同动物、实验需要、实验方法来选择合适的标记方法，应以各组同笼时不发生混乱为原则。

哺乳动物的临时性标记可以使用染色法、涂漆法和贴胶布法。动物标记中常用的染色标记液有 3%~5% 苦味酸溶液（黄色）、0.5% 中性品红或碱性品红溶液（红色）、2% 硝酸银溶液（咖啡色，涂抹后需要光照 10 min）、煤焦油溶液（黑色）。

半永久性标记可使用挂耳标签法和戴项圈法；永久性标记可使用烙印法、针刺法、打耳孔法、剪指法、剪尾法、剪毛法和挂牌法。另外，两栖类和爬行类动物的标记可使用剪趾法、除鳞甲法、文身染色法、剪壳法；禽鸟类的标记可使用挂腿圈法、染色法、戴项圈法、穿鼻法等。

总之，不论采用何种标记方法，最好应遵守"号码清楚、持久、简便、易认和实用"的基本原则，使用对实验动物无毒性、操作简单且能长期识别的方法。

（一）短期标记法

短期标记是逆着白色或淡色动物被毛生长的方向，用卷好纱布的玻璃棒或毛笔，涂抹适当的生物染色剂，染色剂一般用饱和苦味酸酒精溶液（能识别 2~3 个月）。其他染色剂持续时间较短，但也可以使用碱性品红溶液、甲基蓝。头、背、尾及前后肢标记的位置加起来可以标记十只动物。

编码规定：左前肢上部为 1 号、左侧季肋部背侧为 2 号、左后肢上部为 3 号、头顶部为 4 号、腰背部为 5 号、尾基部为 6 号、右前肢上部为 7 号、右侧季肋部背侧为 8 号、右后肢上部为 9 号、左前肢下部为 10 号、左侧季肋部腹侧为 20 号、左后肢下部为 30 号、腹侧颈部为 40 号、胸部为 50 号、下腹部为 60 号、右前肢下部为 70 号、右侧季肋部腹侧为 80 号、右后肢下部为 90 号。例：左前肢下部 10 号，再加左前肢上部 1 号，共为 11 号，以此类推。

双色涂染法在每组动物不超过 100 只的情况下适用。

常用染色剂：3%~5% 苦味酸溶液，可染成黄色，作为编号的个位数。0.5% 中性红或品红溶液，可染成红色，作为编号的十位数。

涂染原则：从左到右、从上到下。

两种颜色同时进行染色标记时，用苦味酸（黄色）染色标记作为个位数，个位数的染色标记方法同上述单色涂染法；用品红（红色）染色标记作为十位数，具体操作如下：左前肢为 10 号、左侧腹部 20 号、左后肢 30 号、两耳后部 40 号、背部 50 号、后肢背部 60 号、右前肢 70 号、右侧腹部 80 号、右后肢 90 号，第 100 号不做染色标记；此外，有色动物短时间（1 个月以内）的标记可剃去局部的毛，按上述位置标记。此外，沙鼠的短期标记可用染色剂涂布法和剃毛法。

仔鼠可根据前肢 4 趾、后肢 5 趾的切断位置来标记，后肢从左到右表示 1~10 号，前肢从左到右表示 20~90 号。注意：切断趾时，应切断其一段趾骨，不能只断趾尖，以防止伤口痊愈后辨别不清。

按相应的标准操作规程抓取家兔，将家兔放置于实验台上固定，采用中粗的黑色记号笔编号，用记号笔在兔耳的正反面编写号码，实验期间若编号模糊，可及时涂加。此外，短期标记法还可以对笼子进行编号，或使兔戴上市场上卖的打好了号码和记号的铝制耳环进行编号。

（二）长期标记法

大、小鼠永久性标记可以在大、小鼠右耳的前方中穴或后方的任何位置打耳孔或用眼科剪剪三角口,这种方法可标记 100 只左右的动物,标记时需要在乙醚轻度麻醉情况下进行。此外,最近开发的永久性标记法是向动物的颈背部皮下注入预先将号码编码好的微型集成电路片,用特种读取数据的装置进行鉴别。

对犬的永久性标记通常采用手动刻印或电动加墨法,即在耳内侧血管不走行的部位稍微麻醉后印上印度墨汁,其顺序如下:①调整加墨器数字;②将要标记的耳朵内侧用酒精棉球消毒;③用适当力度挤压蘸有墨汁的加墨器;④擦去多余的墨汁。此外,还可用对犬颈部的皮带圈进行编号,或用毛笔蘸取饱和苦味酸酒精溶液在犬的胸腹部白毛处涂色编号的方法对犬进行标记并记录。

四、动物给药

在动物实验中,为了观察药物对机体功能、代谢及形态变化的影响,需要将药物给予于动物体内。给药的途径和方法多种多样,应根据不同实验目的、动物种类、药物剂型来决定动物的给药途径。

给药方法主要分为投入法和注射法两种,根据给药途径其又分为很多具体的类型。投入法可分为经鼻腔投入、经胃腔内投入、经肠管内投入、经气管内投入和经口腔投入等;注射法分为皮下注射、肌内注射、腹腔注射、脑膜内注射、脑内注射、胸腔内注射、静脉注射、关节腔内注射和心内注射等。

不同实验可以采用不同的给药途径,但要使实验药物准确进入动物体内,要注意不同途径的给药容量(表 2-1、表 2-2)。

表 2-1 几种实验动物灌胃的最大容积

动物种类	体重/g	灌胃给药的最大容积/mL
小鼠	>30	1.0
	25~30	0.8
	20~24	0.5
大鼠	>300	8.0
	250~300	6.0
	200~249	4~5
	100~199	3.0
家兔	>3500	200
	2500~3500	150
	2000~2400	100

表 2-2 几种实验动物不同途径的常用注射量

注射途径	注射量/mL		
	小鼠	大鼠	家兔
腹腔注射	0.2~1.0	1.0~3.0	5.0~10.0
肌内注射	0.1~0.2	0.2~0.5	0.5~1.0
静脉注射	0.2~0.5	1.0~2.0	3.0~10.0
皮下注射	0.1~0.5	0.5~1.0	1.0~3.0

五、动物麻醉

实施动物麻醉,既是保护操作者的需要,也是实施人道主义保护动物的必要措施。实验动物麻醉使动物全身或局部暂时痛觉消失或痛感迟钝,以利于实验的进行。进行手术的最佳麻醉状态是意识丧失、痛觉丧失和松弛。麻醉后必须检查实验动物的体温,当实验动物体温降低时,要使用加热灯、加热垫等保温措施。实践过程中常将短效(30 min)、中效(120 min 以内)、长效(长于 120 min)麻醉药联合用药。

实验动物的麻醉有全身麻醉和局部麻醉,全身麻醉有气体吸入和注射麻醉两种方式。麻醉深度的判定标准见表 2-3。

表 2-3 主要麻醉药的麻醉深度判定标准

	浅麻醉	中麻醉(最佳麻醉)	深麻醉
呼吸方式	不规则(有痛反射,呼吸频率增高)	规则的胸腹式呼吸,呼吸数、换气量减少	腹式(横膈膜)呼吸,换气量明显减少
循环系统表现	频率低,血压下降(有痛反射,可致心率增快)	血压、心率稳定	血压下降
眼的表现	有眼球运动、对光反射,眼球向内下方,瞳孔收缩,瞬膜露出,流泪	眼球在中央或靠近中央,眼睑反射迟钝,瞳孔稍开大	眼睑对光、角膜反射消失,瞳孔散大,角膜干燥
口腔反射	有咽下、咽喉头反射	—	—
肌松弛其他表现	流涎、出汗、分泌物多、排便、排尿	无明显内脏牵引引起的迷走神经反射,收缩反射消失	无腹肌异常运动

(一)全身麻醉

1. 吸入麻醉法 常用的挥发性麻醉药有乙醚、安氟醚、氟烷、异氟烷、七氟烷等,一般多使用乙醚和异氟烷麻醉。

麻醉容器可以采用密封透明的玻璃容器,也可以采用离心管、试管、小烧杯等自制而成的辅助麻醉瓶样(麻醉瓶的大小一般根据动物的大小而定),还可以使用麻醉机。

(1)大、小鼠吸入麻醉。

麻醉前,准备乙醚、消毒脱脂棉球或纱布、1000 mL 烧杯或类似大小的玻璃标本缸、培养皿等。

将被乙醚渗湿的消毒脱脂棉球或纱布放入上述容器中,将大、小鼠放入,用塑料薄膜和绳封口或在烧杯上面加盖、培养皿封口,观察大、小鼠的行为。

大、小鼠先开始兴奋,继而出现抑制,自行倒下。当角膜反射迟钝、肌肉紧张度降低时,可取出大、小鼠;如果大、小鼠逐渐恢复肌肉紧张度,则重复麻醉 1 次,待动物平静后进行实验;若实验时间过长,可将大、小鼠固定在实验台上,将含有乙醚的棉球或纱布靠近其鼻部,保持吸入状态(最好放在可以通风的环境下,防止操作者被动吸入而影响实验操作)。

(2) 家兔吸入麻醉。

麻醉前准备乙醚、口罩、7 号针头、棉线等材料。

操作者按相应的标准操作规程抓取、固定家兔,将被适量乙醚渗湿的口罩按在家兔的鼻和口腔部,观察家兔的行为、呼吸等状况。

家兔出现兴奋后,肌肉紧张度逐渐降低,1~2 min 后,从后肢开始依次出现麻痹现象,家兔肌肉松弛,而后失去运动能力。此时用 7 号针头刺家兔后肢,如无缩腿反应、皮肤痛觉消失,再以棉球丝接触角膜,如兔没有眨眼、角膜反射消失,表示家兔已处于麻醉状态,可进行下一步实验操作。

如果家兔逐渐恢复肌肉紧张度,则可加适量乙醚维持麻醉状态。

(3) 犬的吸入麻醉。

麻醉前准备乙醚、口罩、7 号针头、绷带、气管插管手术器械等材料。

按相应的标准操作规程抓取犬并用绷带将犬口缚住,然后根据犬的大小选择合适的麻醉口罩,将纱布置入口罩内,以适量乙醚渗湿口罩,观察犬行为、呼吸等状况。

犬出现兴奋、挣扎、呼吸不规则,而后表现为呼吸平稳、肌肉紧张度逐渐消失、角膜反射迟钝,此时用 7 号针头刺后肢,如无反应,再用棉线条刺激角膜,如没有眨眼,表示犬已处于麻醉状态,应除去犬嘴绑绳,进行下一步实验操作。

如果犬逐渐恢复肌肉紧张度,则可加适量乙醚维持麻醉状态。

犬和猫等大型实验动物在做长时间的实验时需要进行气管插管。

2. 注射麻醉法 注射麻醉法是能使实验动物很快进入麻醉期、无明显兴奋期的方法。一般采用静脉注射、肌内注射、腹腔注射等方法进行麻醉。静脉注射部位有耳缘静脉(家兔、猫、猪)、后肢静脉(犬)及尾静脉(大、小鼠)等。肌内注射部位多选用臀部;腹腔注射多用于小型实验动物,如大鼠、小鼠、沙鼠、豚鼠等,注射部位多选在腹部后 1/3 处略靠外侧(避开肝脏和膀胱)。

注射麻醉时,一般几分钟实验动物即倒下,全身无力、反应消失。接近苏醒时,实验动物四肢开始抖动。如果手术还没有完成,就要及时将麻醉瓶放在实验动物口、鼻处,给予辅助吸入麻醉。手术过程中如果发现实验动物抽搐、排尿,说明麻醉过深,应立即进行急救。做完手术后,要注意保温,促使其清醒。

需要注意的是,同种实验动物的不同品系对同一麻醉剂的耐受性有区别,同种实验动物同种品系在不同的环境条件下使用同一麻醉剂的麻醉效果也可能不同。

注射麻醉注意事项:麻醉前,动物宜禁食,小型实验动物在麻醉前应禁食 8 h 以上,大型实验动物禁食 10~12 h;麻醉前应准确称量实验动物重量;麻醉剂的用量,除参考一般标准外,还应考虑个体对药物的耐受性不同,而且体重与所需剂量的关系也不是绝对成正比的。一般来说,衰弱或过胖的实验动物,其单位体重所需剂量较小;在使用麻醉剂过程中,随时观察动物反应情况,尤其是采用静脉麻醉时,绝不可按体重计算出的用量匆忙进行注射;实验动物在麻醉期体温容易下降,要采取保温措施,可在实验动物肛门插入温度计观察;静脉注射必须缓慢,同时观察肌肉紧张度、角膜反射和对皮肤夹捏的反应,当这些活动明显减弱或消失时,应立即停止注射。配制的药物浓度要适中,不可过高,以免麻醉过急;做慢性实验时,在寒冷冬季,麻醉剂在注射前应加热到实验动物体温水平。

主要的非挥发性麻醉药如下所示。

(1)戊巴比妥钠:戊巴比妥钠为巴比妥酸衍生物的钠盐,呈粉状,安全范围大,毒性小,麻醉潜伏期短,维持时间较长,可腹腔及静脉注射,是有效的镇静和麻醉剂。它主要阻碍冲动传入大脑皮质,从而对中枢神经系统起到抑制作用。麻醉时应使用催眠剂量,这样对动物的呼吸抑制影响较小,但应用过量会影响呼吸。一般应先一次推入总量的2/3,观察动物行为,若已经达到所需的麻醉深度,则不一定给完所有的药量。

(2)氯胺酮:氯胺酮为苯环己哌啶的衍生物,其盐酸盐为白色结晶粉末,溶于水,微溶于酒精,pH 3.5~5.5。该麻醉剂注射后很快使实验动物进入浅睡眠状态,但不引起中枢神经系统深度抑制,一些保护性反射仍然存在,所以,麻醉的安全性相对较高,是一种镇痛麻醉剂。它主要阻断大脑联络路径和丘脑反射到大脑皮质各部分的路径,多用于犬、猫等动物的基础麻醉和啮齿类动物的麻醉。本品能迅速通过胎盘屏障,影响胎儿,所以应用于怀孕的动物时必须谨慎。

(3)水合氯醛:其作用特点与巴比妥类相似,是一种有效的镇静麻醉药。但其麻醉剂量与中毒剂量很接近,安全范围小,使用时要注意。其副作用是对皮肤和黏膜有较强的刺激作用。

实验动物种类以及健康状况、体质、年龄、性别直接影响非吸入麻醉药物的给药剂量和麻醉效果。不同种类实验动物、不同麻醉药物及给药途径的关系如表2-4所示。

表2-4 不同种类实验动物、不同麻醉药物及给药途径的关系

动物种类	戊巴比妥钠/(mg/kg)		水合氯醛/(mg/kg)		乌拉坦/(mg/kg)		氯胺酮/(mg/kg)
	静脉注射	腹腔注射	静脉注射	腹腔注射	静脉注射	腹腔注射	肌内注射
小鼠	35	50	—	400	—	1350	22~44
大鼠	25	50	—	300	—	1000	22~44
地鼠	20	35	—	200~300	—	800	—
豚鼠	30	40	—	200~300	—	800	22~44
家兔	30	40	—	400	—	1000	22~44
犬	30	—	125	—	—	800	30
猴	35	—	—	—	—	—	15~40
猪(≤45 kg)	20~30	—	—	—	—	—	10~15
猪(>45 kg)	20	—	—	—	—	—	10~15

（二）局部麻醉

浸润麻醉是常用的局部麻醉方法。操作时,常将麻醉药物注射于皮肤、肌肉下组织或深部手术组织,以阻断用药局部的神经传导,使痛觉消失。

进行局部浸润麻醉时,首先要将动物固定好,然后在实验操作的局部皮肤用头皮针先做皮内注射,形成橘皮样丘疹。然后换成局部麻醉长针头,由皮点进针,放射到皮点周围继续注射,直到麻醉区域的皮肤都被浸润为止。

可以根据实验操作要求的深度按照皮下、筋膜、肌肉、腹膜或骨膜的顺序,依次注射麻醉药,以达到麻醉神经末梢的目的。

1. 普鲁卡因的浸润麻醉 普鲁卡因(对氨基苯甲酸酯)是一种无刺激性的局部麻醉剂,麻醉速度快,注射后 $1\sim3$ min 可产生麻醉,可维持 $30\sim45$ min。普鲁卡因对皮肤和黏膜的穿透力较弱,需要注射给药才能产生局部麻醉作用,它可使血管轻度舒张,容易被吸收入血而失去药效。

为了延长其作用时间,常在溶液中加入少量肾上腺素(100 mL 加入 0.1% 的肾上腺素 $0.2\sim0.5$ mL),能使麻醉时间延长 $1\sim2$ h。

常使用 $1\%\sim2\%$ 的盐酸普鲁卡因溶液阻断神经传导,剂量应根据手术范围和麻醉深度而定。其副作用主要是使中枢神经系统先兴奋后抑制。

啮齿类动物通常使用 $1\%\sim2\%$ 的盐酸普鲁卡因溶液注射;猫、犬则通常使用 $0.5\%\sim1\%$ 的盐酸普鲁卡因溶液注射。

2. 利多卡因的局部麻醉 常用于表面麻醉、浸润麻醉、传导麻醉和硬膜外麻醉,常用浓度为 $1\%\sim2\%$。其麻醉效果和穿透力比普鲁卡因强 2 倍,作用时间也较普鲁卡因长。

3. 地卡因的局部麻醉 其结构与普鲁卡因相似,但麻醉效果比普鲁卡因要强 10 倍,吸收后的毒性也相应增强。它能穿透黏膜,作用迅速,$1\sim3$ min 就发生作用,可持续时间为 $60\sim90$ min。

（三）麻醉的复苏和抢救

在贵重或稀有动物的实验过程中,如果由于麻醉过量导致一些明显的临床表现,则有必要立即采取复苏和抢救措施。一般而言,麻醉过量时应根据过量的程度采取不同的处理方法。

当呼吸慢而不规则,但心搏和血压正常时,可实行人工呼吸,并给予苏醒剂;当呼吸停止,但仍可摸到心搏时,应迅速进行人工呼吸,同时注射温热的 50% 葡萄糖溶液 $5\sim10$ mL,并给予肾上腺素及苏醒剂;当呼吸停止、心搏极弱或刚停止时,则要用 5% CO_2 和 60% O_2 的混合气体进行人工呼吸,同时注射温热的 50% 葡萄糖溶液、肾上腺素和苏醒剂,必要时打开胸腔按摩心脏。

常用的苏醒剂有咖啡因、苯丙胺、印防己毒素、尼可刹米等。

1. 呼吸停止的抢救

(1)临床症状:实验动物胸廓呼吸运动停止,黏膜发绀,角膜反射消失或极低,瞳孔散大。呼吸停止的初期表现为呼吸浅表、频率不等而间歇等。

(2)治疗:立即停用麻醉药,先打开实验动物的口腔,拉出舌头到口腔外,应用 5% CO_2 和 60% O_2 的混合气体进行间歇人工呼吸,同时注射热葡萄糖溶液。使用呼吸兴奋药、心脏急救药物。常用的呼吸兴奋药有尼可刹米,$0.25\sim0.50$ g/次;贝美格,50 mg/次,静脉缓慢注射;戊四氮,0.1 g/次,静脉注射或心内注射。

2. 心搏骤停的抢救

(1)临床症状:呼吸和脉搏消失,黏膜发绀。心搏骤停时可能无征兆。

(2)治疗:迅速进行心脏按压,即用掌心在心脏区有节律地敲击胸壁,其频率相当于该动物的正常心率。常用的心脏抢救药有肾上腺素,每次 $0.5\sim1$ mg;5% 碳酸氢钠溶液,首次用时按照 1~2 mL/kg 注射。

六、动物体液的采集

（一）实验动物尿液的采集

实验动物尿液的采集可分为自然排尿收集法和强制排尿收集法。

1. 大鼠、小鼠、沙鼠尿液的收集

（1）自然排尿收集法：通常根据不同的采尿目的来选择不同的代谢笼，并配上粪尿分离漏斗来收集动物尿液。收集时将大鼠、小鼠或沙鼠装入特制的代谢笼中，笼下放置洁净、干燥的玻璃或不锈钢粪尿分离漏斗，将漏斗与代谢笼的锥形漏斗口连接，侧口接150~200 mL 的集尿容器，定时收集、量取一定时段的尿液，供进一步实验用。

（2）强制排尿收集法：将大鼠、小鼠或沙鼠固定后，按压骶骨两侧的腰背部或者轻轻压迫膀胱的体表部位，使其排尿，将尿液收集到预先准备好的平皿或铝箔容器中。

2. 豚鼠尿液的收集

（1）自然排尿收集法：使用大鼠或家兔用的代谢笼收集尿液。

（2）强制排尿收集法：同大鼠、小鼠、沙鼠的收集法。

3. 家兔尿液的收集

1）自然排尿收集法　也称留尿法，通常用代谢笼配上粪尿分离漏斗收集家兔尿液。收集时将家兔置于兔代谢笼中，笼下放置玻璃或不锈钢的粪尿分离漏斗，将漏斗与代谢笼的锥形漏斗口连接，侧口接较大集尿容器收集尿液。也可在通常使用的饲养笼下放置收集尿液的容器（金属网或采尿盒等）。

2）强制排尿收集法　包括逼尿法和导尿法。

（1）逼尿法：一人抱住家兔，另一人右手由家兔腹部向下逐渐用力压迫膀胱，逼出尿液。

（2）导尿法：将家兔仰卧固定于手术台上，先在尿道口周围常规消毒，左手将尿道口充分暴露且固定，右手握幼儿导尿管（尖部涂一层凡士林或甘油），顺尿道往里送入，一旦导尿管进入膀胱腔，即可见尿液流出。有时若无尿液流出，可将导尿管上下左右转动，直到尿液流出为止。

采集雄性家兔尿液时，一只手握住其阴茎，另一只手将阴茎包皮向下拽，暴露龟头，使尿道口张开，将导尿管从外尿道口插入，在尿道括约肌部有少许抵抗感。此时不要强行插入，而是轻轻地向膀胱部导入，尿就自然导出。

采集雌性家兔尿液时，外尿道口在阴道前庭的里面，从外面看不到，沿着阴道腹侧的阴蒂在阴道前庭腹侧壁将导尿管的尖端插入；也可插入尿道口，此后方法同雄性动物。

4. 犬尿液的收集

（1）托盘法收集尿液：待犬下午进食完毕后，撤去饲料、关闭饮用水，换上干净、无水、光洁的笼底托盘或专用尿液收集托盘。次日晨用吸管吸取托盘中的尿液约 1 mL，放入 5 mL 的一次性离心管中待检。

（2）收集管法收集尿液：收集尿液前，撤去残留的饲料、关闭饮用水，将笼底板冲洗干净，在盘后放置特制尿液收集管，约 4 h 后取下尿液收集管，将尿液倒入实验容器中，根据需要取用待检。

（二）实验动物血液的采集

按采血部位不同可分为尾部采血、耳部采血、眼部采血、心脏采血、大血管采血等。选择什么部位采血与采用何种采血方法,要根据实验动物种类、检测目的、实验方法而定。一般而言,实验动物血液的总量为55～77 mL/kg,单次动物采血量一般应低于实验动物总血量的15%。实验动物常见的采血部位及采血量如表2-5所示。

表2-5　实验动物常见采血部位及采血量

	部位	采血量/mL		采血前置
		小鼠	大鼠	
部分采血	尾静脉	0.03～0.05	0.30～0.50	麻醉或不麻醉均可
	尾动脉	0.10～0.30	0.50～1.00	
	足背中静脉	—	0.10～0.30	
	眼眶后静脉丛	0.20～0.30	0.50～1.00	
全采血	颈静脉	0.50～1.00	3.00～5.00	麻醉手术
	颈动脉	0.50～1.00	—	麻醉手术
	断头	0.50～1.00	5.00～10.00	麻醉手术
	心脏	0.50～0.80	3.00～5.00	麻醉手术
	后大静脉	0.50～1.00	2.00～4.00	麻醉手术
	腹主动脉	—	5.00～8.00	麻醉手术
	股静脉	—	—	麻醉手术
	股动脉	—	—	麻醉手术

	部位	采血量/mL		采血前置
		豚鼠	家兔	
部分采血	耳动脉	<0.50	10.00～15.00	—
	耳静脉	<0.50	5.00～10.00	—
全采血	颈静脉	—	—	麻醉手术
	颈动脉	—	80.00～120.00	麻醉手术
	断头	—	—	麻醉手术
	心脏	5.00～10.00	80.00～100.00	麻醉手术
	后大静脉	3.00～5.00	—	麻醉手术
	腹主动脉	—	—	麻醉手术
	股静脉	—	—	麻醉手术
	颈静脉	3.00～5.00	—	麻醉手术

在采血过程中,必须了解实验动物的最大安全采血量及最小致死采血量(表2-6)。常见实验动物的采血应控制在一定范围内,因为一次采血过多或连续多次采血都可能影

响实验动物健康,甚至会导致实验动物贫血或死亡。

表 2-6　不同实验动物的最大安全采血量和最小致死采血量

动物种类	最大安全采血量/mL	最小致死采血量/mL
小鼠	0.1	0.3
大鼠	1	2
豚鼠	5	10
家兔	10	40
犬	50	300
猴	15	60

1. 大鼠、小鼠的断头采血

(1) 准备好试管并编号,置于试管架内。根据实验需要可选用1％肝素钠溶液 0.1 mL 或 0.2％乙二胺四乙酸二钠(EDTA-2Na)溶液 0.1 mL 作抗凝剂。

(2) 戴上棉纱手套,用左手拇指和食指捏住鼠头部,以手掌握住动物的身体及双前肢,抓牢动物使鼠颈部朝下。

(3) 右手持剪刀快速剪断鼠颈,使血液滴入事先准备好的试管内。

断头法可采集较多的血,类似的实验要求还可以采用心脏采血,即将大鼠或小鼠麻醉、仰卧固定在固定板上,并剪去胸前区部位的被毛,用碘酒、酒精消毒皮肤,在左侧第 3～4 肋间,用左手食指摸到心搏处,右手持带有 4 号到 5 号针头的注射器,选择动物心搏最强处穿刺。当针穿刺入心脏时,血液由于心脏搏动的力量而自动进入注射器。如第一次没有刺准,将针头抽出重刺,以免损伤实验动物心、肺,同时要缓慢而稳定地抽吸,否则太多的真空反而使心脏塌陷而无法抽出血液。

注意:在不影响实验检测结果的前提下,应尽量考虑实验动物福利条件,如在实验动物麻醉状态下实施实验动物血液的采取,下同。

2. 大鼠、小鼠的断尾采血

(1) 准备离心管并编号,置于试管架中,根据实验需要可选用1％肝素钠溶液或 0.2％的 EDTA-2Na 溶液 0.1 mL 作抗凝剂,按相应的 SOP 进行操作。

(2) 将动物装入鼠筒内固定,露出鼠尾。

(3) 用酒精棉球涂擦鼠尾或用温水(45～50 ℃)加温鼠尾,使鼠的尾静脉充分充血后擦干。

(4) 用剪刀剪去尾尖(大鼠 5～10 mm,小鼠 3～5 mm)。

(5) 从尾根部向尖端按摩,血自尾尖流出,用试管接住。

(6) 取完血后,用电烧灼器止血。

3. 大鼠、小鼠的颈动脉采血

(1) 按相应实验要求准备好试管或离心管。

(2) 将已麻醉的大鼠仰卧放在操作台上或固定于固定板上。

(3) 剪去颈部皮肤。

(4) 按相应的 SOP 做颈动脉分离术,使颈动脉暴露。

（5）用眼科镊子挑起颈动脉，分离固定后，用手术剪剪断血管，然后一只手拿住鼠头，另一只手握住鼠身，将聚集在鼠颈部的血液倒入离心管中，或用洁净、干燥的无针头注射器吸取流出的血液。

（6）也可以使用真空采血针管直接刺入向心段动脉，吸出所需量的血液。

4. 大鼠、小鼠的眼眶后静脉丛采血

（1）外购抗凝或不抗凝的硬质毛细玻璃定量采血管（0.5～1.0 mL）。

（2）按相应的 SOP 抓取并将鼠放在鼠笼边缘，左手抓住鼠耳和头部皮肤，使头固定，并轻轻向下压迫头部两侧，使头部静脉血液回流困难，眼球充分外突。

（3）右手持毛细玻璃定量采血管，将其尖端插入眼睑和眼球内眦之间，轻轻向眼底部分移动（移动 4～5 mm 到达眼眶静脉丛）。

（4）血液自然进入吸管内，在得到所需的血量后，除去颈部压力，同时抽出吸管。

（5）将吸管内的血滴入事先准备好的容器中，根据实验需要，可在数分钟后在同一穿刺孔重复取血。

为防止术后穿刺出血，采血后立即用消毒纱布压迫眼球 30 s。左右眼可交替采血，间隔 3～7 天采血部位大致可以修复。若技术熟练、手法得当，20～30 g 的小鼠一次采血量可达 0.2～0.3 mL，大鼠在 0.5 mL 以上。

5. 大鼠、小鼠的摘眼球采血 本法采集的血液为眶静脉和眶动脉的混合血，当需要采集大量血液时常用。

该法可避免断头取血因组织液混入所导致的溶血现象。此法采血量多于断头法，但容易导致动物死亡。一般可采集小鼠体重的 4%～5% 的血量。

（1）准备好洁净、干燥的试管并编号，置于试管架中（如需用抗凝剂，可按相应的 SOP 选用 1% 肝素钠溶液或 0.2% EDTA-2Na 溶液）。

（2）戴上棉纱手套，左手持鼠，拇指和食指尽量将鼠头皮肤捏紧，取侧部位，左手拇指尽量将鼠眼部周围皮肤往眼后压，使鼠眼球突出充血。

（3）右手持弯曲镊子或止血钳，钳夹一侧凸出的眼球后部，将眼球迅速摘除。

（4）将鼠倒置，头部向下，使眼球侧对向试管，眼眶内很快流出血液，将血滴入预先准备好的试管内，直到流完，采血后立即用消毒纱布压迫止血，将动物放回笼中恢复饲养与管理。

6. 大鼠的腹主动脉采血

（1）按相应的实验要求准备好试管或离心管。

（2）将大鼠麻醉并仰卧固定在操作台上。

（3）常规消毒后剪开腹部皮肤和肌肉，暴露并分离腹主动脉。

（4）持 5 mL 一次性注射器或真空采血针管，将针头沿动脉向心方向刺入血管，抽取所需的血液。

（5）去掉针头后将血液推进试管或离心管内。

7. 豚鼠的血液采集

1）少量血的采集 豚鼠的足背跖静脉有外侧跖静脉和内侧跖静脉，均适合少量采血。

（1）操作时由助手固定豚鼠,并将动物的后肢膝关节伸直到操作者面前。

（2）对豚鼠足面用酒精消毒,找出外侧跖静脉和内侧跖静脉后,用左手拇指和食指拉住豚鼠的趾端,右手持注射器刺入静脉后可见刺入部位立即出血并呈现半球隆起,采血完毕后立即用纱布或脱脂棉球压迫止血。

（3）反复取血时,两后肢应交替使用。

2）中等量血的采集　一般采用心脏采血,豚鼠的心脏采血一般不需要开胸。一次最大采血量可达 30 mL。

（1）准备好离心管,编号,置入试管架上,根据实验要求,如需要抗凝剂可选用 1‰ 肝素钠溶液 0.1 mL 均匀地浸湿试管管壁,放入 80 ℃ 左右的烘箱中烤干备用。

（2）将豚鼠仰卧固定在固定板上,用剪刀剪去左侧胸部心脏部位的被毛,并用碘酒和酒精棉球常规消毒皮肤。

（3）用左手触摸心脏搏动处,一般选择在胸骨左缘第 4~6 肋间心脏搏动最明显处穿刺。

（4）手持连有 6 号或 7 号针头的注射器,垂直刺入心脏,当针头正确刺入心脏时,血液随心脏搏动而进入注射器内,将注射器回抽采血。取血时应迅速,以缩短针留在心脏内的时间,防止血液在注射器内凝固。万不得已时也可在切开胸部后,将注射器针头直接刺入心脏抽取血液。

（5）采到所需要的血量后拔出针头,用干棉球按压针眼后将动物放回笼中,6~7 天后,可以进行重复心脏采血。

（6）注意:一定要挤压一侧胸肋,以缩小心脏搏动的空间,否则实验动物容易死亡。

3）大量血的采集

（1）豚鼠的断头采血:准备好洁净、干燥的试管,编号,装入试管架中,如需要抗凝剂,可选用 1‰ 肝素钠溶液或 0.2% EDTA-2Na 溶液,按相应的 SOP 进行操作。操作者用左手握住豚鼠头、颈背部,露出颈部,右手用大(中)号剪刀将颈部剪断。

（2）豚鼠的眶静脉和眶动脉采血:操作时,左手抓住豚鼠颈部皮肤,并将豚鼠轻轻压在实验台上,取侧部位,左手拇指尽量将动物眼睛周围的皮肤往眼后压,使豚鼠的眼球突出充血,用弯头眼科镊迅速夹去眼球,头向下倒立,眼眶内很快流出血液。让血液流入容器,直到流完。此法采血量多于断头法采血,但容易导致动物死亡。其他操作程序同大、小鼠。

（3）豚鼠的颈总动脉(静脉)采血:操作时,麻醉豚鼠,仰卧位固定,以正中线为中心广泛剃毛、消毒。剪开皮肤,将颈部肌肉用无钩镊子推向两侧,暴露气管,可见平行于气管的白色迷走神经和桃红色的颈动脉,颈静脉位于外侧,呈深褐色。分离后,结扎远心端,并在近心端放置缝线,在缝线处用动脉夹阻断动脉,在结扎线和近心端缝线之间使用眼科剪做"T"或"V"形切口,并将尖端呈斜形的塑料导管经切口处向心脏方向插入 1 cm,结扎近心端,将血管与塑料导管固定好,将塑料导管的另一端放入采血容器中,打开动脉夹即可采血。

8. 家兔的血液采集

1）少量血的采集　采用耳缘静脉采血,一次采血量可达 5~10 mL。

操作时将家兔固定在兔固定盒内或由助手固定,选择静脉较粗、清晰的耳朵,拔去采血部位的被毛,消毒处理。使用双手轻弹兔耳或使用二甲苯擦血管局部。用6号针头沿静脉远心端刺入血管。采血完毕使用脱脂棉球压迫止血。

2) 中等量血的采集   主要用于家兔耳正中、易辨认的中央动脉采血,该法一次采血量可达 $10\sim15$ mL。

(1) 准备洁净、干燥的离心管或试管,编号,装入试管架,如需抗凝剂,可选用1%肝素钠溶液 0.1 mL 或 0.2% EDTA-2Na 溶液 0.1 mL 均匀地浸湿离心管或试管管壁,放入 80 ℃左右的烘箱中烤干、备用。

(2) 操作时,将家兔置于兔固定盒内。

(3) 用手拔去耳中部被毛,并揉擦使兔耳充血,然后用75%酒精棉球消毒,必要时可用二甲苯棉球擦兔耳,使其充血。

(4) 以左手固定兔耳,右手取连有7号针头的注射器,在兔耳中部可见一条颜色较鲜红的血管,即中央动脉。在中央动脉远心端沿着动脉平行方向刺入,回抽注射器进行采血。

(5) 采到所需要的血量后,立即拔出针头,注意用干棉球压迫采血点止血。

3) 大量血的采集

(1) 家兔的心脏采血:准备洁净、干燥的离心管或试管,编号,装入试管架中。如需要抗凝剂,可选用1%肝素钠溶液 0.1 mL 或 0.2% EDTA-2Na 溶液 0.1 mL,均匀地浸湿离心管或试管管壁,放入 80 ℃左右烘箱中烤干、备用。

将家兔仰卧固定,用剪刀剪去心前区部位(一般在左侧第 $3\sim4$ 肋间,胸骨左缘 3 mm 左右处)的被毛,并分别用碘酒和75%酒精棉球消毒皮肤。用左手触摸心脏搏动,选择心脏搏动最明显处进行穿刺。

右手将连有6号或7号针头的注射器垂直刺入心脏,当针头正确刺入心腔时,血液随心脏搏动而进入注射器内,将注射器回抽,进行采血。取血时应迅速,以缩短针头留在心脏内的时间,防止血液在注射器内凝固(也可切开胸部将注射器针头直接刺入心脏抽取血液)。

采集到所需要的血量后,立即拔出针头,这样心肌上的穿孔较易闭合。

该法一次可采取家兔全血量的 $1/6\sim1/5$,经过 $6\sim7$ 天后,可以重复进行心脏采血。

(2) 家兔的颈总动脉(静脉)采血:操作同豚鼠的颈总动脉(静脉)采血,一次采血量可达 $80\sim120$ mL。

(3) 兔股动脉或颈动脉采血:准备好洁净离心管或试管、编号,装入试管架中。如需要抗凝剂,可选用1%肝素钠溶液 0.1 mL 均匀地浸湿离心管或试管管壁,放入 80 ℃左右的烘箱中烤干、备用。

采用戊巴比妥钠(30 mg/kg)静脉注射或腹腔注射麻醉后,将家兔仰卧固定于兔手术台上,剪去腹股沟部位或颈部的被毛。

先做股动脉或颈动脉分离手术。待血管分离后,在动脉下穿一根手术线,备用。

提起动脉下手术线,用手指垫于动脉下面,取连有7号针头的干燥注射器,与动脉平行向心方向将针头刺入动脉,稍向前行,动脉血即进入注射器内。

采集到所需要的血量后,立即拔出针头,用干棉球压迫出血口止血或用动脉夹夹住止血 2～3 min。

如果在动物处死前取血,则可用止血钳分别夹住动脉的近心端和远心端,用手术剪剪断动脉,将离心管口对准近心端,松开止血钳,血液涌入管内,至所需血量为止。

9. 犬的血液采集

1) 少量血的采集

(1) 前后肢皮下浅层静脉采血:可采用前肢内侧皮下头静脉、后肢外侧小隐静脉采血。

一名操作者按相应的 SOP 抓取及固定犬,另一名操作者剪毛,用碘酒和 75％酒精棉球消毒皮肤,在静脉的近心端用止血带扎紧,使血管充盈,用真空采血器或注射器从静脉的远心端沿与静脉平行方向刺入血管,松开止血带,缓慢抽取所需要的血量后,拔出针头,并用干棉球压迫针眼处止血。将采集的血液按检测要求收集到准备好的离心管或试管内,待用。

(2) 颈静脉采血:不需麻醉,一次最大安全采血量可达 50 mL。

固定犬,取侧卧位,剪毛、消毒,然后将其颈部拉直,头后仰。左手拇指压住颈静脉入胸部位的皮肤,使颈静脉充盈,右手取连有 7 号针头的注射器(亦可使用真空采血管),刺入颈静脉,缓慢抽取所需要的血量后,拔出针头,并用干棉球压迫针眼处止血。

其他操作同上。

2) 大量血的采集

(1) 股动脉采血:不需要麻醉,本法可以采集大量血液。

犬仰卧位固定,伸展后肢向外拉直,暴露腹股沟,在三角区动脉搏动部位剪去被毛、消毒。左手中指、食指摸到股动脉,在跳动最激烈处固定血管,右手取连有 6 号针头的注射器,刺入血管,抽取所需要的血量后,拔出针头,并用干棉球压迫针眼处止血。

注意采血完毕后使用脱脂棉球压迫止血 3 min 左右。

(2) 心脏采血:一般不常用,操作方法同家兔。

10. 猴的血液采集

1) 少量、中等量血的采集

(1) 猴指尖采血:固定好猴后,用穿刺器快速刺破指尖,挤压后用毛细吸管吸取血液。操作完毕止血消毒处理。

(2) 猴前肢皮下头静脉采血:皮下头静脉是猴前肢皮下浅层的主要静脉。固定好实验动物后,用止血带阻止血液回流,沿头静脉方向平行刺入,注意不要刺得太深,操作完毕止血消毒处理。

(3) 猴后肢皮下静脉采血:将猴前臂沿背部方向向后拉,并使用绷带绑紧两腕部,一人右手抓住猴头颅及背部皮肤,另一人左手抓住猴一侧后肢跗关节部位,右手抓住采血侧后肢的股部,使后肢皮下静脉怒张。采血者用左手抓住后肢跗关节将后肢固定好,剪毛、消毒,右手取连有 7 号针头的注射器沿静脉方向平行刺入血管即可。操作完毕,注意压迫止血并消毒处理。

2) 大量血的采集 心脏采血:麻醉实验动物后,将其固定,取侧卧位,触摸实验动物心脏,在心脏搏动最强烈的第 2～4 肋间进针穿刺心脏采血。操作完毕,注意压迫止血并消毒处理。

11．猪的血液采集

1）少量、中等量血采集

（1）耳大静脉剪口采血:固定好猪后,使用碘酒、75％酒精棉球消毒猪耳。用力揉搓后,可清晰见到耳大静脉,可用刀片切开静脉,切开后用滴管或毛细吸管吸取。注意止血及灭菌处理。

（2）耳大静脉采血:固定好猪后,用碘酒、75％酒精棉球消毒猪耳。用力揉搓后,可清晰见到耳大静脉,可使用连有 6 号针头的注射器直接抽血。注意:抽吸速度不要过快,同时应选择锐利的针头。

2）大量血的采集　猪心脏采血应使用心脏穿刺针抽取。

固定好猪后,将猪仰卧、剃毛、消毒,左手探摸猪心脏(左侧第 3～4 肋间),右手将连有穿刺针的注射器穿刺心脏采血。

七、动物实验常用手术准备

（一）动物实验手术基本操作技术

1．手术常用的器械或设备

手术刀:不同型号的手术刀和手术刀柄。用于切开皮肤和脏器。

外科剪:分直剪、弯剪。用于软组织剪断和组织分离。

手术镊:齿镊和无齿镊。用于夹持皮肤、筋膜、肌腱等较坚硬组织或血管、神经、黏膜等脆弱组织。

止血钳:分直止血钳、弯止血钳、蚊式止血钳三种。用于夹住浅层血管止血或分离组织、牵引缝线等,或者夹住深部组织或内脏的血管出血点,或者用于精细止血和组织分离。

注射器:用于补充麻醉或药物注射。

持针钳:用于缝合致密组织或深部组织。

缝针:不同长短、粗细、弯度及针尖圆形或菱形的缝针。用于缝合不同的组织。

缝线:分丝线、肠线、金属线等不同种类缝线。用于皮肤的缝合。

医用监护仪:呼吸、心率、脉搏、血压及温度等医用监护仪。用于手术的操作监护。

医用气体:氧气、压缩空气、二氧化碳等医用气体。用于动物实验手术的应急需要。

2．手术器械的消毒方法　消毒对于防止手术伤口感染和保证伤口愈合极为重要,可以减少手术并发症和提高手术愈合效果,主要包括手术环境和手术器械的消毒。其中手术器械的消毒方法如下。

（1）煮沸法:该法适合于金属器械、玻璃器械、缝合材料或橡皮手套等的消毒,一般煮沸时间为 20～30 min。注意金属器械应在沸水时放入以防生锈,玻璃器械应在冷水时放入以防爆炸。

（2）高压蒸汽灭菌法:该法适合于布类、敷料、手术衣帽及器械的消毒,条件为 121 ℃下 15 min。注意敷料包装应松紧适宜,待冷却后取出。

（3）化学药品消毒法：主要的化学消毒液消毒流程有三合液（甲醛 20 mL＋碳酸钠 15 g＋苯酚 3 g＋蒸馏水 1000 mL）浸泡 30 min；新洁尔灭溶液（0.1％新洁尔灭 1000 mL ＋亚硝酸钠 5 g）浸泡 1 h；酒精溶液（70％酒精）浸泡 1 h；甲酚皂溶液（3％～5％）浸泡 1 h；苯酚溶液（3％）浸泡 1 h；福尔马林溶液（2％甲醛溶液，主要用于缝线的消毒）浸泡 30 min；酒精溶液（75％酒精，主要用于缝线的消毒）浸泡 30 min。

3. 实验动物手术部位的消毒　实验动物手术部位处理一般包括除毛、皮肤消毒、手术部位隔离三个步骤。消毒顺序：除毛→2％甲酚皂溶液洗刷手术部位皮肤及周围皮肤→灭菌纱布擦干→70％酒精脱脂→5％碘酒擦抹→75％酒精脱碘→手术部位隔离→手术。

4. 手术人员手臂的消毒　操作流程：温肥皂水清洗→0.1％新洁尔灭或 1％甲酚皂溶液浸泡 3～5 min→擦干戴无菌手套→穿戴手术衣帽、手术口罩。

5. 手术用实验动物的常规检查　根据实验目的需要选择下列有关检测指标：体温指标（体温的变化反映了动物机体的健康状况和机体的代谢情况）；呼吸指标（呼吸的频率和呼吸方式表明了实验动物的呼吸功能是否正常，关系到麻醉和手术效果）；心率和心律（该指标的变化直接反映实验动物心脏的供血功能和肌体的供氧情况）；血压指标（血压的变化对指导麻醉和手术有重要意义）；血常规检查。

（二）实验动物外科基本操作技术

1. 切开　根据实验要求确定手术部位切口的大小。切开时先绷紧皮肤，将刀刃与皮肤垂直，用力要恰当，一次切开皮肤全层，切缝整齐而不偏斜。切开皮肤及皮下组织时，要求按解剖层次切开，尽量避开血管并注意止血，避免损伤深层的重要组织器官。

2. 止血　止血是手术操作中的重要环节。手术过程中止血完善与否，不仅直接影响手术部位的显露和手术操作，而且关系到术后动物的安全、切口愈合的好坏以及是否发生并发症等。术中止血必须迅速、准确、可靠。常用的止血方法有以下几种。

1）预防性止血　术前 1～2 h 使用预防性止血剂能提高动物的血液凝固性。常用的预防性止血剂有 10％氯化钙溶液、10％氯化钠溶液。在局部麻醉时，则配合使用肾上腺素（即在 1000 mL 普鲁卡因溶液中加入 0.1％肾上腺素 2 mL）。

2）术中止血

（1）压迫止血：一般使用灭菌纱布或拧干的温热盐水纱布按压片刻，切勿使用纱布擦拭。

（2）钳夹止血：用止血钳垂直夹住血管断端，停留片刻后取下止血钳。

（3）结扎止血：常用于大血管的止血。出血点使用纱布压迫后，用止血钳逐个夹住血管断端，再使用丝线结扎止血。结扎时，先竖起止血钳，将丝线绕过钳夹点之下，再将止血钳放平后尖稍翘起，打第一个结时，边扎紧边松开止血钳，然后再打第二个结。

（4）烧烙止血：以烧热的烙铁烧血管的断端，使血液和组织凝固。

（5）药物止血：当内脏出血时，用无菌纱布吸尽淤血，然后涂撒止血粉、云南白药、凝血酶等在创面上，压迫 5～10 s。

3. 组织分离　组织的分离有锐性分离和钝性分离。其中锐性分离是使用刀、剪等锐利器械直接切割，主要用于皮肤、黏膜、组织精细解剖和紧密粘连部位的分离；钝性分离主要是使用刀柄、止血钳、玻璃分离器或手指等分离肌肉、筋膜间隙的疏松结缔组织。

（1）结缔组织分离：原则上使用钝性分离。使用止血钳插入结缔组织并撑开。其中，薄层筋膜在确认没有血管分布时可使用刀、剪；厚层筋膜应使用止血钳慢慢分层，在避开血管的前提下，由浅入深，逐层分离。

（2）肌肉组织的分离：应在整块肌肉与其他组织之间、肌肉块与肌肉块之间的分界处，顺肌肉纤维方向做钝性分离。若肌肉组织内有血管分布，应先使用止血钳双重钳夹，结扎后才能剪断血管。

（3）血管神经组织的分离：使用玻璃分离器顺着血管及神经的走行方向分离。分离组织时一般要求在同一平面上力求一次垂直切开，以保证切口边缘整齐；在切开多层组织时，应按照组织层次分层切开；切开肌肉时，应沿着肌肉纤维方向切开。各种组织地切开均要确保切口创伤分泌物的顺利排出。

4. 缝合 缝合应遵循无菌原则。手术开口缝合前应彻底检查手术部位的止血情况，清除腔内异物、凝血块、组织等；缝针入口和出口要对称，一般距离创面 0.5～1 cm；缝线要松紧适中，打结集中于创缘的同一侧。必要情况下要考虑留排液孔。

手术开口的缝合主要有单纯缝合、内翻缝合、外翻缝合三种类型。这三种类型又根据缝合组织的不同需要分为间接缝合和连续缝合。其中间接缝合最常用的方式是结节缝合。结节缝合主要用于皮肤、肌肉、筋膜等张力大的组织的缝合。

缝合后 7～14 天应根据愈合情况进行拆线处理。注意拆线前在缝线和针孔上应使用碘酒和酒精进行灭菌消毒处理。

八、动物安乐死

安乐死（euthanasia）是指公众认可的、以人道主义的方法处死动物的过程，即使动物没有惊恐或焦虑而安静、无痛苦地死亡。安乐死的重要标准：应具有保证实验动物中枢神经系统立即失去痛觉的早期抑制作用，方法应是使动物不产生疼痛、惊恐、挣扎、叫喊以及其他不适的表现；对操作人员安全；容易操作；作用快；与动物的年龄、品系、健康状况和数量相适应；人道主义的方法能够被操作人员所接受；可靠且能重复；不可逆；对环境无污染或无有害影响；对药物滥用无大的潜在危险；不引起组织的化学变化；不增加组织的化学负荷；不引起会干涉其后研究工作的组织病理学变化。

根据待处死动物的感觉能力而不是根据实验研究人员和操作者的主观感觉来选择动物安乐死方法，尽管后者是不容忽视的。因此，断头术或放血致死是人道主义的安乐死，如果可能，即将处死的动物尽量不要和其他实验动物处在同一个房间里，特别是使用断头术时。安乐死实施后，确认动物死亡十分关键。死亡症状有心跳、呼吸停止，肌肉松弛，反射缺失。可通过放血或取出心脏，毁损大脑、断头、切除内脏、出现尸僵来确保实验动物的死亡。

实施安乐死的实验动物，有的是因为生产的动物超过使用要求或中断实验而淘汰动物的需要，有的是因为实验结束后做进一步检查的需要，有的是因为保护健康动物而处理患病动物的需要。实施安乐死是从人道主义和动物保护角度，在不影响实验结果的条件下，尽快让动物无痛苦死去的方法。

实验动物安乐死常用的方法：颈椎脱臼法、空气栓塞法、放血法、断头法、注射法等。选择何种安乐死方法，要根据动物的品种或品系、实验目的、对脏器和组织细胞各阶段生理生化反应有无影响来确定。建议在对犬等大型实验动物实施安乐死之前使用兴奋剂。推荐的实验动物安乐死方法见表2-7。

表 2-7　推荐的实验动物安乐死方法

实验动物	小鼠	大鼠	家兔	猫	犬	猴
方法	脱颈，伴放血；吸入 80% CO_2 气体；吸入挥发性麻醉剂；腹腔注射戊巴比妥钠 200 mg/kg（伴放血）	脱颈，训练有素者操作；吸入 80% CO_2 气体；吸入挥发性麻醉剂；腹腔注射戊巴比妥钠 150 mg/kg（伴放血）	腹腔注射戊巴比妥钠 150 mg/kg（伴放血）	静脉注射戊巴比妥钠 100 mg/kg 或腹腔注射 200 mg/kg（伴放血）	静脉注射戊巴比妥钠 100 mg/kg（伴放血）	静脉注射戊巴比妥钠 100 mg/kg。建议先用 1～2 mg/kg 赛拉嗪加 10 mg/kg 氯胺酮肌内注射麻醉实验动物（伴放血）

美国《实验动物管理与使用指南》中明确规定：动物安乐死应由经过训练的人员根据有关机构的政策和适用法律来实施。方法的选择取决于动物的种类与研究的课题需要。安乐死方法不应影响尸体解剖或其他操作过程。经批准的方法应遵循美国兽医协会安乐死小组的规定。大多数动物可以采用静脉注射或腹腔注射高浓度戊巴比妥钠溶液的方法处死。小鼠、大鼠和仓鼠可以通过颈椎脱臼或用在不拥挤的箱中暴露于氮气或二氧化碳气体中的方法处死。乙醚或氯仿亦有效，但其对操作人员具有危险性：乙醚可燃烧或爆炸，而氯仿则具有毒性，可能还有致癌性。如果动物用乙醚处死，需要有专门的设备和程序可以储存和处理尸体。储存于非防爆的冷冻设备中和焚化处理尸体可能导致严重的爆炸。故这些有毒、爆炸性药物的使用和保存的指示标记牌应贴于显著处。

（一）颈椎脱臼法

颈椎脱臼法就是用外力将动物颈椎脱臼，使脊髓与脑髓断开，从而使实验动物无痛苦死亡。其具有使实验动物很快丧失意识、减少痛苦、容易操作、动物内脏不受损害等优点，被认为是很好的实验动物安乐死方法。

颈椎脱臼法常用于小鼠、大鼠、沙鼠、豚鼠、家兔等小型实验动物的安乐死操作。

1. 大鼠、小鼠的颈椎脱臼　将小鼠固定在饲养盒盖上，一只手抓住小鼠的尾巴，稍用力向后拉，另一只手的拇指和食指迅速用力往下按住其头部，或使用手术剪刀或镊子快速压住小鼠的颈部，两只手用力，使其颈椎脱臼，从而造成脊髓与脑髓断离。也可以用拇指和食指或木棒或金属置于小鼠颈背侧并向一坚硬面猛压致颈椎脱位。颈椎脱位的有效性由颈部组织的分离予以证实。脱位后心脏继续搏动，利于临终前采取样品。

大鼠的颈椎脱臼同小鼠。

2. 豚鼠、仓鼠的颈椎脱臼　该种动物由于颈部肌肉发达、颈肩部皮肤松弛,用此法困难较大。可从前方抓住动物的头再猛拉其身体,致使其颈椎脱臼。

3. 家兔的颈椎脱臼　1 kg 以下的家兔可用一只手从其腰部抓住后肢,另一只手抓住其头颅,并用力拉伸其颈部致使颈椎脱臼。

4. 鱼的颈椎脱臼　将铅笔、拇指或小棍插入鱼嘴中,用另一只手握住鱼身,将头朝背侧用力即可致使其颈椎脱臼。

（二）断头法

断头法虽然残酷,但由于其过程是一瞬间的,且脏器含血量少,故也被列于实验动物安乐死的一种方法。该法主要用于哺乳纲啮齿目、兔形目、两栖纲,鸟纲,鱼纲等实验动物的安乐死。断头时通常使用断头器快速切断延髓,使头颅与身体迅速分离。操作时将断头器固定于实验台上,用左手按住实验动物的脊背部,拇指放在右腋下部,用食指和中指夹住左前腿。将实验动物的颈部放在断头器的开口部,慢慢放下刀柄。当接触到实验动物时,用力按下刀柄切断其颈部即可。

注意防止血液喷出对实验人员的影响。

（三）吸入法

1. 二氧化碳吸入窒息法　将待安乐死的实验动物置于可封闭的箱中,按 SOP 规定释放二氧化碳使实验动物窒息而死亡。此法较常用于哺乳纲啮齿目、兔形目,两栖纲,鸟纲,鱼纲等实验动物的安乐死。

2. 麻醉剂吸入窒息法　可将实验动物投入盛有乙醚、氟烷等挥发性气体的干燥器或玻璃缸中,按 SOP 规定释放麻醉剂使实验动物过量接触麻醉剂而死亡。

注意液态麻醉剂应不与实验动物身体接触。

（四）注射法

实验动物安乐死注射法的主要化学物有巴比妥钠类、乌拉坦类、甲磺酸三卡因等,也可以注射空气使其无痛死亡。常见安乐死的化学药物有戊巴比妥钠。

1. 小鼠、大鼠、豚鼠、沙鼠、仓鼠戊巴比妥钠注射法　腹腔注射该药物 150～200 mg/kg 可使动物呼吸停止,必要时检查动物的心脏是否搏动。

2. 家兔戊巴比妥钠注射法　给药途径首选静脉注射（注射剂量 100 mg/kg）,这样既符合人道主义,又安全、有效。腹腔、胸腔、心内注射也可处死家兔。

3. 犬戊巴比妥钠注射法　给药途径同家兔。使用 3 倍麻醉剂量的戊巴比妥钠,犬一般先呼吸停止,然后心跳停止。

静脉注射是最佳的安乐死给药途径,其静脉注射剂量是 90～100 mg/kg。

4. 猴戊巴比妥钠注射法　给药途径同家兔。将动物绑定或挤压于笼内一侧,静脉注射戊巴比妥钠 100 mg/kg 实施安乐死。

5. 猪的戊巴比妥钠注射法　给药途径同家兔。静脉注射该药用于猪的安乐死很有效,通常使用剂量为 100 mg/kg。

（五）空气栓塞法安乐死

该方法常见于家兔的安乐死。通过静脉注射 5～50 mL/kg 的空气就可导致家兔迅速死亡,但动物伴有抽搐、角弓反张、瞳孔扩大、嘶叫等现象。

九、动物解剖尸体处置

实验后对动物尸体进行检验和处理,是动物实验中的一个重要工作内容。对实验动物进行解剖观察,分析其死亡原因,并对动物实验结果进行判定。

(一)实验动物尸体剖检方法

实验动物处死后半小时内必须进行尸体解剖,并应先取出胸腔脏器、后取出腹腔脏器进行检查,而头部器官的解剖检查可先或可后进行。这样安排便于保持各脏器之间的联系,便于观察各脏器病变之间的关系。实验动物尸体的具体检查方法如下。

1. 体表检查 首先复查实验动物编号、性别及分组,记录死亡或活杀时间与解剖时间;随之检查实验动物的外形,包括年龄、毛色、皮肤出血以及器官的病变情况;有无尸冷、尸僵、腐败现象,对判断实验动物的死亡时间有重要意义。

尸僵在实验动物死亡后 1 h 自头部开始,最先从下颌骨开始,继而为颈部肌肉,随之为胸及腹部肌肉,再次为上肢,最后到下肢,尸僵一般持续约 12 h,24 h 左右逐渐消失。尸僵消失的顺序也是如此。所以,根据尸僵存在的部位可以推测出实验动物的死亡时间。如果实验动物急性死亡,则尸僵出现较早,僵直程度较强,持续时间也较长。尸僵还受周围环境温度的影响。

2. 胸腹部皮下组织检查 将实验动物固定于解剖台上,用纱布蘸少量甲酚皂溶液湿润被毛。从下颌骨至耻骨联合处沿正中线切开皮肤,剥离皮下组织,观察皮下组织是否有出血和感染情况。分离出气管,用大号止血钳将气管夹住,以便于观察肺。再自胸部中线起剥离胸部的皮下组织和胸大肌进行检查。

3. 腹腔检查 沿肋骨下缘腹正中切开腹壁肌肉至耻骨联合处,为防止切破腹腔脏器,切开时用力不要过猛。从耻骨下端向脊柱方向将两侧皮肤剪开,以便于观察腹腔脏器。切开腹腔时,要注意腹腔内有无积液、血液或炎性渗出物。随后检查腹腔内各脏器位置是否正常,尤其要注意检查肝脏、脾脏的位置及其大小,膀胱的胀满程度,胃肠的充盈情况以及大网膜和腹壁的颜色及状态。

4. 胸腔检查 检查腹腔后,再切开胸腔。用剪刀或软骨刀,在肋骨的软硬骨连接线内侧约 1 cm 处,从肋弓到第 2 肋骨,将左右肋骨切断,与肋骨软骨连接处略平行。此时应注意刀尖勿把肺组织切破,切时应尽量贴着胸内壁。切开肋骨后将肋弓提起。为防止损伤大血管,导致血液流入胸腔而误认为是胸腔积液,此时不要急于剪断胸锁关节。暴露胸腔后,先观察胸腔内各脏器的位置以及彼此关系,再检查两肺表面与胸壁是否粘连、胸膜的颜色和状态、心包情况、纵隔有无出血等。

检查胸骨髓的情况:用剪刀将胸骨两边的肋软骨去掉,并将胸骨周围肌肉剥离干净。取第三节或第四节胸骨时,一端用纱布包住,以左手夹紧放在手术台上,用刀将胸骨切开,检查骨髓颜色及湿润程度。

5. 胸腔内器官的取出和剖检 用尖刀自颈部切口插入下颌骨正中的内侧缘,将沿下颌骨间的组织分开。随后一手用组织钳自切口伸入口腔内夹住舌尖,并将舌向下拉出口腔,以暴露软硬腭,另一手执刀在软硬腭交界处剪断软腭,剪断咽后壁。这样,便将舌、扁桃体、软腭、咽部组织与口腔壁及咽壁分离。再将气管及食管等与组织及脊柱相连的部分分离，直达胸腔上口为止。在胸腔入口处切断锁骨下动脉及颈总动脉，将口腔及颈部器官连同心肺一起向下拉，使胸腔器官与脊柱相连的软组织互相分离，直达横膈为止。用止血钳在横膈的胸腔侧夹住主动脉、下腔静脉及食管。在夹住的上端剪断，即可将上消化道（舌、扁桃体、咽、食管）、上呼吸道（喉、气管和支气管）连同心脏及肺脏一起取出并分别检查。

上消化道检查：先检查舌黏膜是否出血和溃疡；咽部有无出血和炎性渗出物；两侧扁桃体表面有无出血和炎性渗出物。然后自上而下剪开食管后壁，检查黏膜有无出血和泡沫样、胆汁状物质。

6. 腹腔内器官的取出和剖检 将实验动物仰卧位固定。沿横膈切断食管，由骨盆切断直肠，将胃、肠、肝脏、胰腺、脾脏一起取出并分别检查。也可按照脾脏、胃、肠、肾脏、肝脏、膀胱、生殖器官的次序分别取出。取脾脏时，一手用镊子将脾脏轻轻提起，另一手持剪刀剪断韧带。取胰腺时，将胰腺与周围的脂肪组织一同取出，浸入10%的甲醛溶液中，灰白色的是胰腺组织。取胃肠时，将食管与贲门部做双线结扎后在中间剪断；首先用镊子提起胃贲门部并切断靠近贲门的食管；一边牵拉，一边切断周围韧带，使胃与周围组织分离，然后按照十二指肠、空肠、回肠的顺序切断肠管的肠系膜根部，将胃肠从腹腔取出。取肾脏时，将肾脏周围的脂肪剥离后取出。取肝脏时，用镊子夹住肝门静脉的根部，切断血管与韧带，然后取出。取出膀胱与生殖器官时，不要损伤膀胱及生殖器官，沿根部切断即可。

7. 实验动物尸检后标本数 实验动物尸体检查后，常规采取标本的部位和数目见表2-8。

表 2-8 实验动物常规采取标本的部位和数目

组织	取材块数	取材部位
心	1~2	左心室前壁和右心室心肌
肝	1	肝右叶（带包膜）
脾	1~2	带包膜
肾	1~2	左肾切成三角形，右肾切成正方形
肾上腺	1~2	左右均取
胃	1	
肠	4	十二指肠、小肠上段、小肠中下段、结肠
肺	2	左肺切成三角形，右肺切成正方形
扁桃体	1	
胸骨	1	取第三节或第四节胸骨
睾丸和卵巢	1	—
脑垂体	1	—
脑	根据实验要求而定	—

组织标本取材的一般原则:最好在动物死亡后立即剖检,并采集标本,以免发生组织自溶现象和其他变化;组织块的厚度为 0.2～0.3 cm,面积为 1～1.5 cm²,最多不超过 2 cm²(过大、过厚的组织块,常固定不好);对于冷冻切片,取材组织块可略厚(0.3～0.4 cm);用于免疫组织化学染色的组织块,以 1 cm×1 cm×0.2 cm 为好,不要太大,以免浪费试剂;对于皮肤、腔道器官及囊壁组织应剪成细条,较长时可将其缠绕成同心圆状,同时应将其贴在易吸水的片(如草纸、滤纸、纱布)上固定,以免在固定液中发生弯曲或扭转变形;骨组织需要先经过脱钙处理;新鲜组织若需要保存,应将其所取组织用锡箔纸包好,放入液氮速冻,然后置于－70 ℃冰箱中;在成对器官(如肾)切取组织或在同一器官切取多块组织时,要把组织切成不同的形状,以免混淆,例如,将左肾切成长方形或三角形,而右肾切成正方形。

取材时应注意防止人为因素的影响,如取材时应用锋利的刀、剪,避免用钝刀前后拉动或用力挤压组织。应避免使用有齿镊,同时夹取组织时动作应轻柔,不宜过度用力,以免挫伤或挤压组织,从而引起组织结构的变形。取材时还应避免过多的坏死组织或凝血块(有线结的组织应拔除)。组织钙化时,应先脱钙、后取材。组织上如有血液、黏液、粪便及污物,应先用水冲洗干净后再取材。肿瘤标本的取材,应选择肿瘤主体部位、肿瘤邻近组织及其肿瘤两端的边缘分别取材,并应注意切取肿瘤组织及正常组织的交界处。

(二)实验动物尸体的处置

实验动物尸体的处置是动物实验中不可忽视的一项工作内容。正确处理动物实验后的动物尸体,对人畜安全、保护环境生态有重要意义。

凡是有条件的机构,均应建造实验动物尸体或脏器的焚烧炉。如果没有条件建立,则应委托有焚烧炉的机构处理实验动物尸体,这对于保护环境是十分重要的。

对确诊为人畜共患病、急性或烈性传染病的实验动物尸体,一方面应立即用棉花堵住尸体的天然孔并消毒尸体表面,另一方面对被污染的场地及器械进行严格消毒。剖检完毕后,应立即对动物尸体、垫料和被污染的物品喷洒消毒液,将尸体或污染物装入袋中集中焚毁或高压消毒。附着于器械及衣物的脓汁和血液等,要先使用消毒液消毒,然后再用清水洗净,擦干晾晒,乳胶手套经清洗、消毒、擦干后,撒上滑石粉,然后脱下。最后对剖检场地彻底消毒处理。

对非病原微生物感染实验的动物尸体,可将其置放于冰柜中暂存,然后集中焚毁。

对做止血、放血、创伤、血压、呼吸等急性实验的猪、犬、羊、兔等较大的实验动物,即使在实验过程中没有注射有毒物质,其个体也不能供人类食用。千万不能把实验动物的尸体或脏器组织倒入垃圾箱中随意处理。

第三节 实验动物从业人员的安全防护与突发事件的应急处理

一、实验动物从业人员的安全防护管理常识

实验动物从业人员因其工作性质的特殊性,是多种职业伤害的高危人群。他们在工

作中除面临一般的公共卫生问题外,还面临着物理、化学、生物的职业性暴露因素及职业性心理问题的威胁。所以,了解实验动物从业人员工作中可能存在的危害,掌握安全防护措施是非常必要的。

动物实验中的安全防护指对实验人员可能造成危害和对公共环境可能造成污染的各种不安全因素进行的防护。其不仅包括防火、防毒、防爆、防触电、防辐射、防外伤等,还包括防咬伤、防疾病感染,特别要预防动物性气溶胶、人畜共患病和实验室相关疾病感染等主要生物危害因素。

(一) 实验动物从业人员的职业暴露特点

实验动物从业人员职业暴露中可能导致健康安全问题的暴露源可分为四类。

(1)生物因素:动物皮屑、毛发、粪便以及自身携带的病原体等成为影响实验动物从业人员健康的过敏原或病原体,同时,用于科学研究的病原因子更是严重威胁实验动物从业人员健康和社会环境的重要生物因素。

(2)化学因素:为了控制实验动物环境设施的质量,工作人员大量使用消毒剂或药品,比如甲醛、次氯酸钠等可对人黏膜和呼吸道造成损伤,甚至致癌,是日常工作中不可避免的危害因素。

(3)物理因素:实验动物垫料扬尘、噪声、抓咬、锐器机械性损伤等,不同程度地增加了实验动物从业人员职业性暴露的风险。

(4)心理因素:在实验动物从业人员管理政策上,许多国家没有明确的社会保障福利制度,所属单位对实验动物从业人员职业病保护也没有具体的执行标准,因此实验动物从业人员的保健管理和福利待遇相对落后,使其对所处的工作岗位容易产生自卑心理。社会地位低、不被他人尊重等原因导致实验动物从业人员产生心理应激,机体的免疫力减弱,从而增加了实验动物从业人员的职业性暴露风险。

(二) 建立有效措施保障实验动物从业人员安全

实验动物从业人员职业安全与健康已成为国际实验动物评估和认证委员会(Association for Assessment and Accreditation of Laboratory Animal Care,AAALAC)认证的一个重要组成部分。为了保护实验动物从业人员及其周围的人群安全,实验动物从业单位应重视实验动物从业人员的健康和职业安全,主管单位应结合我国相关法律、法规、条例以及本单位实验动物从业人员职业防护的工作经验,提出安全防护与突发事件的应急处理等相应的对策,对实验动物从业人员做好必要的职业安全防护。

动物实验要根据实验的性质选择完善的设施、设备和防护装置,严格遵守规章制度和操作规程。同时,安全防护中突发事件的应急处理措施应列入实验动物从业人员的培训内容,阐明实验中各类不安全因素,让实验动物从业人员掌握必要的防范技能。要经常对实验动物从业人员进行安全教育,不断提高安全意识,一旦出现突发事件,能够迅速冷静地处理和排除事故。具体应采取以下有效措施保障实验动物从业人员安全。

(1)建立强有力的安全防护管理组织机构。

(2)制订严密的安全制度;抓好深入的安全教育。

(3)进行认真的医学监护。

（4）推广安全的操作技术。

（5）提供良好的防护设备。

（6）设计合理的实验室布局。

（7）采取有效的消毒方法。

二、动物实验意外伤害的防护

（一）外伤防护

在动物实验研究中，引起外伤的因素主要有以下几个方面。

（1）设施设备导致的划伤：实验室门窗（把手）、墙（角）、仪器设备以及动物笼具架等各种物品是导致划伤的主要来源，所以动物实验室设施、设备不应有锐利的棱角，尽可能做成圆弧状以防划伤皮肤或防护服装；动物笼具架以及动物实验设备等可接触到的物品的表面均应无刺、无锐利棱角，以防伤害动物和工作人员。

（2）操作过程中的动物抓伤和咬伤：穿戴好安全防护帽、眼镜、手套、衣服、鞋袜等个人防护装备。一旦发生意外，应及时采取相应的处理措施。

（3）操作过程中的注射器针头、手术刀等锐利器械引起的外伤：实验前充分做好准备工作，尽量不使用和减少使用锐器。必须使用时，在使用过程中不直接用手安装拆卸及处理针头、刀片等锐利器具，风险度较高的操作应在动物处于麻醉状态时进行。

（二）化学防护

危险化学品具有易燃烧、爆炸、腐蚀、放射等特点。如果处理不当，在运输、使用和储存过程中会酿成危害甚至造成巨大灾难。所以要严格遵守危险化学品管理办法和相关管理制度，使用操作规范，特殊存放和妥善保管，必要时采取双人双锁、限制性领用与登记管理，并采取相应的安全防护措施，如戴个人安全防护手套、眼镜以及防毒面具等。

危险化学品防火及防爆的基本方法：防止易燃气体、易燃物蒸气与空气混合，消除可引燃的火源，阻止火灾和爆炸的扩展。

（1）爆炸品：标记实验动物用的苦味酸以及实验中可能用到的硝酸甘油，在遇到高温、摩擦、冲击或与某些物品接触即发生急剧化学反应，产生大量气体和热量而引起爆炸。因此，在运输使用过程中，应规范化操作，小心谨慎，避免明火、摩擦、冲击等，稀释配制后储存于 4 ℃冰箱。

设施消毒使用的高锰酸钾，遇到甲醛和某些有机物而混合或经摩擦撞击和受高温等即引起燃烧爆炸。

实验中可能用到的氮气、氧气、二氧化碳等压缩气体和液化气体，因撞击和受热会引起爆炸，均应注意按照相关管理规定和标准操作规范进行管理。

（2）自燃、易燃化学品：黄磷、白磷、硝化纤维等即使无明火接触，在适当温度下也能发生化学反应放出热量，因达到燃点而发生自燃。

乙醚、酒精在常温下是液态，极易挥发为气态，遇火能引起燃烧爆炸。

红磷、硫黄、硝化纤维是燃点较低的固态化学品，在受热、冲击、摩擦以及与氧化剂接触时能引起急剧的连续的燃烧爆炸。

金属钠和钾等受潮易分解,产生易燃气体,放出热量引起燃烧。

(3)腐蚀品:强酸、强碱类以及溴、酚等物质具有强烈的腐蚀性,接触人体和其他物品可造成损伤和破坏,甚至引起燃烧和爆炸,造成实验人员的伤亡。

(三)毒麻药物防护

氰化物、三氧化二砷、有机汞、有机磷等具有强烈毒性,少量侵入人体即可造成死亡;乌拉坦、水合氯醛、乙醚、氯胺酮、巴比妥钠等麻醉品对人和动物可造成损害,均应严格按照毒麻药物保存、登记和使用。动物实验室原则上不应长期保存毒麻药物,实验完成后剩余药物及时交至管理中心保存。毒麻药物在实验室使用期间必须由二人共同保管,同时到场取用。对原有量和使用量进行准确记录。操作实验后,必须洗手,以免误食。有皮肤损伤者尽量不操作毒麻药物。

(四)紫外线和辐射的防护

1. 紫外线防护　紫外线灯是动物实验室经常使用的空气和表面消毒的设备,但紫外线照射过多会导致皮肤和眼睛损伤、致癌等。

有研究人员操作和饲养动物的实验室一般不需要开启紫外线灯。必须开启时,不要使其照射到裸露的皮肤,戴防紫外线眼镜等防护装置,并控制作用时间。

橡胶类物品受到过多的紫外线照射会被破坏,对类似易损物品在开启紫外线灯时应加以遮盖。

2. 放射性物品的个人防护　^{60}Co 等放射性物品能不断地自发放出肉眼看不见的 α、β、γ 射线等。

当人体受到过量的照射时,会对人体造成严重伤害。动物实验过程中,必要进行放射性物质处理时,应采取时间防护、距离防护、屏蔽防护等具体措施,必须在具有相应防护设施的环境中开展相应的工作。

凡是从事放射性工作的人员必须了解放射防护的基本知识,必须经放射防护部门考核合格后方可上岗。

3. 医疗监督管理　做好工作人员医疗监督,建立工作人员健康状况档案,特别要定期对放射病有关的生理指标进行监测,发现问题立刻停止接触放射性工作并进行及时治疗。

4. 法律法规管理　坚决贯彻国家法规和各项规章制度,严格执行操作程序。

5. 个人防护安全管理　皮肤破损、血红蛋白和白细胞计数偏低或过高、慢性肝肾疾病,以及某些有器质性功能性疾病的人不得从事放射性工作。

凡进入放射性同位素实验室,必须穿戴有相应防护功能的个人防护服。在放射性实验室内不得随意脱去内层工作服和工作鞋等。在灰尘和有气溶胶产生的操作中不得随意摘去口罩。放射区和非放射区的鞋,应该分开使用。

放射性研究人员应认真做好个人防护用品的保管、放射性监测和除污染工作,严格防止交叉污染。在放射区不准放置无关的非放射性物品和个人用品。放射区内,工作人员不得随意丢弃非放射性废物,不准吸烟、喝水和进食,不准随便坐、靠、摸和做其他可能造成体表和工作服污染的动作。

人员体表、个人防护用品、实验用品、地面和墙面等受到放射性沾染的位置,都必须清除污染直到低于表面沾染水平控制值,并达到尽可能低的水平,避免发生污染转移和扩散。

三、实验动物人畜共患病和生物安全管理

自然界中,存在约 538 种细菌和立克次体,307 种真菌,287 种蠕虫,217 种病毒和朊蛋白,66 种原生动物,其中 61% 属于人畜共患病病原体,有 60% 的人类疫病源于动物。在 175 种被认为是"新发"疾病中,有 132 种是人畜共患病。

人畜共患病病原体指对自然宿主、人和其他动物有较强致病性的病原体,如狂犬病病毒、脑膜炎病毒、沙门菌、志贺菌、结核分枝杆菌、皮肤真菌和弓形体等。

人畜共患病是动物实验室内影响工作人员和外环境的一个重大安全隐患,可以造成实验动物的死亡,影响动物实验结果和准确性,并且危害实验人员和其他动物的健康。预防人畜共患病的发生要防患于未然。此外,还要做好应急预案,以确保人畜共患病发生后的积极应对,防止感染进一步扩散。

(一)实验动物传染病与人类健康

目前很多实验中使用的灵长类动物大多是野生的或经短期人工繁殖驯化的,其遗传背景、体内微生物携带情况不甚明确,而且灵长类动物携带人畜共患病病原体的种类较多,对人类的威胁也较大。与此同时,对于犬、小型猪、家兔、豚鼠等普通级动物和某些实验用动物,因其实验环境和饲养环境的开放性,经常有可能携带人畜共患病病原体的昆虫、野鼠进入实验室,某些病原体可通过这些媒介感染实验动物,然后再通过实验动物感染研究人员。

例如,猕猴属恒河猴的类神经细胞中潜伏有 B 病毒,在寒冷、运输或实验等刺激条件下,恒河猴口腔黏膜出现病变,潜伏在类神经细胞中的 B 病毒可混进唾液里,当人被咬伤时就会出现感染而产生脑脊髓炎、脑炎以至死亡。另外,灵长类动物还可感染埃博拉病毒、结核分枝杆菌等人畜共患病病原体,对人的威胁也相当大,其公共卫生学意义更加重要。

又如,英国、德国和美国曾有研究人员因接触地鼠而感染流感样淋巴细胞脉络丛脑膜炎,日本出现过研究人员因接触实验用鼠而感染出血热导致的死亡事件。

(二)实验动物常见的人畜共患病

WHO 列出了 150~200 种直接或间接由动物传播给人的传染病。较为常见的动物疾病:巴斯德杆菌病、布鲁菌病、犬蛔虫病、皮肤癣菌病、弓形虫病、狂犬病、类丹毒、结核病、假结核病、绦虫病、炭疽、鹦鹉热、野兔热等。

表 2-9、表 2-10、表 2-11 列出了实验动物可能引起的主要人畜共患病的名称、易感动物、人类感染的临床症状以及传播途径。

表 2-9 实验动物可能引起的主要病毒性人畜共患病

疾病名称	易感动物	人类感染的临床症状	传播途径
重症急性呼吸综合征	灵长类,可感染小鼠、家猫、雪貂	发热、干咳、胸闷,严重者出现快速进展的呼吸衰竭	接触、空气
禽流感	禽类,可感染猪、马、雪貂	发热,伴有流涕、鼻塞、咳嗽、咽痛、头痛、全身不适	接触、空气
猴疱疹病毒病	猕猴类	肌痛、发热、头痛;麻木、感觉异常、复视、运动失调、抽搐、吞咽困难、死亡	唾液(咬伤)、抓伤、接触
马尔堡病毒病	非洲绿猴、其他灵长类	肌痛、发热、头痛;器官坏死、出血性休克、眼结膜溢血、恶心、呕吐、严重下痢、白细胞减少	接触、空气;人类间可通过血液、分泌物、精液传播
猴痘	猕猴类	发热、头痛、背痛、虚脱,偶有腹痛,与天花症状类似	接触、呼吸道
麻疹	灵长类	发热、结膜炎、鼻炎、咳嗽、口腔内科氏斑、脸部皮疹	空气、呼吸道分泌物、接触
甲型肝炎	黑猩猩、狨猴、食蟹猴、枭猴	发热、身体不适、厌食、恶心、腹部不适、黄疸	粪便、消化道、饮水
出血热	大鼠、小鼠	肌痛、头痛、咳嗽	呼吸道、咬伤、伤口污染
淋巴细胞脉络丛脑膜炎	小鼠、地鼠	头痛、肌痛、发热、恶心、呕吐、喉痛、畏光;有时可见发疹、下痢、咳嗽、谵妄	接触、吸入、咬伤
狂犬病	所有哺乳类	头痛、肌痛、发热、恐水、谵妄、抽搐、昏厥	咬伤、含狂犬病病毒唾液感染伤口
仙台病毒感染症	小鼠、大鼠、地鼠	呼吸道感染相关症状	空气

表 2-10 实验动物可能引起的主要细菌性人畜共患病

类型	疾病名称	易感动物	人类感染的临床症状	传播途径
全身性感染	布鲁菌病	犬、牛、猪、羊	发热、头痛、寒战、肌痛、恶心、体重减轻。菌血症引发脾大、淋巴结病变	咬伤、抓伤
	鼠疫	鼠类、猫、犬、兔、山羊	淋巴结型鼠疫:发热、淋巴结肿大与发炎。化脓型鼠疫:全身性尤其是肺、脑膜化脓	跳蚤、空气、皮肤伤口、黏膜
	鼠咬热	大鼠、小鼠	发热、淋巴结肿大、寒战、头痛、肌痛	咬伤(大鼠、小鼠、犬、猫)、灰尘、饮水

续表

类型	疾病名称	易感动物	人类感染的临床症状	传播途径
肠道感染	沙门菌病	鼠类、犬、猫、灵长类、鸟类、爬行类	急性肠胃炎:腹痛、腹泻、恶心、发热、厌食	食物、饮水
	志贺菌病	鼠类、犬、灵长类	急性下痢、发热、恶心,有时伴有呕吐、里急后重、疼痛性痉挛、毒血症	接触、口腔
	耶尔森菌病	豚鼠、犬、猫、灵长类	发热、下痢、腹痛。后遗症有关节炎、虹膜炎、皮肤溃疡、肝脾脓肿、败血症	接触、粪便、口腔
	弯曲菌病	犬、猫、灵长类	短暂性肠胃炎:腹痛,有时伴有黏液、血液及白细胞,发热、恶心、呕吐	食物、饮水、口腔、接触
呼吸道感染	结核病	牛、羊、猫、兔、犬、鸟类	咳嗽、生痰、咯血、体重减轻、无力、疲惫、发热、恶心、呕吐	空气、伤口、消化道
皮肤感染	链球菌病	啮齿类	淋巴结肿大	皮肤感染
	类丹毒	小鼠、猪、牛、羊、家禽、鱼	皮肤发炎隆起、红斑向四周扩散、中央渐褪色。可能有败血症	伤口接触
	李斯特菌病	羊	精神萎靡、体重减轻、脑炎、流产	未知

表 2-11 实验动物可能引起的主要寄生虫、立克次体和真菌性人畜共患病

	疾病名称	易感动物	人类感染的临床症状	传播途径
寄生虫	弓形虫病	猫	发热、肌痛、关节痛、肝炎、淋巴结疾病;可经孕妇感染胎儿,导致死胎或胎儿畸形	消化道(食物、饮水、生猪肉、生牛肉)
	阿米巴病	灵长类	腹部不适,间歇性下痢伴血液、黏液,也可引发急性痢疾、发热、发冷及血便;严重时引发肝、肺及脑脓肿	口腔感染
	肺孢子虫病	小鼠、大鼠、兔	发热、咳嗽、呼吸困难,严重者窒息	空气、经胎盘感染胎儿
	贾第虫病	猫、犬、灵长类	症状不明显或厌食、恶心、腹痛、痉挛、慢性及间歇性下痢,严重时胆囊及胰腺发炎	口腔感染、接触粪便
	微小膜壳绦虫病	大鼠、小鼠、地鼠、灵长类	轻度感染时仅胃肠不适;重度感染时厌食、腹痛或伴呕吐	口腔感染

续表

	疾病名称	易感动物	人类感染的临床症状	传播途径
立克次体	立克次体痘	小鼠、大鼠、野鼠	皮肤丘疹、发冷、发热、头痛、肌痛	由病媒螨传播
	猫抓病	猫、犬、猴、猪	伤口出现红斑丘疹,数日结痂,淋巴结病变,发热,不适,厌食,头痛,脾大	咬伤、抓伤
	昆士兰热	畜禽类(鸡、犬、羊、牛)	发热、颤抖、眼球后型头痛、虚弱、不适、出汗,有些病例引发肺炎,伴有咳嗽、胸痛等症状	空气、消化道、尿液、粪便、乳汁污染
真菌	放线菌病	啮齿类、兔、犬、灵长类	化脓性肿胀	伤口感染
	金钱癣	啮齿类、兔、犬、猫、灵长类	鳞屑、毛发脱落、环形斑	接触

(三) 实验动物疫源的人畜共患病的预防与控制

动物实验设施内饲养有关实验动物时,专业性分析可能会有哪些人畜共患病存在与发生,并制订针对性预防应对措施。

人员培训:对动物实验管理、科研、饲养等相关人员进行人畜共患病相关知识的普及,对操作人员进行动物抓取、保定、麻醉以及相关实验操作技术方法的培训。

隔离检疫和定期对特定微生物进行排查:为防止人畜共患病的发生,必须对新引进动物进行隔离检疫和特定微生物的检测。地区性防疫隔离时间:小鼠、大鼠、沙鼠、金黄地鼠和豚鼠为5~15天,兔、猫和犬为20~30天,灵长类为40~60天。特定病原体检测阴性方可进入动物实验室;同时,定期对实验动物的微生物进行检查,确保实验室内的实验动物符合国家标准。

随时掌握实验动物的健康状况:兽医和设施管理人员应对实验动物的健康状况进行日常观察及记录,并及时提供给实验人员。发现有不明原因动物死亡时,应立即联系实验人员和兽医,尽快查明死亡原因。

日常管理标准操作程序(SOP):动物实验室内要制订相应的动物饲养管理、动物实验、设施设备维护、器材消毒灭菌等标准操作程序,还应制订传染病突发时的应急预案,并且要定期检查用于传染病突发时应急处理的必要器材。

个人防护与安全保护:针对动物咬伤、抓伤以及血液、分泌物和排泄物引起的污染或由污染的饲养器材引起的伤害,从业人员应在饲养动物和动物实验时使用适当的个人防护设备;实验人员要清楚急救箱的位置,急救箱内的物品要保证在有效期内;实验人员要清楚应急处理方法以及接受诊断时医院及科室的联络地址和电话。

事故发生时的应对:动物咬伤、抓伤以及血液、分泌物和排泄物引起的污染或由污染的饲养器材引起伤害时,尽量挤出被抓伤和咬伤部位血液,用自来水冲洗至少半小时后再用灭菌生理盐水、弱酸性水充分冲洗;必要时用海绵或刷子对受伤部位的深部进行刷洗;用碘酒或酒精对受伤部位的深部进行消毒;用灭菌纱布进行止血后再用消毒药涂抹。如果是发生可能感染人畜共患病的事故,在水洗、消毒以及止血等应急处理之后,应迅速前往专科门诊接受诊断及治疗,必要时采取隔离措施。同时,实验室常备应急药品,如用于洗净受伤部位的灭菌生理盐水、弱酸性水以及消毒用酒精、碘酒等。

对有些动物在未知有无人畜共患病之前,应按照具有传染性的动物进行操作和个人防护。

四、实验动物从业人员的健康管理

人类最初将动物应用于实验研究的领域,可以追溯至19世纪末。从实验动物应用至今,已经有50多名获诺贝尔奖项的科学家。实验动物学作为生命科学的支持学科,极大地推动了生命科学的发展,而在其推动生命科学发展的历程中,人们更多关注的是实验结果及其在相应领域所取得的成就,对于实验动物从业人员的健康问题几乎不曾涉及。

我国近年来陆续颁布和实施《职业健康监护管理办法》和《中华人民共和国职业病防治法》等法规,使职业健康监护走上法制化、规范化的管理轨道,但对实验动物从业人员的职业健康问题的关注和研究却相对滞后。实验动物从业人员职业健康问题在我国起步较晚,目前国内尚无相关实验动物从业人员保健问题的法律法规。因环境设施和质量控制不严,动物感染病原微生物,甚至感染人畜共患病的病原体,不仅危害动物健康,还危害到相关工作人员,严重威胁人类健康,如流行性出血热病毒、布鲁菌、结核分枝杆菌等感染人并可危及生命,但很多从事动物实验的单位往往忽视了从业人员的保健问题。因此,在新形势下如何更好地开展实验动物从业人员的职业健康监护工作,保证实验动物的安全与从业人员的健康,规范实验动物从业人员健康管理,使实验动物从业人员职业健康监护走上法制化、规范化的管理轨道,以保护实验动物从业人员减少或免受职业性有害因素对健康的影响,是实验动物从业人员职业病防治工作中的重要环节,必须引起职业卫生工作者和实验动物从业人员思考、重视和研究。

为了加强实验动物管理工作,适应科学研究的需要,我国在1988年发布了《实验动物管理条例》,并于1994年首次发布《实验动物环境及设施》,2001年和2010年两次修订《实验动物环境及设施》,目的是通过各项环境指标的控制,给实验动物提供适宜的饲养环境,减少实验动物的应激反应,保证实验动物能客观真实地反映实验操作结果,为医学和生命科学研究提供参考资料;同时,有效减少和避免实验动物从业人员的职业性暴露,降低实验动物从业人员的感染率。

《中华人民共和国职业病防治法》将职业健康监护定义为根据劳动者的职业接触史,对劳动者进行有针对性的定期或不定期的健康检查和连续的、动态的医学观察,记录职业接触史及健康变化,及时发现劳动者的职业性健康损害,评价劳动者健康变化与职业病危害因素的关系。

（一）实验动物从业人员职业性暴露的潜在危害分析

实验动物从业人员职业性暴露的危害因素包括物理、化学、生物和心理四个方面,其健康评估取决于从业人员与动物接触的频率,接触危险物的量,接触危险物的频率,与动物相关的机械性及生物性危害,用于实验方案中的试剂或物品的危害性,从业人员的易感性以及从业人员的职业健康病史等,其中有些因素可以通过严格执行相应的操作规程、加强监督管理措施等加以解决。

实验动物从业人员职业性暴露的潜在危害主要取决于以下 3 个方面:接触潜在危害的概率、接触潜在危害的数量和从业人员的心理状况。

因此,针对以上综合因素,为防止在实验动物生产繁育和动物实验过程中人员健康受到威胁,应采取行之有效的措施对人员进行健康监护与管理。

(二)实验动物从业人员的健康监护与管理

1. 加强对实验动物法制化的管理 1988 年发布的《实验动物管理条例》是我国最早的关于实验动物管理的法规,规定了国家实行实验动物的质量监督和质量合格证制度,定期对实验动物进行质量监测。实验动物分为四级:一级,普通动物;二级,清洁动物;三级,无特定病原体动物;四级,无菌动物。对不同等级的实验动物,应当按照相应的微生物控制标准进行管理。1997 年国家科委和国家技术监督局发布了《实验动物质量管理办法》,规定"实验动物生产和使用,实行许可证制度",随后我国建立了实验动物质量检测机构,分国家和省两级管理,即国家实验动物质量检测中心和省级实验动物质量检测站。2001 年,新的国家标准取消了使用量大的普通级小鼠和大鼠等级标准,加大了人畜共患病控制力度。

自实行实验动物许可证制度以来,实验动物管理逐步走上了法制化、规范化的道路。目前全国实验动物环境设施严格按照国家标准进行环境控制,大鼠、小鼠以 SPF 级为主要质量控制指标,普通级动物环境设施也得到大大改善,实验动物质量有了很大提高。

但实验动物对人类的健康威胁不可忽视,尤其是普通级实验动物的生产使用更要引起重视。另外还有教学用的实验动物,目前很多院校使用的教学用实验动物连普通级都达不到,这也是威胁人类健康的隐患,必须加强对教学用实验动物的管理力度。

因此,加强对实验动物的法制化、规范化和标准化管理,提高实验动物和动物实验的质量,严格控制实验动物携带的微生物和寄生虫,是防止实验动物威胁人类健康主要的措施之一。

2. 控制实验动物和动物实验环境设施 提高实验动物环境设施等级是防止外界病原体感染实验动物的有效途径。如屏障环境,进入屏障环境的空气需要经初效、中效、高效三级过滤,同时对设施内的人、物品、动物都实施必要的控制。这样通过控制环境可以在最大限度上保护实验动物不受感染,从而防止实验动物对人类的威胁。

对于感染性动物实验,控制实验环境具有更重要的意义。防止感染事故的根本在于将病原体封闭在一定的空间内,采取一级防护屏障、二级防护屏障和三级防护屏障等保护措施。一级防护屏障是采用个人防护装备、生物安全柜和动物饲养柜等设备将病原体与人隔离;二级防护屏障是指实验室屏障设施,防止实验室污染外界环境;三级防护屏障指实验室标准操作规程,指导实验室安全防护。因此,要求感染性动物实验设施在建筑设计、空气调节及过滤处理,以及动物饲养笼器、实验仪器设备、灭菌消毒措施等方面实行严格控制,以防生物安全事故的发生。

3. 动物实验的操作规范化　动物实验工作人员必须对病原微生物、实验动物、环境设施及各种设备的性能特点有充分的认识和掌握，选择可靠的实验手段，制订可靠的实验方案，同时具备熟练的操作技能，防止生物安全事故的发生。

制订程序化的操作规范（SOP），并严格按规范进行操作，如实验前后的洗手消毒、实验台面的消毒、实验过程的具体操作、媒介昆虫的预防、笼具及污物的灭菌、动物的保定、离开前的消毒处理、个人防护方式方法、剖检动物等都有严格的规范化程序，动物实验工作人员应严格按程序进行规范化操作。

4. 建立实验动物从业人员健康监护信息管理体系及职业性健康监护评价体系　实验动物从业人员的健康监护与管理是保证实验动物和动物实验工作人员安全的基础，应建立人员健康监护信息管理体系及职业性健康监护评价体系。

（1）建立规范的职业性健康检查内容：上岗前体检、在岗期间定期检查、离岗前体检和应急健康检查。从业人员上岗前必须进行健康检查，确认没有传染性疾病（含微生物和寄生虫）和其他影响工作的疾病才能上岗。上岗前对其采血，留血清样本低温保存备查。从业人员必须每年进行一次健康检查，每日上班前测量并记录体温，超过 37.5 ℃或有明显不适者不能进行动物实验。对于健康状况不适于直接接触实验动物的人员应及时调整工作岗位。离岗前应对离岗工作人员进行针对性体检，确保其从业期间的职业安全。同时，在特殊应急事情发生时，应进行必要的相应性体检。

（2）建立长效的实验动物从业人员健康监护档案：内容包括历次健康检查情况、诊断和治疗情况等资料，劳动者的职业史、职业病危害接触和职业病诊疗等资料，并做好各种信息的收集、储存和处理，注意妥善保管档案。

（3）样本留存：如果进行已知病原体的感染性动物实验，要对工作人员进行特异性血清抗体检测并留存样本，进行定期特异性抗体检测，以便了解工作人员是否在工作中被感染。

（4）预防接种：开展有传染性特别是传染性强的动物感染性实验时，应接种相应的疫苗进行预防免疫，必要时进行药物和血清抗体预防治疗或备用。

（5）医疗监护：进行有传染性特别是传染性强的动物感染性实验时，要聘请或指定传染病专家对实验室工作人员进行医疗监督与监护，一旦实验室发生感染，能够及时发现并进入指定医院或备用医疗病房进行有效治疗和隔离防护。

（6）职业性健康监护评价：根据职业要求进行常规健康和职业病相关检查，根据检查的结果，综合评价劳动者接触职业病的危害因素，分析和及时发现职业禁忌证，疑似职业病患者应及时得到合理防护或得到早期调离、早期诊断、早期治疗。

5. 建立和完善具体保障健康的措施

（1）加强实验动物的饲养和管理，保证实验动物饲养和实验设施操作的规范，保证实验动物本身达到国家相应的质量控制标准。

（2）加强实验动物从业人员的技术培训，提高实验动物从业人员的工作技能，减少因技术和操作的不规范导致的安全事故，加强教育和培训，使实验动物从业人员清楚地理解人畜共患病的基础知识、临床症状、传播机制及其对人员的危害；清楚地认识并严格遵循暴露后应采取的急救措施等。

（3）加强实验动物从业人员的暴露因子的实验研究,提前预警和评估人畜共患病、实验材料、试剂等潜在的生物安全隐患等。

（4）加强职业道德教育,强化实验动物从业人员的心理疏导,提高福利待遇,主管部门应加强和重视实验动物从业人员的心理疏导及福利待遇落实,积极创造良好的学习、工作和生活条件,减少其职业自卑感和提高其综合素质。

（5）配备必需的防护和紧急救护设施,并在工作中严格按照相关规程穿戴个人防护设备。

（6）加大行政监管力度,严格执行各项操作规程。

综上所述,科学合理地设计动物实验,同时考虑动物福利,使用标准化优质的实验动物,有效地控制实验动物与动物实验环境设施,由专业知识丰富、职业道德素质高、技术操作规范和技能娴熟的科研技术人员进行动物实验,并对实验动物从业人员加强健康监护与管理,就可以最大限度地将实验动物对工作人员以及社会环境的威胁降到最低,最大限度地保障实验动物从业人员的健康和社会的安定。

第四节 动物生物安全与控制

生命科学研究中的实验动物和动物实验不可避免地涉及生物安全问题,保证生物安全、防止病原微生物泄漏是关系到公众健康与安全的大事,必须引起足够的重视。很多国家在生物安全等级分类上都有相关规范,虽然在若干定义上有所不同,但对于危害等级分类的范畴却十分接近。动物生物安全实验室主要通过设施（facilities）、设备（equipment）、人员素质（practices）的有效结合做到保护人、环境、动物的三个原则。

1983 年,世界卫生组织（WHO）出版了《实验室生物安全手册》。手册根据致病能力和传染的危险程度将病原微生物分为四类;其相应的操作程序划分为四级,操作的相应级别的实验室也分为四级。美国国立卫生研究院（NIH）出版的《微生物学及生物医学实验室安全准则》也针对各病原体对人类和环境的危害程度将致病性微生物分为四类。

2003 年中国农业部颁布施行《兽医实验室生物安全管理规范》。

2004 年国务院公布施行《病原微生物实验室生物安全管理条例》。

2004 年国家质量监督检验检疫总局施行《生物安全实验室建筑技术规范》。

2006 年国家环境保护总局施行《病原微生物实验室生物安全环境管理办法》。

2008 年国家质量监督检验检疫总局施行《实验室生物安全通用要求》。

一、生物安全分级分类

（一）微生物危害分级

根据生物因子对个体和群体的危害程度将其分为四级。

1. 危害等级 I（低个体危害,低群体危害） 不会导致健康工作者和动物致病的细菌、真菌、病毒和寄生虫等生物因子。

2. 危害等级 II（中等个体危害,有限群体危害） 能引起人或动物发病,但一般情况下不会对健康工作者、群体、家畜或环境引起严重危害的病原体。实验室感染不导致严重疾病,并且传播风险有限。

3. 危害等级Ⅲ(高个体危害,低群体危害) 能引起人和动物严重疾病或造成严重经济损失,但通常不能因偶然接触而在个体间传播,或能用抗生素、抗寄生虫药治疗的病原体。

4. 危害等级Ⅳ(高个体危害,高群体危害) 能引起人或动物非常严重的疾病,一般不能治愈,容易直接、间接或因偶然接触在人与人、动物与人、人与动物、动物与动物之间传播的病原体。

(二)风险评估及控制

(1)实验活动开始前,必须进行危害风险评估,确定防护要求;动物实验室中使用的微生物危害评估,主要考虑以下因素。

①病原微生物的传播途径。

②病原微生物标本使用的容量和浓度。

③病原微生物接种途径和方法。

④病原微生物能否和以何种途径被排出体外。

⑤病原微生物的总体危险程度。

(2)对于使用的动物需要考虑的因素。

①动物的自然特性,包括动物的攻击性和抓咬倾向性。

②自然存在的体内外微生物和寄生虫等。

③易感的动物性疾病。

④动物接种病原微生物后可能产生的后果。

二、生物安全实验室及动物生物安全实验室概要

(一)生物安全实验室的分类

生物安全实验室(biosafety laboratory)是指通过防护屏障和管理措施,达到生物安全要求的微生物实验室和动物实验室。其特点是除必须满足通常动物设施的要求外,还必须具备防止实验动物感染人、动物相互间的交叉感染、传染源向外传播的结构和功能。其设计原则就是要做到三保护:保护人、保护环境、保护实验动物。

根据隔离的要求,国内外将生物安全实验室分为 BSL-1、BSL-2、BSL-3、BSL-4 四类。

BSL-1 实验室:进行普通微生物实验的实验室。

BSL-2 实验室:可能发生气溶胶扩散的实验操作需在Ⅱ级生物安全柜内进行。

BSL-3 实验室:可能发生气溶胶扩散的实验操作需在Ⅲ级生物安全柜内进行,由双重密封门将核心区与外部实验区隔离;外部空气通过高效过滤器送入室内,向外排出的空气亦须通过高效过滤器过滤。

BSL-4 实验室:采用独立的建筑物内隔离区和外部隔断的构造,实验操作需在Ⅲ级生物安全柜内进行。

(二)动物生物安全实验室的分类

动物生物安全实验室是指按照实验动物活体操作的生物感染级别建立的相应生物

安全防护水平实验室。目前分为 ABSL-1、ABSL-2、ABSL-3、ABSL-4 四种。

ABSL-1 实验室:生物安全防护水平为一级的动物生物安全实验室。适用于操作在通常情况下不会引起人类或者动物疾病的微生物。

ABSL-2 实验室:生物安全防护水平为二级的动物生物安全实验室。适用于操作能够引起人类或者动物疾病,但一般情况下对人、动物或者环境不构成严重危害,传播风险有限,实验室感染后很少引起严重疾病,并且具备有效治疗和预防措施的微生物。

ABSL-3 实验室:生物安全防护水平为三级的动物生物安全实验室。适用于操作能够引起人类或者动物严重疾病,比较容易直接或者间接在人与人、动物与人、动物与动物间传播的微生物。

ABSL-4 实验室:生物安全防护水平为四级的动物生物安全实验室。包括安全柜型和正压服型实验室两种。安全柜型 ABSL-4 实验室必须使用Ⅲ级生物安全柜或相当的安全隔离装置操作致病性生物因子,不要求配备生命支持系统和正压防护服。正压服型 ABSL-4 实验室必须配备生命支持系统和正压防护服,可使用Ⅱ级生物安全柜或相当的安全隔离装置操作致病性生物因子。适用于操作能够引起人类或者动物非常严重的疾病的微生物,以及我国尚未发现或者已经宣布消灭的微生物。

生物安全实验室按照规定严格分级管理,良好的专业训练和技术能力对保证生物安全有重要的作用。生物安全实验室的设施结构和通风设计构成二级屏障的物理防护。在密闭的状态下,空调通风的气流方式如下:外界→高效微粒空气过滤器→洁净区→半污染区→高效微粒空气过滤器→外界。

各级生物安全柜和个人防护装备(口罩、面罩、护目镜、防护衣、防护帽、防护裤、防护鞋、防护手套等)构成一级屏障的防护。

一些通过呼吸道途径感染人后导致严重的甚至致死性疾病的致病微生物、毒素对人体有高危险性;一些通过气溶胶途径传播或传播途径不明确、目前尚无有效疫苗或治疗方法的致病微生物或毒素一定要在 ABSL-3 以及 ABSL-4 实验室进行研究。

三、动物生物安全实验室操作要点

(一)ABSL-1 实验室的安全操作要点

(1)实验室工作人员需经专业培训才能进入实验室。人员进入前,要熟知工作中潜在的危险,并由熟练的安全员指导。

(2)工作时应穿着实验室专用长工作服,戴乳胶手套。可戴防护眼镜或面罩。

(3)在实验室内不允许吃、喝、吸烟、处理隐形眼镜和使用化妆品、储藏食品等。

(4)所有实验操作过程均须十分小心,以减少气溶胶的产生和外溢。实验中,病原微生物意外溢出及产生其他污染时要及时消毒处理。

(5)严禁用嘴吸取实验液体,应该使用专用的移液管。

(6)对污染利器包括针头、注射器、玻璃片、吸管、毛细管和手术刀等要制订安全对策。

(7)从实验室取出的所有废物,包括动物组织、尸体、垫料,都要放入防漏带盖的容器内,并焚烧或做其他无害化处理,焚烧要合乎环保要求。

（8）工作人员在接触培养物和动物后要洗手消毒,离开动物设施前脱去手套、洗手。

（9）要有适当的医疗监督措施。

（二）ABSL-2 实验室的安全操作要点

（1）使用时,应满足 ABSL-1 管理要求。实验室应制订具体的生物安全规则和标准操作程序,或制订实验室特殊的安全手册。

（2）能产生传染物外溢、溅出和气溶胶的操作,包括离心、研磨、搅拌、强力振荡混合、超声波破碎、打开装有感染性材料的容器、动物鼻腔注射、收取感染动物和孵化卵的组织等,都要使用Ⅱ级生物安全柜和物理防护设备。使用密闭转头、带有安全帽的离心机等时可不用生物安全柜。当操作微生物不得不在安全柜外进行时,应采取严格的面部安全防护措施(护目镜、口罩、面罩或其他设施),并防止气溶胶产生。

（3）动物管理人员、实验人员和辅助人员应每年定期进行与工作有关的专业技术培训,当安全规程和方法变化时要进行培训。

（4）由负责人指定感染性材料的操作人员,并告知其工作中的潜在危险和所需的防护措施。尽可能减少非熟练的新成员进入实验室。

（5）操作某些人畜共患病病原体时应接受相应的疫苗免疫或检测试验(如狂犬病疫苗和 TB 皮肤试验),否则不能进入实验室工作。一般来讲,感染危险可能性增加的人和感染后果可能严重的人如免疫功能低下或缺陷的人不允许进入实验室,除非有办法除去这种危险。

（6）实验室应有合适的医疗监督,应收集和保存实验室人员和其他受威胁人员的基础血清,进行实验室病原微生物抗体水平的测定,以后定期或不定期收取血清样本进行监测。

（7）只允许用于实验的动物进入实验室。

（8）造成明显病原微生物暴露的实验材料外溢事故发生时,必须立刻妥善处理并向负责人报告,及时进行医学评价、监督和治疗,并保留记录。

（9）所有培养物和废物在处理前都要用高压蒸汽灭菌器消毒。消毒后的物品要放入牢固不漏的容器内,按规定包装并密闭传出处理。所有设备拿出实验室之前必须消毒。

（10）严格执行菌(毒)种保管制度。

（三）ABSL-3 实验室的安全操作要点

（1）使用时,应满足 ABSL-2 管理要求。实验室要根据实际情况制订本实验室特殊而全面的生物安全规则和具体的操作规程以及紧急情况下的标准安全对策、操作程序和规章制度,并经单位生物安全委员会批准。

（2）实验室使用期间,谢绝无关人员参观。如参观必须经过批准并在个体条件和防护达到要求时方能进入。

（3）工作人员穿双层防护服,戴双层手套,必要时应戴正压头盔。离开实验室之前应淋浴。实验过程中实验室或物理防护设备中放有感染性材料或感染动物时,实验室的门必须保持紧闭,无关人员一律不得进入。

（4）只有了解实验室潜在的生物危害和特殊要求并能遵守有关规定的合乎条件的人才能进入实验室。

（5）操作带有放射性或化学性有害物质时应在ⅡB2型生物安全柜中进行。

（6）尽量不使用针头、注射器和其他利器。只有在必要时，如实质器官的注射、静脉切开或从动物体内和瓶子（密封胶盖）里吸取液体时才能使用，尽量用塑料制品代替玻璃制品。使用过的针头在消毒之前避免不必要的操作，如不可折弯、折断、破损，不要用手直接盖上原来的针头帽；要小心地把其放入利器盒内，然后进行高压消毒灭菌。破损的玻璃不能用手直接操作，必须用机械的方法清除，如刷子、夹子和镊子等。

（7）感染性材料操作完成之后，实验室设备和工作台面应用有效的消毒剂进行常规消毒，对溅出的传染性材料要由适合的专业人员及时处理和清除。

（8）所有感染性样品如培养物、组织材料和体液样品等在储藏、搬动、运输过程中都要放在不泄漏的容器内，容器外表面要彻底消毒，包装要有明显、牢固的标记。

（9）当发生具有传染性暴露潜在危险的事故和污染时，负责人和当事人应对该事故进行紧急科学、合理的处理。事后应提供切合实际的医学危害评价，进行医疗监督和预防治疗。

（10）操作的菌（毒）种必须由两人保管，使用前应办理批准手续，说明使用剂量，两人同时到场方能取出，并要有详细的使用和销毁记录。

（四）ABSL-4实验室的安全操作要点

（1）采用门禁系统限制人员进入或靠近设施（24 h监视和登记进出），并限制进入实验室的人员数量。

（2）所有工作人员应高度熟练掌握标准微生物操作技术、特殊操作和设施运转的特殊技能。

（3）在安全柜型实验室中，工作人员的衣服在外更衣室脱下保存。穿上全套的实验服装（包括外衣、裤子、内衣或者连衣裤、鞋、手套）后进入。在离开实验室进入淋浴间之前，在内更衣室脱下实验服装。服装洗前应高压灭菌。

（4）在正压服型的安全实验室中，工作人员必须穿正压防护服方可进入。离开时，必须进入消毒淋浴间消毒。

（5）从实验室内带出传染性材料时，先将其放在坚固密封的一级容器内，再密封在不易破损的二级容器里，经过消毒剂浸泡或消毒熏蒸后通过专用气闸取出。其他物品除非经过消毒灭菌，否则不能拿出实验室。不耐高热和蒸汽的器具物品可在专用消毒通道或小室内熏蒸消毒。

（6）建立报告实验室暴露事故、雇员缺勤制度和系统，以便对与实验室潜在危险相关的疾病进行医学监督。

（7）所有进入ABSL-4实验室的人必须建立医疗监督，监督项目必须包括适当免疫接种、血清收集及暴露危险等有效性协议和潜在危害预防措施。

（周顺长　余上斌）

思考题

扫码看答案

1. 试述生物安全实验室和动物生物安全实验室的异同。
2. 试述实验动物疫源的人畜共患病的预防与控制要点。
3. 试述动物实验的"3R"原则。

第三章　医学人体试验的意义及伦理问题

第一节　人体试验概述

一、人体试验的概念

人体试验是直接以人体作为受试对象，用科学的方法，有控制地对受试者进行观察和研究，以判断假说真理性的生物医学研究过程。它在医学研究中有着极其重要的地位。人体试验是医学研究的特殊表现形式，而医学研究又是生命研究中与人类关系最直接、最密切的研究领域。人类的医学发展史表明，中西医学皆发端于人体试验。在人类与疾病做斗争的起始阶段，人们都是通过亲身尝试、体验来发现、研究各种药物的治疗效果。现代医学的发展同样依赖于人体试验。因此，没有人体试验，就不会有医学的进步。

二、人体试验的类型

人体试验按照不同的标准可分为不同的种类。

1. 按用途分类　人体试验可分为临床人体试验和非临床人体试验两大类。前者直接与治疗疾病有关，如药物临床试验、医疗新技术临床试验等。非临床人体试验多为医学基础理论研究，如人体解剖、基础医学和预防医学研究中的人体试验。

2. 按可控情况分类　人体试验可分为人为试验与天然试验。前者是常说的人体试验；而天然试验的发生、发展和结果都是一种自然演进的过程，不以研究者的意志为转移。研究者仅借此机会对其进行有目的的观察和研究，所以研究者没有道德责任，其道德价值应被肯定。如对战争、饥荒、自然灾害等所引起的疾病的流行规律、特点、防治措施的试验研究。

3. 按意愿分类　人为试验又可分为自愿试验、强迫试验和欺骗试验。

（1）自愿试验：受试者自愿参加的人体试验。受试对象在一定的社会目的、治疗目的或经济目的的支配下，自愿参加某些新药、新的诊断治疗技术的临床试验。这是人体试验中最常见的一类。

（2）强迫试验：未经受试对象同意或违背受试对象意愿而进行的人体试验。通常这类试验是在武力或政治压力下，强迫受试对象接受他们不愿意的人体试验。强迫试验是不道德的，它不仅侵犯了受试者的人身自由，甚至可能对受试者造成严重的伤害。如纳粹医生对战俘和集中营内被关押者进行人体极限状态的试验。日本731部队对中国平民进行的化学武器试验,都是不道德的,是对人权的粗暴践踏。

(3)欺骗试验:大多是研究者利用患者的求生欲望,编造谎言,诱惑、欺骗受试者所进行的人体试验,结果往往使受试者承受很大的损失,甚至身心都受到严重伤害。如1963年美国布鲁克林的一家医院对缺乏知识的老年人注射肿瘤活细胞的试验。这类试验也是不道德的,甚至可能触犯法律。

三、人体试验的道德意义

(一)人体试验是医学的起点和发展的手段

没有人体试验就没有医学,更没有建立在现代物理和生物学基础上的现代医学。人体试验自古有之,最早开展医学人体研究的可能是我国的中医学。在我国古代便有"神农尝百草之滋味,一日而遇七十毒"之说。《史记·补三皇本纪》中记载:伏羲氏……乃尝百味药而制九针,以拯夭枉焉。我国针灸创始人皇甫谧通过自身试验体会和综合前人的经验,撰写了我国第一部针灸专著《针灸甲乙经》。李时珍为撰写《本草纲目》亲尝药性。西方医学同样离不开人体研究,古希腊的希波克拉底就在对骨骼、关节、肌肉等进行研究的基础上,创立了四体液说。中世纪阿拉伯医学家、哲学家阿维森纳认为"试验必须在人体上做,因为狮子或马身上的实验不可能证明对人有效"。18世纪英国医生琴纳在妻儿及邻居身上接种牛痘预防天花。美国医生拉齐尔用疫蚊叮咬自己以证明蚊子是传播黄热病的元凶。人体试验是医学产生和发展的客观要求和历史必然,医学的发展和医学理论的建立与人体试验紧密相连。医学水平的提高与众多医学家的无私奉献、亲身体验以及对患者诊治经验的积累密不可分。近代实验医学的产生建立在大量人体试验基础上,它不但扩展了人们对自身结构、功能等信息的认识,而且还为早期预防、消除疾病、恢复健康提供了新的疗法和途径。没有人体试验,也就不会有医学的进步。

(二)人体试验是医学基础理论研究和动物实验之后、常规临床应用之前不可缺少的中间环节,也是医学实验的最后阶段

无论是基础的医学研究,还是临床的诊断、治疗和预防都离不开人体试验。医学的任何新理论、新方法,在转化为临床应用之前,无论经过何种成功的动物实验,都必须首先通过涉及人体的临床研究来验证其安全性和有效性。只有经过人体试验确定有利于某种疾病的诊断、治疗的方法才能推广应用。即使已经在临床上常规应用的理论和方法,也必须不断地经过人体试验加以改进和完善。涉及人体的研究在今天的循证医学时代也不可或缺。不管人们对人体试验有多少争议和反对意见,也改变不了这样的客观事实:人与动物有本质的差异,人既有生物属性,又具有社会属性;既有生理活动,又有心理活动。而且,人的生命现象和疾病现象是最高级、最复杂的物质运动形式,个体之间也存在很大的差异。因此,再完美的动物实验也不能替代人体试验,经动物实验所获得的研究结果必须经过人体试验做最后验证,以确定其在临床应用中的有效性、安全性等。只有当临床证明医学新技术和新药物确实对人体无害而又有益于疾病治疗时,才能在临床上推广应用。排斥人体试验,将没有经过临床研究的技术和药物应用到临床,将直接危害患者的健康和生命,是极端不道德的。

四、正确认识人体试验

历史上人体试验曾给人类带来了无法估量的灾难。二战期间德、意、日法西斯利用战俘和平民进行惨无人道的人体试验,使无数无辜的人失去了生命或健康。二战后世界各地也时有滥用人体试验的报道。1997 年 4 月有报道披露美国曾在非洲部分国家进行多项艾滋病药物 AZT 的疗效试验,有 1.2 万妇女参加了试验,其中相当一部分受试者是艾滋病病毒感染者。由于部分参加试验的非洲孕妇仅服安慰剂,大约 1000 名新生儿感染了艾滋病。

人体试验具有明显的双重效应(正、负效应)和多元价值冲突(受试者价值与研究者价值的冲突、治疗价值和科学价值的冲突、近期价值与远期价值的冲突等),这些问题处理起来并非易事。人们对人体试验的认识和态度存在两种误区:一种是因噎废食论——既然人体试验引起很多麻烦,包括震惊世界的人道主义灾难,以受试者作为研究对象的做法也与"人本论"水火不相容,因此应废止人体试验;另一种误区是理所当然论——既然人体试验有存在的必然性、合理性,自古以来也从未停止,医学发展更离不开人体试验,那么,以少数受试者的代价换取更多人的健康收益,符合"功利论",因此是值得的,不应过多限制。

上述两种误区是人们的价值理念出现偏颇所致,即以单纯的"人本论"或"功利论"误读了人体试验的价值。正确认识人体试验,应在"人本-功利-公正三论统一"的伦理框架中确认人体试验的应有价值。

显然,那些背离医学目的和正义动机、违反伦理规范、损害受试者利益的人体试验,是伦理学所坚决否定的。既然人类的医学离不开人体试验,那么社会及科学研究者就有责任对人体试验做出正确的伦理评价和选择,使人体试验符合医学目的的正当性、试验行为的规范性,以及尊重与维护受试者权利的伦理价值要求,真正达到造福人类的目的。

第二节 人体试验的伦理原则

从人体试验的道德实质和伦理价值分析出发,人体试验应坚持以下五个方面的伦理原则,以规范人体试验的具体行为和过程,使之符合医学伦理原则的要求。

一、医学目的性原则

人体试验的直接指向和目的是在宏观上发展医学、积累医学知识、为人类的健康服务,医学目的是人体试验的基本原则。《赫尔辛基宣言》指出,以人作为受试者的生物医学研究的目的,必须是增进诊断、治疗和预防等方面的效果,任何背离这一目的的人体试验都是不道德的。因此,开展人体试验之前必须严格审查其是否符合医学目的。凡是真正为了提高诊疗水平、改进诊疗措施、加深对疾病病因及机制的了解,增进人类健康的人体试验是合乎医学道德的。医学目的性原则是人体试验合乎伦理的必要条件,而出于政治、军事、经济、个人成功等非医学目的的人体试验,已经被历史证明是严重违背人类伦理的。

应该承认,医学科研人员追求自我价值的实现、医药企业追求经济效益也是合情合理的。但医学目的性原则要求科研人员必须把实现自身价值的目的、医药公司必须把追求经济效益的目的,与医学目的性原则有机地统一起来,把医学目的性原则作为前提和必要条件。在医学科学研究中不断补充医学和人体试验知识,提高运用和发展这种知识的能力,以避免不合医学目的的人体试验;还要避免为获利而不顾人体试验手段方法的正确性、道德性和科学性;更要禁止违背人道、有损医学、危害社会和人类进步的人体试验。那些忽视医学目的性原则,而单纯追求个人自我价值实现和经济效益的行为是违背医学伦理的。

医学目的性原则是人体试验合乎伦理的必要条件,但并非充分条件。维护受试者利益原则的首要性和至上性,决定了在具体的人体试验中,面对"受试者利益与科学发展之间"的伦理矛盾时,医学目的性原则必须服从于维护受试者利益原则。

为了贯彻这一原则,应注意解决以下几个方面的问题。

1. 人体试验需要进行认真论证和道德评价　人体试验不能滥用,那种以发展医学为名义,随意利用患者的行为是绝对不允许的。目前,社会上有些"江湖医生"以发掘"秘方"和"新疗法"为名义,用患者做试验,给患者造成不同程度的损害。为确保人体试验的科学性、严肃性,在试验进行前必须对其目的进行认真论证和道德评价。

2. 人体试验前应先经过反复的动物实验　人体试验前应先经过充分的动物实验,其实验方法应符合科学原则,当实验数据和结果符合要求时才能进行临床试用。

3. 正视人体试验的局限性　尽管有充分的动物实验为基础,但人与动物具有种属差异性。因此,人体试验仍可能造成受试对象身心的损伤。这种局限性是客观存在的,切不可忽视。

二、科学性原则

人体试验是医学科学研究中极其重要、极其严肃的科学实践活动。科学性原则要求必须以动物实验为基础,这是人体试验前的一个重要环节。经过动物实验并获得真实充分的科学依据。例如,新的治疗方法、新药物等需经证明确实对动物无毒、无害时,方可推向人体试验阶段。

人体试验研究的设计、评价必须符合普遍认可的科学原理,试验过程自始至终有严密的设计和计划。人体试验设计必须严谨科学,设计前必须充分查阅相关的文献资料。在此基础上,试验设计应符合随机、对照、重复和均衡等科学原则,试验程序的设计应得到科学的说明。

人体试验前必须制订严密科学的试验方案,应在试验前详细了解患者的病理生理条件及心理条件,充分预估可能发生的突发事件及应急对策,有严谨周密的医学监护和医疗保护措施。为保证试验的科学性,主持人和参与者应是具有较深厚医学专业知识,并且具有较高医学科研水平的医学专家。

人体试验结束后须做出科学报告,研究者在试验中探求真理、寻求规律,所做的试验完成后应当进行总结,得出科学的报告。在报告中要尊重试验所得的各种事实和数据,力求数据完整、准确、无误,忠于事实、忠于结果,所得科研资料要妥善保管。

三、维护受试者利益的原则

维护受试者利益是人体试验的前提和必须遵循的最基本的原则。凡涉及人体试验的医学研究,首先应考虑的就是维护受试者的健康利益,其目的必须有利于改进疾病的诊治、了解疾病的病因和发病机制。当这一原则与人体试验的其他原则发生矛盾时,应当遵循这一原则,把维护受试者利益放在高于科学与社会利益的位置。

根据维护受试者利益原则,人体试验在实施前必须进行收益与风险评估。对试验预计的风险和压力与预计的获益进行详细评估。只有当研究的重要性超过试验给受试者带来的风险和压力时,涉及人体的生物医学研究才能得以开展。如果试验可能对受试者带来身体和精神上较为严重的伤害,那么无论这项试验的科学价值有多大、这项试验对医学的发展和人类的健康具有多么重要的意义,也不能进行。只有当人体试验研究结果将有益于受试者时才是合理的。

在人体试验过程中,必须有充分的安全措施,将受试者在身体、精神上的不良影响降到最低,这是医学道德"无伤"原则的体现。当试验过程中受试者利益严重受损时,无论试验多么重要,都应立即终止。为了维护受试者的利益,人体试验必须在有关专业医疗机构中、由具有丰富医学研究及临床经验的医生参与,或在他们的指导下进行。

四、知情同意原则

知情同意原则被认为是判断人体试验的基本伦理原则。知情同意原则要求人体试验研究者要尊重受试者的知情同意权利。受试者知情同意权,是指受试者充分知悉人体试验研究的性质、目的、期限、经费来源、试验方法、采用的手段以及任何可能的利益冲突、科研工作者与其他单位之间的从属关系、课题预期收益及潜在的风险和可能造成的痛苦等信息,并在此基础上自主、理性地表达同意或拒绝参加人体试验的意愿的权利。因此,研究者要向受试者提供关于人体试验的真实、完整信息,包括以下内容:①人体试验医学研究的目的和方法;②受试者参加研究的时间;③合理预期研究最终将会给受试者和其他人带来哪些收益;④参加研究会给受试者带来哪些可预见的风险和不适;⑤可能给予受试者的有益的替代治疗方法;⑥受试者身份信息资料的保密程度;⑦研究者为受试者提供医疗服务责任的大小;⑧对因研究而导致的某些伤害所提供的免费治疗;⑨对研究而导致的残疾或死亡,是否向受试者本人或其亲属提供赔偿;⑩受试者有权自由拒绝参加研究,可以在不被惩罚、不影响应得利益情况下,随时退出研究;⑪视具体情况向受试者告知,比如选择他作为受试者的特殊理由、研究设计的某些特征(如双盲法、对照组、随机抽样)等,使受试者清楚地了解人体试验的目的、方法、过程以及对他们自身可能造成的各种影响。受试者应在充分知情的前提下,在没有任何外界影响的情况下,自主地选择自己的行为,必须禁止欺骗试验、强迫试验。

受试者知情同意有书面和口头两种形式,一般采用书面形式的知情同意。无法获得书面知情同意时,应事先获得口头知情同意,并提交获得口头知情同意的证明材料。对于缺乏法律行为能力、身体和精神上无同意能力的受试者或未成年受试者,必须按照法律规定从其合法代理人处获取知情同意。

社会伦理学的利他原则，要求社会成员要有勇于牺牲个人利益造福于公众的精神，但这并不意味着可以无视个人的基本权益和尊严。知情同意原则强调受试者有权参加或者拒绝、退出人体试验，他们享有完全的自主权利。医学科学研究人员必须尊重他们的这种权利，不能因此对他们进行任何的非难或歧视。

五、设置试验对照的原则

对照试验是科学性原则的特殊要求，它是医学科学发展的需要。人体试验既受试验条件和机体内在状态的制约，也受社会文化、心理、习俗等因素的影响。为了保证人体试验结果的客观性，在进行人体试验时必须设置对照组。进行科学对照，是为了消除偏倚和主观偏因，正确判断试验的客观效应。

试验对照原则是现代人体试验的科学原则，也是道德原则。试验对照原则要求随机分组，对照组和试验组要有齐同性、可比性和重复性。两组在试验中具有同等的重要性，并处于同样的道德境地。应采用"随机分配原则"将受试对象分为试验组和对照组，并运用科学的比较方法，作为阳性对照、空白对照或安慰剂对照。安慰剂对照是以并无药理作用的安慰剂作为对照，使试验结果不受患者主观感受和心理因素的影响。对照试验应遵循严格的规范，安慰剂对照一般严格限制在病情比较稳定、试验期间不致因延误治疗时机而带来严重不良后果的患者。危重患者、病情发展变化快的患者不宜使用安慰剂。现代医学的许多试验在取得受试者一般知情同意的前提下，倾向于不告知受试者他们实际得到的是什么药物或他们将得到哪项治疗。如果如实告诉受试者这些情况，则试验就失去了意义。双盲法是使受试者和研究者都不知道使用的是何种药品，避免了试验观察者的主观偏向，从而保证试验结果的客观性。

第三节　人体试验的伦理评价

人体试验所面临的首要问题是什么样的人可以接受人体试验，可以进行什么样的人体试验以及如何进行人体试验。这也正是对人体试验应该进行伦理评价的基本问题。人体试验中人们往往最关注的是结果或效果，但伦理学的评价应当是一个综合评价过程。一般来说，需要从试验对象、试验动机和目的、试验方法和试验结果四个方面进行综合评价。

一、试验对象评价

人体试验需要大量的各类受试者参加，从纵向看包括胚胎、胎儿、新生儿、儿童、青年、老年人、临终者以及尸体；从横向看包括各类不同病征的患者、正常人，甚至包括各类特殊人员，如收容人员、囚犯等。不同的人体试验对象所体现的人体试验道德价值是不同的，但都有一个共同点，即人体试验必须保护、尊重和促进人的生命价值和尊严。任何人体试验都存在一定的风险和可能的损害，因而必须强调对受试者的利益和尊严负责。

其中最重要的是取得受试者的知情同意和自由选择,避免任何形式的强迫和欺骗。另外,医学和健康是全体人员包括健康人、患者的共同事业。包括受试者在内的所有社会人也正是从前人的试验结果获得了医学的益处,因而有义务促进这一共同事业的发展。但只有在受试者充分了解人体试验的意义、目的、危险性的前提下,自愿参加人体试验才是道德的。

二、试验动机和目的评价

一般情况下,人体试验是为了医学的发展和人类的健康而进行的,符合道德动机和目的。但是,在现代生物医学中人体试验是在医生与患者之间进行的,也使两者成为试验者和受试者的关系。由于受试者处于实质上的被动地位和弱势状态,研究者的动机在道德伦理上就显得至关重要。又由于研究者的动机是一种心理活动,具有内在性特点而不易判断。因此,对人体试验动机和目的的评价就必须首先考虑受试者的现实利益和治疗意义,其次才考虑医学知识的进展和积累。如果试验目的是追求个人的名利,这种试验虽对医学科学发展有利,却对受试者造成伤害,那么该试验就不符合道德。

三、试验方法和结果评价

人体试验的基本道德要求就是不造成伤害。从人体试验方法来看,试验可以是有伤害的,也可以是无伤害的,而无伤害往往是相对的。因为多数人体试验方法很难预测结果,试验方法往往是有伤害的。不同的试验方法对受试者的价值也不一样,其中包括利大于害、利害不明、有害无利等情况。医生和研究者应在尊重人的价值原则和医学目的性原则的基础上选择最佳的试验方案,尽量减少对受试者的伤害,即要求所采用的试验方法应该是利大于害,或局部损害可以经治疗恢复,受试者的身心健康基本不受影响。利害不明的试验方法应慎重运用,严格把关。对有害无利、害大于利的试验方法则应禁止应用。

第四节 人体试验面临的伦理问题

涉及人的生物医学研究所面对的主要伦理问题:研究的科学设计与实施,研究的风险和获益,受试者招募,知情同意书及知情同意的过程,受试者的医疗和保护,隐私和保密,弱势群体的特殊保护等。

一、研究的科学设计与实施

人体生物医学研究的主要目的是为了获得新的知识,包括对疾病的起因、发展和影响的认识,以及改进现有的预防、诊断和治疗的措施,其伦理合理性在于有望发现有益于人类健康的新方法,且以人为研究对象是达到此目的的唯一途径。没有任何科学价值和社会价值的研究,将受试者置于不必要的研究风险中,这在伦理上是不被接受的。因此研究者必须提供相关的研究背景,以说明研究问题的重要性和必要性以及预期获益,并列出与研究背景相关的文献和数据。人体试验必须以动物实验为基础,制订严密的科学计划,必须考虑计划的可行性、重要性、是否遵循普遍接受的科学原则、是否会对受试者造成伤害。

研究设计要科学,所采用的研究方法(如试验分组、盲法设计、对照选择、样本量估算等)要合乎研究的目的,并适用于研究的阶段与类型。

只有经过适当的伦理和科学教育及培训,并具备一定资格的人员方可开展涉及人体受试者的试验。此外,研究者要有充分的时间参加临床试验,人员配备及设备条件也要符合试验要求。

二、研究的风险和获益

参加临床研究时,受试者面对的风险包括研究风险和医疗风险。只有研究行为(包括研究干预措施和研究程序)对受试者造成的伤害或损伤才属于研究风险,而即使不参加临床研究也将承受的风险称为医疗风险。只有研究风险才在伦理审查的考虑范围内。受试者研究风险的类别:①生理方面,如身体的伤害及各种不适。②心理方面,如情感折磨及心理压力。③社会方面,如研究涉及的隐私信息一旦泄露后受试者可能受到他人歧视,影响求学或就职。④经济方面,如研究有关的花费,包括参加研究引起的误工费等。针对预期的研究风险及其影响因素,在研究方案中应规定相应的研究风险最小化措施。

研究获益包括受试者的获益、科学和社会的获益。受试者的获益是指研究对受试者在诊断、治疗或预防等方面的直接益处。免费提供研究干预,作为激励或报答向受试者支付报酬或补偿,不应作为研究的获益。对于不能提供与健康相关的直接获益的研究,也可能因增加了对人类疾病的认识而使整个社会获益。需要特别注意的是,对受试者个体健康的考虑应优先于科学和社会的利益。在风险与获益的权衡中,应首先考虑受试者的权益、安全和福利,应保证受试者在身体上、精神上受到的不良影响降低到最低限度。如果试验可能对受试者造成身体上或精神上的严重伤害,无论其科学价值多大,该试验均不能进行。

三、受试者招募

《人体生物医学研究国际伦理指南》(2002 年)、《赫尔辛基宣言》(2013 年)等国际伦理规范均强调招募受试者时,招募对象的选择应遵循公平分配研究负担和利益的原则。所有受试者不分群体和等级,其负担均不应超过参加研究而公平承担的负担;同时,任何人群均应有机会参加研究,不应剥夺其公平获得研究利益的机会。

在招募过程中应对受试者的隐私和个人信息给予充分保护。在获取参与研究项目的知情同意时,要确保受试者参加医学研究是自愿的,避免强迫或不正当地影响受试者参加试验。如果潜在受试者与医生(研究者)有依赖关系,或可能会被迫表示同意,必须由一个适当的、有资格且完全独立于这种关系的人来寻求知情同意。

招募材料的信息通常包括临床试验或研究项目的基本情况、招募对象的条件、项目的联系人和联系方式等基本信息,应如实描述或说明项目的基本情况,避免混淆研究性质、夸大收益、低估风险等问题的出现。

受试者在参加一项研究时发生的收入损失、交通费及其他开支可得到补偿；此外还能得到免费医疗。受试者尤其是那些不能从研究中直接获益的，也可因研究带来的不便和花费的时间而获得报酬或其他补偿。然而，给受试者现金或实物的报酬或补偿过大时会诱使他们放弃更符合自身利益的判断而甘愿承担过度的风险，这并非真正"自愿"参加研究。对于没有直接获益前景的研究，应特别注意避免过度的物质利诱。

四、知情同意书及知情同意的过程

知情同意是最重要的伦理原则，体现了对受试者自主性和权利的尊重，是保障受试者权益的基础。知情同意的三大基本要素为完全告知、充分理解、自主选择。知情同意的内容和形式必须经过伦理委员会审查。一份好的知情同意书首先要遵循的伦理原则就是使用通俗易懂的语言，真实准确地充分告知受试者关于该临床研究的关键信息，尽量少用术语。知情同意书的信息内容应涵盖研究项目的信息、预期的风险和获益、其他备选的治疗方案、发生研究相关损害时的补偿和（或）治疗、研究相关费用、隐私和保密及受试者的权利等。此外，也需要关注知情同意的过程，要求由有处方权的执业医生来获取知情同意；为了保护隐私，应选择单独的房间或诊室进行谈话；应给患者及其家人提供充分的时间进行讨论，以决定是否参加该项研究；在知情同意书签字页上需有研究者的联系电话，也应附有伦理委员会的联系电话，以便患者有渠道进行受试者抱怨。此外，人体试验项目是一个长期的过程，在此过程中，研究的程序和条件可能发生变化，因此在试验的详细情况发生变化时，研究者应及时通知受试者，并重新获取知情同意。

五、受试者的医疗和保护

促进和维护患者，包括参加医学研究的受试者的健康和权益，是医生的职责。实施研究的人员应有相应的医疗执业资质和研究资质，并有与研究需求相适应的人员配备。在试验过程中和试验结束后，研究者应为受试者提供良好的医疗保障以及适当的医疗监测、心理与社会支持。当受试者提前退出研究时也应进行必要的病史询问、体格检查及实验室检查，以帮助了解研究干预可能给受试者带来的影响。同时应关注受试者提前退出后的医疗安排，并保证发生不良反应能够得到相应的医疗处理。

一般而言，诊断、治疗或预防性干预试验应选择公认有效的干预作为对照，如因研究目的而给予受试者次于最佳的干预措施、安慰剂或不予治疗作为对照，应具备令人信服且科学合理的方法学理由，并应确认上述措施不会给受试者带来任何额外的严重风险或不可逆的伤害。

在人体试验过程中，受试者可能因参与研究而受到伤害，应确保他们能得到适当的补偿和治疗。所谓"与研究相关的损害"是指完全为实现研究目的，执行研究程序或干预措施而造成的损害，受试者应获得免费治疗和（或）相应的补偿。我国《药物临床试验质量管理规范》对受试者的补偿做了以下规定，如发生与试验相关的损害，受试者可以获得治疗和相应的补偿；研究者负责做出与临床试验相关的医疗决定，保证受试者在试验期间出现不良事件时得到适当的治疗；申办者应对参加临床试验的受试者提供保险，为发生与试验相关的损害或死亡的受试者提供治疗的费用及相应的经济补偿。申办者应向研究者提供法律上与经济上的担保,但由医疗事故所致者除外。

六、隐私和保密

临床研究过程中收集的数据可能会涉及个人隐私,包括与个人身份相关的信息以及与个人健康相关的信息。这些数据泄露给第三方,可能伤害受试者。除了需要确认收集个人信息的必要性外,研究者有责任采取一切措施保护受试者的隐私及其个人信息。常规的保密措施包括给研究对象去标识化,报告研究数据时隐藏受试者个人信息,限制访问数据的权限等。而对于一些敏感性研究,包括与酒精、药物或成瘾产品相关的研究或与个人心理健康或精神健康相关的研究等,信息泄露后可能导致社会偏见或歧视,或者损害个人财务状况、就业能力或名誉等,此时需采用更复杂、严密的保密措施。例如,在符合研究目的的前提下,不收集研究对象的个人身份信息,必要时免除知情同意签字,严格查阅资料的权限要求等。利用可识别受试者身份的生物标本,进行已知临床或预后价值的遗传学研究时,必须获得受试者或其法定代理人的同意。如果符合免除知情同意条件的要获得伦理委员会批准,并对标本进行完全匿名化处理,以保证不会通过该研究获取具体的个人信息。

七、弱势群体的特殊保护

弱势群体是指那些相对(或绝对)没有能力维护自身利益的人。通常,那些能力或自由受到限制而无法给予同意或拒绝同意的人也被认为是弱势群体,一般包括因自然、生理因素应当受到特殊保护的人,如儿童、孕妇;智力或行为能力存在严重障碍的人;因社会因素自我决定能力受到限制或约束的人,如研究者的下属或学生等有从属关系的人员、囚犯等。在选择弱势群体进行研究时要有充分的理由,一方面应尽可能保护弱势群体,防止其被不正当地利用。不能因为弱势群体较易受到诱惑,就偏好招募其作为受试者,让其承担参加研究的风险,而根本不考虑他们能否享受作为研究结果的新知识和所开发产品的利益,这违背了有益和公平原则。另一方面,弱势群体同样享有参与临床试验的权利,同样有权从对非弱势群体显示有效的研究干预措施中获益,特别是没有更好的或等效的治疗方法时。根据我国《药物临床试验伦理审查工作指导原则》,所有涉及弱势群体的研究,应满足以下原则:唯有弱势群体作为受试者,试验才能很好地进行;试验针对该弱势群体特有的疾病或健康问题;当试验预期不会为弱势群体受试者提供直接获益时,试验风险一般不大于最小风险,除非伦理委员会同意风险程度可略有增加;当受试者不能给予充分知情同意时,要获得其法定代理人的知情同意,如有可能应同时获得受试者本人的同意。

第五节 人体试验的国际法律规范

第二次世界大战后,为了更好地规范人体试验,为受试者权益提供保障,不再重演德国、意大利、日本法西斯惨绝人寰的人体试验的历史,世界各国都开始制定医学试验的伦理规则以及专门的试验规范。

一、《纽伦堡法典》

诞生于 1946 年的《纽伦堡法典》是纽伦堡军事法庭决议的一部分,它是第一部确认医学试验中受试者人权的国际准则,主要内容:①人体受试者的自愿同意是绝对必要的。②试验应该产生造福社会且富有成效的结果,而且这些结果不是随意的或不必要的,而是用其他研究方法或手段无法获得的。③试验应该基于动物实验结果以及对疾病的自然病程或试验问题的认识,以便试验结果能证实试验的正当性。④试验必须力求避免对受试者造成肉体上或精神上的痛苦和伤害。⑤预期会引起死亡或残疾的试验一律不得进行,除非实施试验的医生自己也作为受试者。⑥试验的风险不能超过试验所解决问题的人道主义重要性。⑦即使引起创伤、残疾或死亡的可能性微乎其微,也必须做好充分准备并提供恰当的设施保护受试者免受伤害。⑧试验只能由科学上有资质的人实施。参与试验的人员在试验的每一阶段都应提供最高标准的医疗管理。⑨在试验过程中,当受试者处于不能继续试验的肉体与精神状态时,有权终止参加试验。⑩在试验过程中,如果主持试验的科学工作者有充分理由相信继续试验可能对受试者造成创伤、残疾或死亡时,必须终止试验。《纽伦堡法典》提出了人体试验的四项基本原则,即受试者自主同意原则、保障受试者权益原则、科学合理原则和社会性且正当原则,其中受试者自主同意原则是法典中保护受试者的重要原则。

《纽伦堡法典》首次对人体试验的伦理要求做出系统规定,在一定程度上促进了国际社会广泛关注人体试验,在科研伦理的发展历史中具有里程碑式的意义,成为国际人体试验立法以及各国国内人体试验立法的国际法源。

二、《赫尔辛基宣言》

第二次世界大战后,虽然出台了《纽伦堡法典》,但该法典具有明显的战争背景,缺乏可操作性,所以在以后的人体生物医学研究中没有发挥太大作用。1964 年,第 18 届世界医学协会(World Medical Association,WMA)联合大会在芬兰赫尔辛基召开并发布了《赫尔辛基宣言》。《赫尔辛基宣言》分别在 1975 年、1983 年、1989 年、1996 年、2000 年、2008 年和 2013 年进行了修订。

《赫尔辛基宣言》以更丰富的条款补充和修正了《纽伦堡法典》中较为抽象与简单的伦理原则,成为人体生物医学研究的国际指南。在《赫尔辛基宣言》颁布后,许多医学杂志均要求投稿作者应在研究方法部分声明涉及人类受试者的试验符合《赫尔辛基宣言》的规定。

《赫尔辛基宣言》强调:人体试验医学研究的主要目的是改善预防、诊断和治疗措施,提高对疾病病因和发生机制的认识;人体试验应遵从尊重受试者且保护其健康和权利的伦理标准;医生在医学研究中的责任是保护受试者的生命、健康、隐私和尊严;人体试验必须遵守公认的科学原则;必须在试验方案中系统阐明人体试验的设计和操作,伦理委员会应对方案进行分析、评价、指导和审批;只有具有恰当的伦理学和科学教育及培训经历,并具有相应资质的人员才能进行涉及人类受试者的医学研究,并由临床医学专家监督;每项人体试验研究均应事先认真评估其预期的风险和负担,并与预期获益相比较;除非医生确信参与研究的风险已得到充分评估且能得到满意处理,否则医生不可进行涉及人类受试者的研究;只有研究目的的重要性超过给受试者带来的风险和负担时,才能实施此研究;只有当医学研究结果使受试者获益时,此研究才是正当的、有效的;应尊重受试者保护自身尊严的权利;应在被充分告知该研究的目的、方法、潜在的风险后,受试者自愿同意参与此研究;缺乏法律行为能力,身体和精神上无能力表达同意的受试者,一般不应该参与医学研究;研究报告的作者和出版商都具有伦理责任;个体患者治疗过程中,不存在已经证实有效的干预措施或其他已知的干预措施无效时,如果根据医生的判断,未经证实的干预措施有希望挽救生命、恢复健康或减轻痛苦,那么在征求专家意见、征得患者或其法定代理人知情同意后,可以使用该干预措施。

《赫尔辛基宣言》是第一个以国际医学组织伦理规则的形式发布的伦理规范,虽然不具有国际法的约束力,但《赫尔辛基宣言》为各国制定伦理法律、法规提供了主要依据,很多国家都是在其基础上制定相应规范的。

三、《贝尔蒙报告》

从 20 世纪 60 年代起,美国联邦政府对生物医学研究的投入不断增加,与此同时研究中出现的丑闻事件也不断暴露,其中最典型的事件是轰动一时的塔斯基吉(Tuskegee)梅毒试验。这些事件引起了公众的广泛关注。美国政府成立了国家保护生物医学和行为研究人类受试者委员会,以期对如何保护生物医学及行为研究中的人体受试者提出切实可行的建议。该委员会的主要任务之一为明确适用于所有人体研究的基本伦理原则以及如何在研究中贯彻执行。该委员会对常规医疗与生物医学研究的界限,评估风险利益在判定人体试验合理性中的作用,合理选择受试者以及不同研究领域中知情同意书的性质和定义进行仔细考量后,于 1979 年起草了《贝尔蒙报告》。《贝尔蒙报告》阐述了三条基本伦理准则:①尊重人:尊重人至少包括两个伦理要求,其一是应将每个人作为自主的行动者对待;其二是自主能力降低的人理应得到保护。尊重人的原则要求知情同意,要向潜在的受试者提供关于研究的充分信息,以利于他们做出审慎的、独立的决定。②有利:以合乎伦理的方式对待人,不仅要尊重他们的决定,保护他们不受伤害,而且还要努力保证他们的安康。有利原则有两条互补的规则:其一,不伤害;其二,使可能的获益最大化和使可能的伤害最小化。有利原则要求进行风险或获益评估;研究者考察研究设计是否合适,伦理委员会判定受试者所受到的风险是否正当;而对潜在的受试者风险或获益的评估将可帮助他们确定是否参加这项研究。③公正:人体研究的公正问题是谁应该从研究中获益、谁应该承受研究的负担。当个人理应从研究中获益却没有充分理由而被拒绝,或者当负担不正当地强加在个人身上时,就发生了不公正。公正原则要求受试者的选择在程序和结果上都是公正的。在选择受试者方面有社会公正和个人公正两个层次,个人公正要求研究者公平对待受试者,不可将可能有益的研究提供给他们喜欢的患者,而将有风险的研究提供给他们不喜欢的患者;社会公正要求根据受试者本人的情况以及研究可能对他们的影响来区分应该参加该项研究的人群。

四、《人体生物医学研究国际伦理指南》

国际医学科学组织理事会（Council for International Organizations of Medical Science, CIOMS）是由世界卫生组织和联合国教育、科学及文化组织于 1949 年创立的一个国际性非政府组织。CIOMS《人体生物医学研究国际伦理指南》（2002 年）是自 1982 年以来的第三个版本，由 21 条指导原则及其注释组成。与 1982 年和 1993 年的两个版本一样，该版指南旨在为《赫尔辛基宣言》提供更详尽的解释，规范各国的人体生物医学研究政策，根据各地情况应用伦理标准，以及确立和完善伦理审查机制，促进人体试验研究中伦理原则的正确运作。《人体生物医学研究国际伦理指南》对人体生物医学研究中的主要伦理问题做了比较全面的阐述，包含了 21 条实施涉及人体的生物医学试验时必须遵循的伦理准则。其中特别关注了以下内容：①涉及人的生物医学研究的伦理学论证和科学性：其伦理学论证基于有希望发现有利于人类健康的新途径，只有当它尊重和保护受试者，公正地对待受试者，而且在道德上能被进行研究的社区接受时，这类研究的合理性才能在伦理上得到论证。此外，科学上不可靠的研究必然也是不符合伦理的，因为它使受试者暴露于风险却不可能获益。研究者和资助者必须确保该研究符合普遍接受的科学原则，而且是建立在充分通晓有关科学文献的基础上。②伦理委员会：在实施人体生物医学研究前，应由伦理委员会对其科学价值和伦理可接受性进行审查，并得到伦理委员会的批准。必要时伦理委员会应该在研究过程中进一步审查，包括监督研究过程。伦理委员会独立于研究组织之外，从研究中可能获得的直接经济利益或其他物质利益不应影响其审查结果。③知情同意：对所有涉及人的生物医学研究，研究者必须取得潜在受试者的知情同意，或在其无知情能力时，取得法定代理人的准许。通常不可免除知情同意，且免除知情同意必须获得伦理委员会的批准。在获取知情同意时，研究者必须以其能够理解的语言或其他交流方式向潜在的受试者提供足够的信息。④弱势群体的特殊保护：向儿童、因精神或行为疾病而无足够知情同意能力的人、孕妇等弱势群体提供特殊的保护和对待。例如，规定如果要招募弱势群体作为研究受试者，必须有特别的合理性论证，他们一旦被选中，必须采取严格措施保护他们的权利和福利。在进行涉及儿童的研究之前，研究者必须保证研究不能在成人中同样进行；研究目的是为了获得与儿童健康需求有关的知识；每个儿童的法定代理人已经给予允许；已取得在儿童能力范围内的同意（赞同）；儿童拒绝参与或拒绝继续参与研究的意愿将受到尊重。孕妇应该认为是符合生物医学研究条件的。研究者和伦理委员会应该确保怀孕的潜在受试者充分了解参与研究对她们自己、对其妊娠、对胎儿、对其以后的子女以及对其生育能力的利益和风险。对这一人群的研究只有当研究内容和孕妇及其胎儿的特殊健康需求有关，或和一般孕妇的健康需求有关时才能进行，并应尽量得到动物实验，特别是致畸和致突变风险的可靠的证据支持。⑤在发展中国家进行的人体试验项目：许多国家缺乏能力评价或确保在其法律制度下所实施的生物医学研究的科学质量或伦理可接受性。因此，在外部资助的合作性研究中，资助者和研究者有确保伦理的义务，他们在这些国家所负责的生物医学研究应对该国或该地区的生物医学研究的设计或实施能力做出有效的贡献，并为这些研究提供科学与伦理审查和监督。能力建设包括但不限于以下活动：建立和加强独立的、有能力的伦理委员会；加强研究能力；开发适于医疗保健和生物医学研究的技术；培养研究和医疗保健人员；教育受试者所在的社区。

五、《药物临床试验质量管理规范》

随着经济全球化时代的到来和跨国制药公司的不断出现和发展，新药研究和开发费用也逐年提高。当一个制药公司耗费大量资源，完成药品临床前及各期临床试验并获得上市批准后，若希望在另一国家上市或生产，则必须按照该国的管理要求重复进行整个药物临床试验，从而造成大量人力、物力、动物资源及经费和时间的浪费。在此背景下，1991年由欧盟、美国、日本三方6个机构召开人用药品注册技术要求国际协调会议(International Council for Harmonization, ICH)。ICH 自 1991 年建立以来，已在减少新药的开发及技术资料申报过程中的重复性工作方面取得了显著的成就。1996 年，ICH制定了《药物临床试验质量管理规范》(Guideline for Good Clinical Practice of The International Conference on Harmonization, ICH-GCP)，并于 2016 年 11 月 9 日进行了首次修订。该规范的目标是为欧盟、日本和美国制定统一的标准，由这些地区的药品监管机构促进临床试验数据的相互认同。该规范的制定参考了欧盟、日本、美国以及澳大利亚、加拿大、北欧国家和世界卫生组织(WHO)现行的药物临床试验管理规范。该规范中所确定的准则还适用于其他可能会对人类受试者的安全及健康问题产生影响的临床调查。中国国家食品药品监督管理总局(China Food and Drug Administration, CFDA)也于 2017 年 5 月在加拿大蒙特利尔 ICH 年会上被批准成为 ICH 的正式成员。ICH-GCP 详细说明了临床试验执行时的操作事项及职责，还针对伦理委员会的运作方式提供了指导并叙述了其职责所在。它涵盖的主题包括人员构成、组织功能、机构运作、工作程序、任务职责、备案记录、知情同意及不良事件报告。依据 ICH-GCP，伦理委员会必须有其书面的标准操作规程(standard operating procedure, SOP)。伦理委员会制定 SOP 往往参照 ICH-GCP 和当地法律规定及相关指南。

第六节 人体试验的国内法律规范

1999 年国家药品监督管理局颁布《药品临床试验管理规范》(GCP)，2003 年国家食品药品监督管理局对其进行了修订，并更名为《药物临床试验质量管理规范》。2016 年国家食品药品监督管理局颁布该规范(修订稿)。2017 年 5 月在加拿大蒙特利尔年会上通过了中国国家食品药品监督管理总局(China Food and Drug Administration, CFDA)的申请，CFDA 成为 ICH 正式成员。人用药品注册技术要求国际协调会议(ICH)的 GCP是涉及人类受试者参与的试验设计、实施、记录和报告的伦理和科学质量的国际通用准则，是药物临床试验行业的最高标准。它的执行在新药临床试验中评估受试者获益和风险，获得药物疗效与安全性的科学结论等方面有不可忽视的作用。GCP 明确了临床试验的两大基本原则：一是药物临床试验过程规范，结果科学可靠；二是保护受试者的权益并保障其安全，受试者的权益、安全和健康必须高于对科学和社会利益的考虑，伦理委员会和知情同意书是保障受试者权益的主要措施。GCP 的核心思想是"预防"和"发现"临床试验中可能出现的不规范问题,通过一系列质量保证和质量控制活动,保证临床试验的质量。

中华人民共和国原卫生部结合中国实际,在 20 世纪 90 年代就成立了涉及人体的生物医学研究伦理审查委员会,2000 年成立了卫生部医学伦理专家委员会,负责对有关重大的医学伦理问题进行咨询和审查。2007 年 1 月 11 日,原卫生部又正式印发了《涉及人的生物医学研究伦理审查办法(试行)》(以下简称《办法》),这是我国首部专门针对生物医学研究伦理审查的部门规章,对研究项目伦理审查工作以及伦理委员会的职责权利及其监管进行了详细的规定,旨在规范涉及人的生物医学研究和相关技术的应用,保护人类的生命和健康,维护人类的尊严,尊重和保护人类受试者的合法权益。《办法》是中国医学科研伦理管理的框架,强调了伦理审查过程应当独立、客观、公正和透明。《办法》还对伦理委员会的设置,伦理审查的程序、方法以及审查的监督与管理等做出了规定。《办法》建立了一个伦理委员会的系统,强调了政府在涉及人的生物医学研究伦理审查中的作用。这个系统包括三级伦理委员会:部级、国家的伦理委员会,省、直辖市的伦理委员会,机构伦理委员会。其中,部级对省、省对机构伦理委员会有指导、咨询及监督的职责。伦理审查被纳入各级卫生行政机构科研管理工作范围内。

2010 年 9 月国家中医药管理局颁布了《中医药临床研究伦理审查管理规范》,旨在规范中医药临床研究伦理审查工作,该规范针对中医药临床研究的科学性问题提出特殊的考量标准:研究符合公认的科学原理,基于中医药长期的临床使用经验,必要时有充分的实验室研究和动物实验证据,并考虑中药多成分混合物的特点。

2010 年 11 月国家食品药品监督管理总局颁布了《药物临床试验伦理审查工作指导原则》,在遵守我国 GCP 的基础上,参考了国际上有关规定,对药物临床试验的伦理审查给出了具体的指导性意见,重点从伦理委员会操作的规范性和试验项目的伦理审查两个方面明确了药物临床试验伦理审查工作,推动了伦理委员会的规范性建设。

(徐 戎 杨晓燕)

思考题

1. 人体试验如何按意愿进行分类?
2. 人体试验应坚持哪些伦理原则?
3. 涉及人的生物医学研究所面对的主要伦理问题有哪些?

扫码看答案

第四章　基础医学普通实验室安全与操作规范

｜第一节　尖锐实验器械使用安全与操作｜

一、尖锐实验器械

尖锐实验器械是指存在于实验室,应用于实验过程能够刺穿或割伤皮肤,造成人体外伤的医用锐器。其主要分为两大类,即金属锐器和玻璃制品碎片。常见的金属锐器包括注射器针头、手术刀、手术剪、手术镊(多指头端直径较小的尖镊)等。常见的玻璃制品碎片来源包括玻璃培养瓶、玻璃平皿、玻璃量筒、玻璃滴管、载(盖)玻片等。加强尖锐实验器械的使用管理,可有效减少实验室外伤暴露风险,保护实验室人员安全。

(一)尖锐器械使用规范

1. 注射器针头使用　在一定程度上应限制使用注射器和注射器针头(图 4-1),注射器和注射器针头不能用于移液和其他用途;一次性注射器针头使用前,应避免将针头保护套取下;吸液后,排空气泡,转移过程应安装保护套;使用后的注射器针头不要取下、折断、弯曲;注射器针头丢弃前,需安装保护套;废弃注射器针头放置于不易刺破的专用利器回收盒,专用利器回收盒达四分之三容量时应立即封口,登记并送往医疗废物处理站处理。

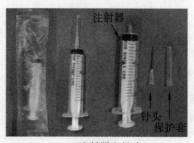
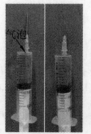

(a)注射器和针头　　　　　　　(b)针头的使用

图 4-1　注射器和针头使用操作方法

2. 手术刀、手术剪等使用　手术刀使用过程应严格按照操作规程,正确安装拆卸手术刀片(图 4-2),废弃刀片应放置在专用利器回收盒,专用利器回收盒达四分之三容量时应立即封口,登记并送往医疗废物处理站处理;手术剪、手术镊等尖锐器械,应遵循使用操作规程,避免不正规操作造成的意外伤害。

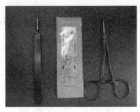
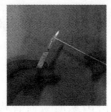
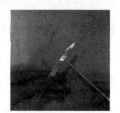

(a)刀片和刀柄   (b)安装刀片   (c)拆卸刀片

图 4-2　刀片和刀柄使用与操作方法

3. 玻璃器械　玻璃器械因有破碎风险,故操作时应遵循下述安全规则(图 4-3)。

(1)玻璃器械操作时不宜用力过猛,玻璃器械发生黏结可以用刀切开分离。

(2)接触过感染性物质的玻璃器械,清洗之前必须进行消毒。

(3)不使用破裂或有缺口的玻璃器械。

(4)破裂的玻璃器械和玻璃碎片应丢弃在有专门标记的、单独的、不易刺破的利器回收盒内。

(5)操作高热玻璃器械时应戴隔热手套。

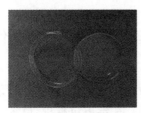
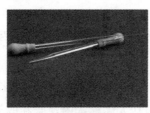
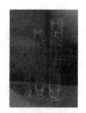

(a)玻璃平皿   (b)玻璃滴管   (c)量筒

图 4-3　实验室常用玻璃器皿

(二)尖锐器械处理注意事项

具有生物污染性注射器针头、手术刀片、玻璃制品碎片等医疗废物应在丢弃处理之前进行消毒处理,消毒剂浓度及配制情况见"消毒剂正确使用规程";禁止徒手处理玻璃制品碎片,应戴保护性手套将其转移至利器回收盒,集中登记处理(图 4-4)。

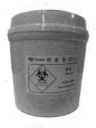
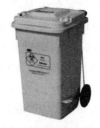

(a)利器回收盒   (b)医疗废物回收桶

图 4-4　医疗废物回收装置

二、尖锐器械的处理依据

所有尖锐器械的处理应遵循《医疗废物管理条例》的相关要求,收集后做好运送交接工作。

三、支持性文件

《实验室生物安全通用要求》由国家质量监督检验检疫总局和国家标准化管理委员会发布,2009 年 7 月 1 日实施。

(陈晓钎)

 思考题

1. 简述实验室尖锐器械的安全使用规范。
2. 简述实验室尖锐器械处理的注意事项。

扫码看答案

第二节　人体解剖与组织学实验室安全与操作

人体解剖是医学生认识人体结构的重要实践活动,也是现代医学实践特别是外科的基石。人体解剖学习内容包括人体标本的观摩和解剖。在学习过程中,既要注意防护有害化学物质的损害,又要遵循相关伦理准则,保持对人体标本的尊重。组织学实验是现代病理学诊断疾病的最重要手段,也是临床疾病诊断的金标准。人体标本解剖和组织学实验过程中涉及的有害化学物质浓度较高,应特别注意个人防护。

一、实验室安全内容

(一)常规实验室安全

1. 强化安全意识　医学实验人员必须牢固树立安全第一意识。

2. 进入实验室即应按以下程序启动安全意识

(1)所有进入实验室的人员,应时刻树立安全第一意识。有自我安全意识的人员有义务提醒新来人员,尤其是非实验室人员提高安全意识。

若发觉安全隐患,如异常气味可能导致当时或事后的过敏、头痛、咳嗽、呕吐,应立刻提高警惕,向实验室负责人员咨询,索取口罩等防护物品或暂时离开实验室。

(2)快速了解实验室安全制度和自定条例。按以下方式之一行动:①要求实验室负责人安排人员讲解与本人实验活动相关的实验室安全注意事项。②主动向实验室负责人员咨询。③仔细阅读学习实验室内张贴的安全制度或条例。如实验室安全制度或条例张贴在实验室外,应在进入实验室之前认真通读学习。

（3）如事先已知即将进入特殊实验室，应尽快在网上以其涉及的安全相关问题为关键词快速查询和浏览相关实验室安全注意事项。

（4）首次进入实验室后，应根据实验室情况，进一步查询、了解和学习实验室安全知识，特别是与该实验室相关的特殊实验室安全知识。如解剖实验室常用的福尔马林使用安全知识。

再次进入同一实验室，快速重温一遍实验室安全注意事项，重点关注常见和危险性较大的安全隐患。

第三次进入同一实验室，认真排查该实验室潜在或不常见的安全隐患，列出应准备的相关预防和处理的安全防护材料。

第四次进入同一实验室，应准备好相关预防和处理的安全防护材料，如防毒面罩、防护眼镜、碘酒、创可贴等。

（5）从事任何实验操作前，应认真阅读实验步骤，查询学习不熟悉的化学试剂的安全使用方法和注意事项。

（6）从事实验室劳动和活动，如攀高和搬运设备时，应使用专用工具，量力而行，避免摔伤、扭伤和扎伤。

（二）一般实验室安全

一般实验室安全包括以下几点。

（1）用电、用水、用火、用气安全。

（2）化学试剂使用安全。

（3）生物材料使用安全。

（4）人身财物安全。

二、人体解剖学习和实验操作安全

（一）人体标本实验

1. 福尔马林使用安全　人体解剖实验室具有较多的福尔马林浸泡人体标本供医学生使用。福尔马林属于危险化学试剂（眼睛刺激第 1 类、皮肤刺激第 1 类、经口急性毒性第 1 类），危险标签如图 4-5 所示。

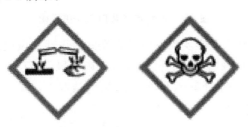

图 4-5　危险标签图示

福尔马林为 35%～40%甲醛水溶液，无色、易燃。甲醛的沸点为 −19.4 ℃，具强腐蚀性、强刺激性，可致人体灼伤，具致敏性。除此之外，福尔马林具有强挥发性和窒息性。挥发的甲醛可强烈刺激黏膜。在低浓度下，甲醛可刺激眼黏膜，浓度稍高时刺激上呼吸道,引起咳嗽、胸闷,同时额部感到特殊的压迫感,并使黏膜溃烂,进而引起肺部炎症。经呼吸道吸入的甲醛还可引起食欲减退、厌食、体重减轻、神经衰弱、失眠。长期接触则可产生致敏现象,并造成皮肤组织溃烂。甲醛对中枢神经有麻醉作用。长时间接触福尔马林或暴露于高浓度甲醛环境可能致癌。

国家质量技术监督检验检疫总局出台了国内销售的纤维制品(包括面料及辅料)福尔马林含量标准,并从 2003 年 1 月 1 日起正式实施,规定其不可用于食物保存。市场上保存食物特别是海产品中,可能含福尔马林较多。

福尔马林是甲醛的水溶液,其毒性主要来源于甲醛,实验室处理甲醛可以考虑以下 3 种方法。

(1)使用活性炭物理吸附。

(2)使用植物吸收,如大型观叶植物。

(3)甲醛具有还原性,可以用过氧化氢或臭氧发生器将其氧化为无毒的甲酸甚至是二氧化碳和水。

2. 个人防护

(1)进入实验室前,常规穿着长袖白大褂。

(2)短暂参观且不接触福尔马林浸泡的标本,可以使用一次性蓝色丁腈手套和一次性口罩进行防护。

(3)学习过程中需要接触福尔马林浸泡标本者,需要使用外科手套(可以戴双层手套以免破损)、戴一次性活性炭防毒口罩或其他防毒面罩、戴护目镜(图 4-6)。长发女士要固定好头发,戴一次性头套,避免接触标本的可能。

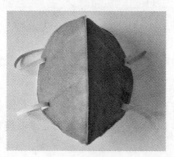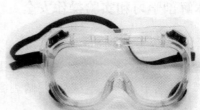

图 4-6　活性炭防毒口罩和护目镜

(4)福尔马林浸泡标本教学实验室应具有良好的循环通风设备。室内没有明显的福尔马林气味,如有异味,应及时开窗、开门、开排气扇通风(排气道通往户外)。

(5)离开实验室时,集中处理个人防护用品,清洁双手。

(二)直接接触处理

皮肤不慎碰触福尔马林应快速用清水冲洗。福尔马林挥发性很强,对眼睛有强刺激性,若福尔马林不慎接触眼部时,快速用大量清水冲洗,至少 15 min,并及时就医。若不慎吸入呼吸道,会刺激口、鼻与呼吸道黏膜组织,轻则疼痛、咳嗽,重则呼吸道发炎,甚至肺水肿,应迅速就医检查处理。若不慎误饮,迅速就医检查处理。

（三）人体标本保护

人体标本属于稀缺资源，同时具有人的属性。使用者应做到：①对人体标本具有尊重意识。②对人体标本的任何操作均应遵循人道主义原则。操作时动作轻柔，不做规定操作外的其他任何操作。③操作前，认真学习并确认已知如何操作和保护人体标本。

1. 组织化学染色　组织化学染色为病理学、组织学常规实验，主要对细胞器或细胞特殊结构染色，如 HE 染色、尼氏染色等。

（1）个人防护：①工作区，按要求穿戴工作帽。留长发实验人员应将头发包裹在工作帽内，避免头发接触到污染物及脱屑落入工作区。②戴护目镜（强酸、强碱移取操作，观察实验现象及其他危险操作必须戴护目镜）、口罩（常规实验操作戴简易口罩；挥发性物质操作应戴高等级防护口罩，如吸附挥发性酸性物质、吸附有机挥发物的口罩等）。③应穿着工作服，保持工作服整洁干净，并且实验过程中必须穿着长袖长身工作服。个人防护服应定期更换以保持清洁，防护服被危险物品污染，应立即更换。④根据实验要求，穿戴手套，常见橡胶手套（用于特殊操作，用完应洗净晾干，放回原处，不得戴手套去拿公共用品）、一次性橡胶手套（常见实验操作使用）、高分子一次性手套（如丁腈手套，用于与具有腐蚀性的酸碱、有机挥发的腐蚀试剂接触的操作）。⑤穿着实验室规定的鞋子，避免拖鞋、凉鞋等暴露皮肤的鞋子（避免皮肤遭受直接污染）。

（2）实验场地清理：实验完成后，关闭实验仪器，整理个人防护用品，按照规定实验处理垃圾，清洗双手，关闭水电门窗，离开实验室。

2. 组织化学操作注意事项

（1）根据不同实验要求选择合适的切片方式，常见的有石蜡切片和冰冻切片（图 4-7）。

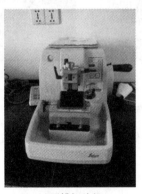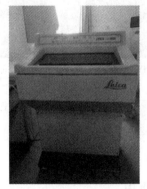

(a)石蜡切片机　　　　(b)冰冻切片机

图 4-7　石蜡切片机和冰冻切片机

（2）充分认识所使用实验试剂的理化性质，按照要求做好实验防护（实验过程中所使用酒精、二甲苯等为有机挥发性试剂，应戴有机蒸气吸附性面罩及高分子材质护目镜）。

（3）挥发性试剂（酒精、二甲苯等）应在通风橱内进行实验操作（图 4-8）。

（4）严格按照实验规程操作，避免试剂溅洒污染区域及防护用品，意外造成实验试剂溅洒时，应按照规程沉着冷静处理，不可慌张。

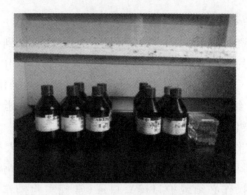

图 4-8　挥发性试剂盛放方式

（5）防护用品受到挥发腐蚀性试剂污染，应及时更换，避免试剂接触到皮肤，如实验试剂污染皮肤，应及时处理清洗（组化过程中所使用试剂具有挥发腐蚀性，处理不及时会造成皮肤损害），切不可疏忽大意。

（6）免疫组化实验过程中，组织抗原若采用微波修复，应注意避免烫伤，使用防护手套转移已经加热的修复液体（图 4-9）；DAB 显色操作应给予充分的重视，做好防护，避免DAB 显色液直接接触皮肤（DAB 具有潜在致突变作用）。

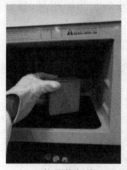
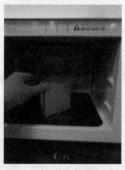
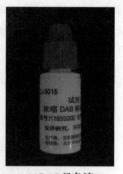

(a)抗原修复前　　　　(b)抗原修复后　　　　(c)DAB显色液
　　　　　　　　　　（戴防热手套）

图 4-9　抗原修复操作及 DAB 显色液

（7）实验操作完成，应及时处理实验器具，做好实验区域清洁，将废物带离实验区，实验垃圾按照规定处理。

三、显微镜使用

简易和正置显微镜（配成像系统）见图 4-10。

（一）操作程序

（1）取送简易显微镜时一定要一手握住弯臂，另一手托住底座；显微镜不能倾斜，以免目镜从镜筒上端滑出；取送显微镜时要轻拿轻放。使用时要把显微镜放在座前桌面上稍偏左的位置，底座应距离桌沿 10 cm 左右。

（2）打开光源开关，调节光强到合适大小。

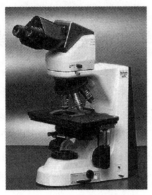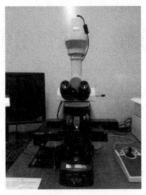

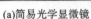
(a)简易光学显微镜　　(b)正置显微镜（配成像系统）

图 4-10　简易和正置显微镜（配成像系统）

（3）转动物镜转换器，使低倍镜头正对载物台上的通光孔。先把镜头调节至距载物台 1～2 cm 处，然后观察目镜，调节聚光器和孔径光阑，使光线通过聚光器入射到镜筒内，视野内应呈明亮的状态。

（4）将所要观察的载玻片放置于载物台，使载玻片中被观察的部分位于通光孔的正中央，然后用标本夹夹好载玻片。

（5）先用低倍镜观察(物镜 4×、目镜 10×)，转动粗准焦螺旋，使载物台上升，物镜接近载玻片，目镜观察并转动粗准焦螺旋，使载物台慢慢下降至观察到组织图像。

（6）进一步调节细准焦螺旋至视野最清晰(未配备拍照设备，则左眼观察，右眼绘图；配备拍照设备，则调细准焦螺旋之前切换至图像采集视野，后调整至视野最清晰时拍照)。

（二）注意事项

（1）使用高倍物镜观察前，把需观察的组织转移至视野中央，换用高倍镜后调整细准焦螺旋调整图像至最清晰。

（2）若使用油镜，低倍镜下确定需要观察的视野，滴加香柏油于标本之上，换用油镜，眼睛从侧面观察将油镜浸入油内，调动细准焦螺旋直到物像清晰为止。

（3）使用完毕后，关闭电源。清理实验器材，将显微镜放回原位。若使用油镜，则需将油渍清理干净后归还。

（陈晓钎）

 思考题

1. 常规实验室安全包括哪些内容？
2. 简述福尔马林浸泡标本操作时的个人防护措施。
3. 简述标本组织化学实验中的个人防护措施。

扫码看答案

第三节　免疫组织化学实验室安全与操作

　　机体免疫与病原微生物感染、炎症、肿瘤、自身免疫病和衰老等病理生理过程密切相关。检测机体免疫功能在医学实践中具有重要地位。免疫调节是许多疾病治疗的重要手段。免疫学实验涉及分子、细胞、组织器官和动物不同层次。基于抗原抗体反应原理的医学实验主要包括免疫组织化学实验、组织或细胞免疫荧光染色、酶联免疫吸附试验、放射免疫分析、流式细胞术、免疫沉淀等。其他的免疫学实验还有抗体工程、疫苗工程、免疫细胞工程等。

一、实验室安全内容

（一）常规实验室安全

　　免疫学实验室常规安全与其他实验室基本相同,包括水、电、火、气的安全使用,有毒化学试剂的安全使用,微生物和血液等生物材料的安全使用,液氮的安全使用,尖锐物品的安全使用,各种仪器设备安全使用等,涉及动物和人体标本的须按相关文件使用和处理动物和人体样品。实验过程中主要遵循以下原则。

　　（1）实验前,熟悉实验室环境和仪器设备,严格按程序开启、使用和关闭仪器设备。

　　（2）实验过程中,常规穿着白大褂、戴口罩和手套。防止直接接触有毒化学试剂、血液和微生物等生物材料。

　　（3）严格按照实验室指定操作区域进行相关实验操作,防止交叉污染和对不知情人员造成意外伤害。

　　（4）严禁在实验区从事非实验活动。

　　（5）实验后按要求清理实验区和处理实验废物。

　　（6）大型和贵重仪器设备交由专业负责人员处置,不得擅自处理。

（二）相关具体实验操作安全

　　免疫学实验中所涉及的分子生物学、细胞生物学、放射性同位素、动物、人体标本内容的安全操作遵循相关章节的规则。以下对几个常见免疫实验的操作安全做具体说明。

　　免疫组织化学(简称免疫组化)实验:前期的动物麻醉、手术、灌流、组织固定、石蜡标本制备,安全操作参照其他相关章节。特别注意以下有毒试剂或实验。

　　1. 二甲苯　二甲苯是具有刺激性气味、易燃的无色液体。在石蜡组织切片的免疫染色过程中需要反复使用二甲苯进行脱蜡、透明,操作过程中会挥发产生二甲苯蒸气。二甲苯对眼及上呼吸道有刺激作用,高浓度时,对中枢系统有麻醉作用。此外,二甲苯对食管和胃有强烈刺激作用,可引起恶心、呕吐。长期接触可致神经衰弱综合征,女性有可能导致月经异常。

　　2. 过氧化氢水溶液　过氧化氢水溶液俗称双氧水,为无色透明液体。危险性符号:

X(有害)、C(腐蚀性)、O(氧化)。免疫组化染色过程中需要使用3%过氧化氢水溶液去除组织内源性过氧化氢酶。实验室过氧化氢储存液浓度为30%,有强腐蚀性。在配制过氧化氢溶液时,直接接触高浓度过氧化氢溶液,可致皮肤氧化发白。眼睛直接接触可致不可逆损伤甚至失明。吸入对呼吸道有强烈刺激性。误服有腹痛、胸痛、呕吐、呼吸困难等症状。

3. 氨水 氨水是具有刺激性气味的挥发性液体。免疫组化染色实验中需要使用低浓度(0.2%)氨水做返蓝处理。在氨水溶液配制和使用过程中,注意预防氨水损害。氨气对眼、鼻、皮肤有刺激性和腐蚀性。吸入氨气引起咳嗽、气短和哮喘,严重者可因喉头水肿而窒息。氨水溅入眼内,严重损害视力,甚至导致失明。皮肤接触可致灼伤。

4. 免疫细胞分离 免疫细胞提取纯化实验多使用人体或动物血液、淋巴结和脾脏标本。血液、淋巴结或脾脏组织可能含有病原体,需按人体标本、血液标本和动物实验生物最高措施进行防护。

5. 抗原、抗体检测 抗原、抗体检测实验多涉及人体或动物血清或其他体液,按人体标本、血液标本和动物实验生物最高措施进行防护。涉及病原体抗原按病原体最高防护标准予以防护。

6. 流式细胞术 流式细胞术在制备细胞标本过程中,多使用人体或动物血液、淋巴组织或器官标本,按实验中所涉及生物最高防护措施予以防护。

7. 动物免疫 动物免疫实验中涉及抗原可能来自病原体,并涉及动物。按最高生物防护标准予以防护。

（三）生活安全区与非安全区

严格区分实验区和生活区。免疫组化实验过程复杂,存在生物、化学和射线潜在危害。因此,严禁将实验区物品带入生活区,以免造成自身和他人的危害。同时,也严禁将食物、水和饮品带入实验区,以免造成污染,甚至误服化学试剂。

二、个人防护措施

（一）常规个人防护

（1）呼吸系统防护:戴过滤式防毒面罩(半面罩)或自吸过滤式防毒面罩(全面罩)。

（2）眼睛防护:戴化学安全防护眼镜。戴已包含眼睛防护的全面罩。

（3）身体防护:穿工作服。无皮肤裸露。

（4）手防护:戴橡胶手套。

（5）其他:工作现场禁止吸烟、进食和饮水。工作结束,淋浴更衣。注意个人清洁卫生。

急救措施如下。

（1）皮肤接触:脱去被污染的衣物,立即用流水冲洗至少15 min,使用肥皂水彻底清洗皮肤。

（2）眼睛接触:立即提起眼睑,用流水冲洗至少15 min,立即就医。

（3）吸入:迅速脱离现场至空气新鲜处。保持呼吸道通畅。如呼吸困难,给氧。如呼吸停止,立即进行人工呼吸,立即就医。

(4)食入:饮足量水,催吐,立即就医。确保医务人员了解该物质相关的个体防护知识,注意自身防护。

(二)相关具体实验操作防护

1. 免疫组化有害物   免疫组化实验过程中使用挥发性二甲苯、氨水,需戴防毒面罩和防护眼镜,并在通风橱操作。需要戴橡胶手套防止接触二甲苯、氨水和过氧化氢等有害物质。需要穿工作服并避免裸露,以免有害试剂溅出接触皮肤。DAB 显色涉及的显色剂 DAB(3,3-四盐酸二氨基联苯胺)为致癌试剂,操作时应严格着工作服,尽量避免皮肤裸露,戴帽子、口罩、手套,避免与试剂接触等。

2. 荧光显微镜   严格遵守荧光显微镜操作规范,注意荧光电源不要短时间内频繁开关;操作时尽量避免直视荧光,特别是蓝光,以减少对眼睛的损伤。

3. 血液   涉及血液的实验操作应严格遵照血液生物安全操作规范,如手部有破损或皮肤疾病者,不宜操作;实验过程中戴双层橡胶手套。实验等待过程中,应脱下外层手套,减少接触标本手套的其他触碰。手套破损,立即更换;实验过程中有标本溅洒,及时清理、消毒;实验中需要使用注射器时,尤其应集中注意力,缓慢行事,以免接触标本的针头意外扎伤自己或旁人;实验结束,使用的防护用品应先消毒,后摘除,脱去手套后必须洗手。应按"六步法"正确洗手。工作服不可带离工作区。

(三)生活安全区防护

(1)生活安全区内禁用一切实验药品与器材。

(2)进入生活安全区之前脱掉工作服并洗手。

(3)实验室应备有消防器材、急救药品和劳保用品。

(4)实验结束需检查水、电、气、窗,进行安全登记后方可锁门离开。

三、实验标本与器材保护

(一)常规实验标本与器材

1. 实验室必须建立严格的岗位责任制   根据所使用仪器设备的特点和要求,制订相应的维护保养措施,并认真落实。

2. 要加强对实验负责人员及操作人员的基本操作训练   仪器使用者应熟悉仪器设备性能特点,掌握基本操作方法。

3. 对库存、备用或因任务不足暂停使用的设备   需要封存一段时间的仪器设备要定期清洁、查点,进行防尘、防锈、防潮等方面的维护。

(二)实验标本与器材保护

1. 抗体使用

(1)根据抗体说明书将抗体保存于相应温度下的冰箱,保存抗体的专用冰箱温度报警装置(声、光报警)须完好,并有备用电源。当冰箱的温度自动控制记录和报警装置发出报警信号时,要立即检查原因,及时解决并记录。

(2)注意抗体期限,及时做好记录,保证在有效期内使用。

（3）若使用 TBS 稀释的抗体，则应注意保存原管抗体并注意稀释抗体的有效性，防止不同抗体之间的交叉。

2. 流式细胞仪 上机前应充分做好样品处理以防出现意外（如堵针），保证上机顺利进行。正确处理样品可保护流式设备、延长仪器使用寿命。处理样本时应注意，若标本来源于血液应特别注意个人防护，如整齐穿着实验服，尽量减少皮肤裸露，戴口罩、帽子、双层手套等，同时做好血样的保护；若标本来源于组织或者贴壁细胞系，需注意遵循常规动物组织操作与细胞操作规范，同时在分离细胞时应避免过度消化、破坏细胞，保持细胞膜表面的完整性。上机时严格遵守流式细胞仪操作规程，合理设置参数。

（三）实验器材维修

（1）仔细阅读说明书，正确使用实验室的仪器设备，保证设备的使用寿命。

（2）明确实验器材的保修期限，在保修期内的设备应请相关售后人员前来维修。

（3）设备故障后，立即停用设备并做好标记。

（4）了解整台设备的价值，适当权衡维修和换新。

（陈晓钎）

思考题

1. 简述免疫组织化学涉及的常见的实验技术及常规个人防护与急救措施。

2. 简述免疫组织化学实验中涉及的有害物质及防护措施。

扫码看答案

第四节 生物化学实验室安全与操作

生物化学是一个重要的基础医学学科。生物化学原理和技术奠定了医学检验技术发展的基础，成为医学诊断的重要依据。生物化学实验包含生物学和化学两个学科内容。医学实践中生物化学主要检测或研究人体体液、细胞、组织器官的化学物质，如酶、血浆蛋白、血糖、血脂和其他分子或离子。随着医学基础科学的发展，生物化学逐渐与分子生物学相融合，成为生物化学和分子生物学学科。

一、实验室安全内容

（一）常规实验室安全

生物化学实验室常规安全涵盖实验室用电、用水、化学试剂使用和仪器设备使用的基本安全知识。除了基本实验室安全外，还应特别注意以下几点。

（1）生物化学实验中使用化学试剂种类较多，可能涉及较多有毒有害试剂，使用前应仔细阅读化学试剂使用说明书。

（2）生物化学实验中需要配制的化学溶液较多,可能涉及危险化学反应过程(如酸碱反应),操作前务必熟悉所配制溶液的化学成分,严格按照说明书正确使用容器,按程序配制各种溶液。

（3）生物化学实验中微量称量较多,需要使用精密天平,使用前应学习正确使用方法,严格按要求称量(图 4-11)。

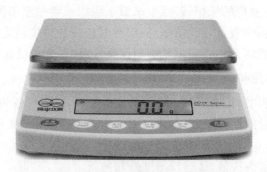

图 4-11　微量称量常用精密天平

（4）为避免化学试剂和化学反应造成身体伤害,操作前务必穿戴整齐,减少皮肤裸露。

（5）实验室内每瓶试剂必须贴有明显且与内容物相符的标签。严禁混用试剂空瓶灌装别种试剂。

（6）在使用一种不了解的化学药品前应做好的准备:明确药品在实验中的作用,掌握药品的物理性质(如熔点、沸点、密度等)和化学性质;了解药品的毒性;了解药品对人体的侵入途径和危险特性;了解药品中毒后的急救措施。

（二）相关具体实验操作安全

医学生物化学实验多使用人体(或动物、微生物等)标本,实验前务必学习其安全知识。人体标本包括组织、体液和分泌物,其中血液是使用最多的体液,其他体液包括胸水、腹水、脑脊液等。人体分泌物包括尿液、粪便、痰液、呕吐物、生殖分泌物等。

1. 血液标本　人体血液标本属于高度生物危险品。许多病原体可存在于血液,其中乙型肝炎病毒、丙型肝炎病毒、人类免疫缺陷病毒是主要的血液感染来源。使用血液标本务必要高度警惕,严格按可执行的高规格要求进行实验,尤其应注意以下几点。

（1）手部有破损或皮肤疾病者,不宜操作。

（2）使用有机试管盛装血液样本,样本不宜超出容器高度的 2/3。不要使用玻璃试管,以免使用中或离心过程中玻璃破碎,造成生物污染和外伤风险(图 4-12)。

（3）实验过程中戴双层橡胶手套;实验等待过程中,应脱下外层手套,减少接触标本手套的其他触碰;若手套破损,应立即更换。

（4）实验过程中有标本溅洒,及时清理、消毒。

（5）实验中需要使用注射器时,尤其应集中注意力,缓慢进行使用,以免接触标本的针头意外扎伤自己或旁人。

（6）对可能产生气溶胶的实验,需进行头面部保护,如戴口罩、眼罩和帽子。

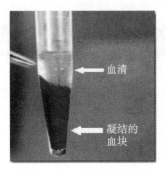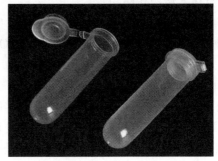

图 4-12 血液或组织分离离心管

（7）实验结束，使用的防护用品应先消毒，后摘除，脱去手套后必须洗手。应按"六步法"正确洗手（图 4-13）。工作服不可带离工作区。

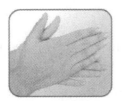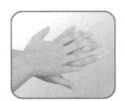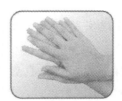

第一步：掌心相对，手指并拢，相互搓揉。　第二步：手心对手背沿指缝相互搓揉，交换进行。　第三步：掌心相对，双手交叉指缝相互搓揉。

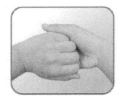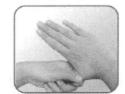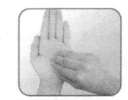

第四步：弯曲手指使关节在另一手掌旋转搓揉，交换进行。　第五步：左手握住右手大拇指旋转搓揉，交换进行。　第六步：将五个手指尖并拢，放在另一手掌旋转搓揉，交换进行。

图 4-13 实验前后洗手流程和方法

2. 生活安全区与非安全区 实验区与生活安全区应严格区分或划分。实验区为非安全区，只能放置或存放实验用品。禁止携带任何实验样本、使用过或实验区存放的器材等物品进入生活区。禁止戴手套或穿白大衣进入生活区。

反之，生活区只能放置或存放生活用品，不得放置任何血液标本、血液分离物及可能的血液标本污染物品。

（三）个人防护措施

1. 常规个人防护 实验过程中，操作者必须认真阅读学习操作规程和有关安全技术规程，了解仪器设备性能及操作中可能发生事故的原因，掌握预防和处理事故的方法。实验室内禁止吸烟、进食，不能使用实验器皿盛放食物。实验操作时应穿工作服，长发要扎起，离开实验室前用肥皂洗手。不应在教室、食堂等公共场所穿着工作服。进行危险性操作要戴防护用具。

2. 相关具体实验操作防护

（1）打开浓硫酸、浓硝酸、浓氨水试剂瓶塞时应戴防护用具，在通风柜中进行。

（2）配制药品或实验过程中能放出 HCN、NO_2、H_2S、SO_3、Br_2、NH_3 及其他有毒和腐蚀性气体时，应在通风柜中进行。

（3）稀释浓硫酸的容器、烧杯和锥形瓶要放在塑料盆中，只能将浓硫酸慢慢倒入水中，严禁反向操作！必要时用水冷却。

（4）蒸馏易燃液体时严禁使用明火。蒸馏过程不得无人，以防温度过高或冷却水突然中断；易燃溶剂加热时，必须在水浴或沙浴中进行，避免明火。

（四）生活安全区防护

详见本章第三节。

二、实验标本与器材保护

（一）常规实验标本与器材

（1）实验室必须建立严格的岗位责任制。根据所使用仪器设备的特点和要求，制订相应的维护保养措施，并认真落实。

（2）要加强对实验负责人员以及操作人员的基本操作训练。仪器使用者应熟悉仪器设备性能特点，掌握基本操作方法。

（3）对库存、备用或因任务不足需要封存一段时间的仪器设备要定期清洁、查点，进行防尘、防锈、防潮等方面的维护。

（二）实验标本与器材保护

1. 血液标本的保护

（1）储血专用冰箱温度报警装置（声、光报警装置）须完好，并有备用电源。当储血专用冰箱的温度自动控制记录和报警装置发出报警信号时，要立即检查原因，及时解决并记录。

（2）4 ℃储血专用冰箱应每周擦拭后消毒 1 次；低温储血专用冰箱每个月化霜 1 次。储血专用冰箱内空气培养每个月一次，无霉菌生长或培养皿（90 mm）细菌生长菌落小于 8 CFU/10 min 或小于 200 CFU/m³ 合格。

（3）储血专用冰箱内严禁存放其他物品，包括血型鉴定试剂、交叉配血实验试剂等。

2. 实验器材维修

（1）仔细阅读说明书，正确使用实验室的仪器设备，保证设备的使用寿命。

（2）明确实验器材的保修期限，在保修期内的设备应请相关售后人员前来维修。

（3）设备故障后，立即停用设备并做好标记。

（4）了解整台设备的价值，适当权衡维修与换新。

（陈晓钎）

思考题

1. 生物化学实验涉及的常规实验室安全注意事项有哪些？
2. 简述血液标本的安全操作要点。

扫码看答案

第五节 细胞学实验安全与操作

细胞(细胞系、原代细胞)是机体进行正常生理活动的基本单位,任何生物现象无不来自细胞的功能,故细胞学研究关系到几乎所有生命活动领域。细胞学相关实验也是实验室常用的实验技术之一,是医学科学研究重要的研究手段。细胞学实验包括常规实验如细胞培养、冻存、传代、转染等,也包括特殊实验如原代细胞培养等。细胞学实验中会涉及细胞的无菌操作,血清、培养基、高压蒸汽灭菌锅等的使用,故掌握无菌操作、高压蒸汽灭菌设备的规范使用等至关重要。

一、实验室安全内容

(一)细胞生物学实验

细胞生物学实验经常使用多种有毒试剂,如焦碳酸二乙酯、苯甲基磺酰氟(神经毒剂)、甲醛、甲醇、乙酸、过硫酸铵、多聚甲醛(剧毒)、丙烯酰胺(神经毒素)等,它们毒性较强,易通过皮肤或呼吸道进入体内,对人体造成极大损害,必须严格管理和规范使用。

生物安全柜是细胞生物学及微生物学实验常用的仪器之一,合理规范的使用是确保细胞安全、防止实验室污染的关键。首先要根据实验室级别、病原微生物的危险水平及自身研究需要来确定需要的生物安全柜级别。普通细菌、细胞培养应选择Ⅰ或Ⅱ级生物安全柜,开展艾滋病病毒等危险病原微生物研究的实验室则需要选择Ⅱ级以上生物安全柜才能确保实验人员的安全。使用生物安全柜时严禁使用明火,且必须严格遵守各项无菌操作规则;实验结束后需要仔细清洁和消毒生物安全柜。

实验过程中使用的CO_2压缩气体、保存生物样本的液氮等各类气罐不能混放在一起,存放时使用气瓶架固定安放,操作时应该避开出气口,动作缓慢,且定期检查各气罐气压。

实验产生的废物如各类细胞、移液管、培养液等必须经过高压灭菌后再作为生物垃圾处理。

(二)常规实验室安全

1. 微生物实验 微生物实验常涉及含有各种微生物的样品,在运送和使用此类样品过程中易发生实验室获得性病原微生物感染。因此,实验人员必须严格做好自我防护,戴口罩和手套操作,严禁直接接触实验微生物,实验结束后应及时洗手消毒;可能接触到致病微生物的实验器材都应进行严格消毒处理；未使用完的样品、培养细菌的培养基等应该先高压高温灭菌，再按照生物垃圾处理。另外，致病微生物菌种保存应该由专人负责，防止有害菌种失控。

2. 相关具体实验操作安全

（1）细胞复苏和冻存。

（2）动物血清使用。

（3）细胞系培养。

（4）原代细胞培养。

（5）细胞病毒感染。

（6）细胞污染处理。

二、实验室灭火法

实验过程中一旦发生火灾切不可惊慌失措，应保持镇静。首先应立即切断室内电源，然后根据具体情况积极正确地进行抢救和灭火。常用的方法如下。

1. 可燃液体着火时 应立刻拿开着火区域内的一切可燃物质，关闭通风器，防止扩大燃烧。若着火面积较小，可用石棉布、湿布、铁片或沙土覆盖，隔绝空气使之熄灭。但覆盖时要轻，避免碰坏或打翻盛有易燃溶剂的玻璃器皿，导致燃烧面积扩大。

2. 汽油、乙醚、甲苯等有机溶剂着火时 应用石棉布或土扑灭。绝对不能用水，否则会扩大燃烧面积。

3. 金属钠着火时 可用沙土覆盖灭火。

4. 导线着火时 不能用水及二氧化碳灭火器，应切断电源或用四氯化碳灭火器。

5. 衣服着火时 切勿奔走，保持镇静，使用衣服等包裹身体或躺在地上滚动，以灭火。

发生较大的着火事故应立即报警并注意保护现场，防止他人误入失火区域。

三、生活安全区与非安全区

生活区和实验区应严格区分，实验人员在实验操作过程中应戴口罩和手套，不得将任何实验物品带入生活区，亦不可将食品带进实验区域食用，以免食物污染或误食引发实验室安全事故。

（1）生活安全区内禁用一切实验药品与器材。

（2）进入生活安全区之前脱掉口罩、手套和工作服，洗手。

（3）实验室应常备消防器材、急救药品和劳保用品。

（4）实验结束后检查水、电、气、窗，进行安全登记后方可锁门离开。

四、个人防护措施

（一）常规个人防护

实验过程中，操作者必须认真阅读学习操作规程和有关安全技术规程，了解仪器设备性能及操作中可能发生事故的原因，掌握预防和处理事故的方法。实验室内禁止吸烟、进食,不能用实验器皿盛放食物。实验操作时应穿工作服,长发要扎起,离开实验室前用肥皂洗手。不应在教室、食堂等公共场所穿着工作服。进行危险性操作要戴防护用具。

1. 烫伤处理 一般包括火焰、蒸汽、高温液体、金属等,一般用高浓度酒精(90%~95%)消毒后,涂抹苦味酸软膏。如果伤处红痛或红肿(一级灼伤),可擦拭医用橄榄油或使用棉花蘸酒精敷盖伤处;若皮肤起疱(二级灼伤),应避免水疱破损,防止继发感染;若伤处皮肤呈棕色或黑色(三级灼伤),应用无菌干燥的消毒纱布轻轻包扎,紧急送医治疗。

2. 酸碱试剂烧伤处理 烧伤严重程度与酸碱性质、浓度及接触时间有关,因此无论何种酸碱烧伤,均应立即用大量清水冲洗至少 30 min,一方面可稀释和清除残留的酸碱,另一方面可作为冷疗的一种方式,减轻伤处疼痛程度,注意水流量应足够大,迅速将残余酸碱从创面冲干净,头面部烧伤应首先处理眼部,尤其是角膜部位,应给予优先冲洗。急救处理后立即就医。

(二)相关具体实验操作防护

1. 酒精灯操作注意事项

(1)酒精灯的灯芯要平整,如不平整或已烧焦,要用剪刀修正。

(2)添加酒精时,不超过酒精灯容积的 2/3 且不少于 1/3。

(3)绝对禁止向点燃的酒精灯内添加酒精,以免失火。

(4)绝对禁止用酒精灯引燃另一只酒精灯,要用火柴点燃。

(5)用完酒精灯,必须使用灯帽熄火,不可用嘴吹灭。

(6)防止酒精灯倾倒,若酒精灯意外溅洒燃烧,应立即用湿布扑灭。

(7)勿使酒精灯的外焰受到侧风,一旦外焰进入灯内,会引发爆炸。

2. 紫外线消毒灯使用注意事项

(1)使用紫外线消毒灯时,人和动植物一定要离开现场。

(2)眼睛不可长时间注视紫外线消毒灯。紫外线对人体皮肤黏膜有一定损害,使用紫外线消毒灯时要注意做好防护,眼睛绝对不能直视紫外线光源,否则极易受到损害。

(3)使用紫外线消毒灯消毒物品时,应将物品摊开或挂起,扩大照射面,消毒有效距离为 1 m,照射 30 min 左右即可。

(4)使用紫外线消毒灯时,应保持环境清洁,空气中不能有灰尘和水雾等,当室内温度低于 20 ℃或相对湿度超过 50%时,应延长照射时间。擦洗地面,待地面干燥后再行紫外线灯消毒。

(5)使用紫外线消毒灯之后,通风 30 min 再进入房间。

(三)高压灭菌锅使用注意事项

1. 灭菌液体时 以不超过 3/4 体积为好,瓶口切勿使用未开孔的橡胶或软木塞。

2. 灭菌完毕后 不可立即放气减压,否则瓶内液体会剧烈沸腾,冲掉瓶塞而外溢甚至导致容器爆裂。必须待压力回到 0 时方可排放余气。

3. 在设备使用过程中 应定期对安全阀加以维修和检查,当设备闲置较长时间重新使用时应首先检查安全阀是否能正常工作,确认安全后方可使用。

4. 压力表应定期检查　若压力表指示不稳或不能恢复到 0 时,应及时检修或更换。

5. 橡胶密封圈检查　如发现橡胶密封圈老化变形应及时更换。发现螺丝、螺母松动应及时加固。

6. 堆放灭菌物品时　严禁堵塞安全阀的出气孔,必须留有空间保证其畅通放气。

7. 每次使用前必须检查　应检查锅内水量是否充足,防止锅体干烧。

8. 在连续进行灭菌操作时　应给予锅体足够的冷却时间。

（四）CO_2 储存罐使用注意事项

（1）挪动、运输时应注意安全,防止砸伤。

（2）细胞室用 CO_2 钢瓶:应置于阴凉、干燥、远离热源处,环境温度不得超过 31 ℃,以免液体 CO_2 因温度升高体积膨胀形成高压气体,产生爆炸危险。

（3）CO_2 钢瓶放置:钢瓶严禁卧放,以防发生导气管爆裂及 CO_2 泄漏意外,应规范放置于专用的安全固定架上,防止其固定不稳、滚动及砸伤周围人员。

（4）核查相关配件:确认减压阀、接头及压力调节器装置正确连接且无泄漏、无损坏、状况良好。

（5）旧瓶应定期接受安全检验:超过钢瓶使用安全规范年限的,接受压力测试合格后才能继续使用。

（6）使用操作:使用时先逆时针打开钢瓶总开关,观察压力表读数,记录钢瓶内总的二氧化碳压力,然后顺时针转动低压表压力调节螺杆,使其压缩主弹簧将活门打开。使用后,先顺时针关闭钢瓶总开关,再逆时针旋松减压阀。

（五）细菌实验注意事项

（1）手握挑取细菌的接种环不可随意晃动。

（2）取细菌时培养皿的盖子不可完全打开,试管塞不能直接放于桌面。

（3）接种细菌时不可说话,做细菌革兰染色涂片时或干燥菌液时不可用嘴对着菌液大口吹气。

（4）已接种细菌的培养皿应谨慎对待,不可随意打开,以防病原微生物形成气溶胶散播到空气中,造成环境污染和实验人员感染。

（5）含有细菌的培养皿不慎打碎,应立即喷洒消毒液于污染面,消毒 30 min 后再打扫。

五、实验标本与器材保护

（一）常规实验标本与器材

1. 实验常用的大型仪器　如高压灭菌锅、高速离心机、超速离心机等需要专人专管,使用前必须接受严格培训;另外小型电器如烤箱、恒温箱、水浴锅等使用时应定时查看,防止火灾发生。

2. 有毒试剂处理　必须进行无毒化处理后再集中处理,如含 EB 的电泳缓冲液先加活性炭过滤后再将固体废物焚烧,含 EB 的琼脂糖凝胶要放入生物安全垃圾袋回收处理。

3. 实验废液、废物处理 废酸废碱必须进行中和反应后再集中处理；含基因工程菌的平板应先高温高压灭菌再扔到生物垃圾袋中；含细菌的液体培养基应该加入消毒液，待菌体完全沉淀后再倒入下水道；实验产生的废物如各类细胞、移液管、培养液等必须经过高压灭菌后再作为生物垃圾处理。

（二）实验器材维修

1. 高压灭菌锅的维护和保养

（1）每天进行锅体内部清洁工作，避免杂质沉淀。

（2）每周一次，用软布擦拭灭菌器外罩。

（3）每周一次，检查防溢蒸汽阀。

（4）每周一次，检查安全阀。

2. 紫外线消毒灯的维护和保养

（1）在使用过程中，应保持紫外线消毒灯表面的清洁，每周周一和周四用酒精纱布擦拭一次，发现灯管表面有灰尘、油污时，应随时擦拭。

（2）用紫外线消毒物品表面时，应使物品表面受到紫外线的直接照射，且应达到足够的照射剂量。

（3）紫外线强度计至少一年标定一次。紫外线消毒灯的使用寿命应不少于 1000 h。

3. 酒精灯的维护和保养

（1）新购置的酒精灯应首先配置灯芯。灯芯通常是用多股棉纱线拧在一起插进灯芯瓷套管中。灯芯不要太短，一般浸入酒精后还要露出 4～5 cm。对于旧灯，特别是长时间未使用的酒精灯，在取下灯帽后，应提起灯芯瓷套管，用洗耳球或嘴轻轻地向灯内吹气，以赶走其中聚集的酒精蒸气，然后放下套管检查灯芯，若灯芯不齐或烧焦都应用剪刀修整为平头等长。

（2）新灯或旧灯壶内酒精少于其容积 1/4 时应添加酒精。酒精量以不超过灯壶容积的 2/3 为宜（酒精量太少则灯壶中酒精蒸气过多，易引起爆燃；酒精量太多则受热膨胀，易使酒精溢出，发生事故）。添加酒精时一定要借助小漏斗，以免酒精溅洒。

（3）新灯加完酒精后须将新灯芯放入酒精中浸泡，并移动灯芯套管使灯芯完全浸透（未浸过酒精的灯芯，一经点燃就会烧焦），然后调整灯芯合适长度，才能点燃。

（4）酒精灯使用结束后，应用灯帽灭火。如长期不用，需将灯内酒精倒出，以免挥发；同时在灯帽与灯颈之间夹入小纸条，防止粘连。

（陈晓钎）

 思考题

1. 简述高压灭菌锅的安全操作注意事项。

2. 简述酒精灯操作注意事项及常见的实验室灭火方法。

扫码看答案

第六节　分子生物学实验室安全与操作

自1953年美国科学家沃森(James Watson)和克里克(Francis Crick)发现了DNA双螺旋结构,便开启了生命科学的分子生物学时代。分子生物学实验内容主要包括植物、动物、微生物基因组DNA的提取与鉴定,哺乳动物组织总RNA的提取与鉴定,质粒DNA的提取与鉴定,PCR扩增,分子杂交技术,限制性内切酶消化,分子克隆全过程和基因文库的构建等。分子生物学作为基础医学重点研究领域在世界范围内方兴未艾,其实验室也作为科学研究的关键平台在各大科研院校研究所均有设立,因而学习分子生物学实验室安全与操作显得尤为重要。

一、实验室安全内容

(一)常规实验室安全

分子生物学实验室安全主要涵盖实验室水电的安全使用、化学试剂的安全使用、微生物的危害及防护、放射性物质的安全使用、紫外线辐射的危害及防护和废物的处理等方面,主要包含以下几个方面。

(1)使用仪器设备前:必须检查电源开关、线路连接情况,首次使用应在实验室安全员指导下完成,以免引起电火花造成起火或爆炸。仪器在使用完成后需及时关闭开关并切断电源,方可离去。

(2)实验操作环境:严禁在实验室操作区域吸烟。由于分子生物学实验室可能会有大量易燃易爆气体钢瓶,点燃的香烟带有火星,在易燃易爆气体出现泄漏的情况下容易诱发实验室严重事故。

(3)实验工作服:实验工作服应在实验区域进行洗涤。因为实验工作服在实验操作过程中易沾染腐蚀性和感染性物质,在实验室以外区域洗涤时可能会对他人造成一定的危害。

(4)做好工作交接:假如离开实验室时还有实验人员,应告知并提醒其在离开实验室时检查所有仪器设备电源开关、水龙头开关等,若本人最后一个离开实验室,应按照上述流程核查实验室确认无误后方可离开。

(5)实验室所有仪器设备基本属于精密仪器,均不得擅自移位、随意接线或拆卸。

(二)相关具体实验操作安全

分子生物学实验中用到的大部分试剂均具有一定毒性,如DNA染料溴化乙啶(EB)、二甲基亚砜(DMSO)、焦碳酸二乙酯(DEPC)、丙烯酰胺、NN-亚甲双丙烯酰胺、二硫苏糖醇(DTT)、四甲基乙二胺(TEMED)、苯甲基磺酰氟(PMSF)、三氯甲烷(氯仿)、甲醛、吉姆萨(Giemsa)染液、叠氮钠(NaN_3)、三氯乙酸(TCA)、Triton X-100、过硫酸铵与Trizol等。

1. DNA实验　接触的有毒试剂主要是EB,它是一种高灵敏度的DNA荧光染色剂,用于观察琼脂糖和聚丙酰胺凝胶中的 DNA。实验操作应在指定位置区域及仪器中进行,实验结束后需净化处理方可弃置,防止危害他人健康与污染环境。

2. RNA 实验 包括 DEPC、氯仿及 Trizol 等。

(1) DEPC 是一种强烈但不彻底的 RNA 酶抑制剂,通过与 RNA 酶的活性基团组氨酸的咪唑环结合使蛋白质变性,从而抑制酶的活性,常用于 RNA 提取实验中对器材表面的 RNA 酶灭活。

(2) 氯仿为有特殊气味的无色透明液体,易挥发,对光敏感,遇光照会与空气中的氧作用,逐渐分解生成剧毒的碳酰氯(光气)和氯化氢,常用于 RNA 提取实验中萃取分离。

(3) Trizol 是一种新型总 RNA 抽提试剂,其含有苯酚(主要成分)、异硫氰酸胍等物质,能迅速破碎细胞并抑制细胞释放出的核酸酶,保持 RNA 的完整性,可以直接从细胞或组织中提取总 RNA。由于其含有毒物质苯酚,挥发性较强,对皮肤、呼吸道黏膜及眼睛均有一定刺激性与腐蚀性。

(4) 核酸电泳实验:毒性主要来源于制备凝胶使用的丙烯酰胺及 NN-亚甲双丙烯酰胺,属于中等毒性物质,可通过皮肤吸收或呼吸道吸入,危害包括神经毒性、生殖与发育毒性,并具有累积作用。

(三)生活安全区与非安全区

1. 实验人员初次进入分子生物学实验室 应重点关注实验室张贴的具有潜在危害的标志,如表示放射性物质储存或使用的辐射标志(黄色)与具有传染性物质的生物危害标志(黄色或橙色)等(图 4-14)。

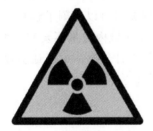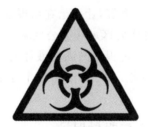

(a)辐射标志 　　　(b)生物危害标志

图 4-14　实验室常见潜在危害标志

2. 安全标签张贴 在实验过程中如果需要在特殊位置(如冰箱、培养箱及废液桶)标注危害标识,应在实验室安全人员同意和许可情况下张贴。

3. 实验室应急处置 实验人员应当熟悉分子生物学实验室消防器材、急救药箱、辐射与化学试剂溅洒处理箱等物品和安全冲洗区详细位置,以保证安全事故发生时能及时沉着应对和正确处理。

二、个人防护措施

(一)常规个人防护

1. 着装要求 实验人员在进入实验区域时严禁穿露脚趾鞋或短裤。因为许多分子生物学试剂或强腐蚀性酸碱液体可能会溅洒到足部或小腿造成皮肤损伤。

2. 避免交叉污染　实验人员进入分子生物学实验室区域应该按照规定穿好实验服。由于实验人员在实验操作过程中避免不了触碰实验台或仪器设备,实验服可以隔离腐蚀性和感染性物质,保持实验人员衣物洁净,如果实验室区域以外场合需要身着实验服,应尽可能选择穿着洁净的实验服。

3. 前期培训　如果在实验开始前遇到个人无法评估的安全性问题,应及时与实验室安全管理人员请示与汇报,经由他们评估后协调妥善处理,实验人员不应擅自开展安全性无法评估的实验内容。

（二）相关具体实验操作防护

分子生物学实验主要对象是细胞、蛋白质、DNA、RNA等,人类机体也基本由上述物质组成,因此很多分子生物学试剂容易对实验人员造成损害,操作过程中应当时刻注意自我防护。

(1) 一般分子生物学实验操作过程中应戴乳胶或橡胶手套、一次性口罩,身穿实验服。

(2) 实验中如需使用易挥发性有毒试剂(如EB、DTT与丙烯酰胺),应在通风橱内小心操作,并穿好防护服,戴好护目镜。如有可能,尽量使用EB替代试剂,如毒性较小或无毒的GoldView、SYBR Green及GelRed。

（三）生活安全区防护

(1) 随着智能手机等电子设备日益普及,实验人员应专注于实验操作,尽量避免在工作过程中戴耳机、耳麦等,让自己在出现安全问题时可以即刻了解并及时应对。

(2) 严格区分实验区域和办公区域,在实验区域内尽量不要使用手机、笔记本电脑等电子设备,实验操作过程中溅洒的液体与粉末试剂会损坏电子通信设备,危险时会引发火灾等重大安全问题。另外,未清洁干净的实验室操作台会污染个人电子设备,影响实验人员自身健康。

三、实验标本与器材保护

（一）常规实验标本与器材

分子生物学实验常规标本包含菌种、质粒与RNA,常规器材包含微量移液器、低温高速离心机、普通离心机、液氮罐、−80 ℃超低温冰箱、−20 ℃冰箱和4 ℃冰箱等。

1. 微量移液器

1) 微量移液器的结构与作用　微量移液器是分子生物学实验中常用的必备工具之一,由活塞按钮、量程调节、量程显示屏、指钩、吸头推出与套柄组成,其主要功能是精密取液,基本原理是依靠装置内活塞的上下移动实现。分子生物学实验室常用的微量移液器主要来自德国艾本德(Eppendorf)公司、美国赛默飞(Thermo Scientific)公司、德国普兰德(BRAND)公司及中国大龙兴创(DLAB)公司,微量移液器基本结构如下(图4-15)。

吸头是微量移液器重要的配套耗材(图4-16)。将吸头套上微量移液器时,应垂直向

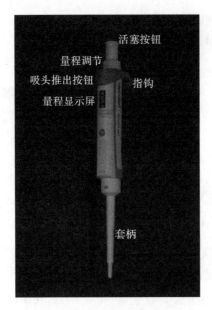

图 4-15 微量移液器基本结构

注:微量移液器的基本组成包括活塞按钮、量程调节、量程显示屏、

指钩、吸头推出按钮与套柄(以 Eppendorf 为例)。

下适当用力,如实在有必要可左右稍旋转即可使其紧密结合(图 4-17),切忌上下在吸头盒上敲击,以避免损坏移液器套柄及内部器件精密度。

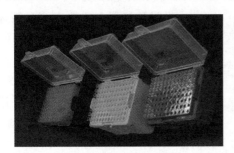
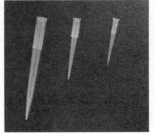

(a)不同规格吸头盒   (b)不同规格吸头(从左至右
                                依次为1000 μL、200 μL与20 μL)

图 4-16 吸头盒与吸头

微量移液器一般用于移取水、缓冲液、稀释后的盐溶液与酸碱溶液等。

2) 微量移液器的使用操作 在量取液体前应根据目标体积选择合适量程的微量移液器(图 4-18),一般尽量选择 35%~100% 量程范围的微量移液器进行操作,从而保证移液的准确性和精确性。

(1) 使用原则:旋转微量移液器设定量程时应遵循由大到小的原则,严禁将旋钮旋转出移液器最大量程,否则会引起内部机械装置的损坏。

(2) 操作规范:吸取液体过程中吸头应垂直于液面,切勿倾斜,一般 5 mL 与 10 mL 微量移液器吸头浸入液面以下 6~10 mm,200 μL 与 1000 μL 浸入 3~6 mm,20 μL 与

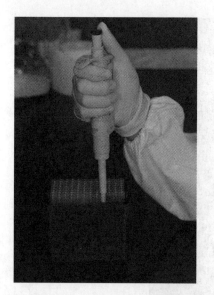

图 4-17 移液器套吸头方式

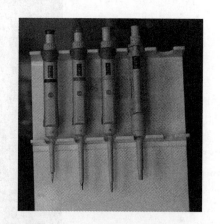

图 4-18 不同量程微量移液器

注:移液器最大量程从左至右依次为 2.5 μL、10 μL、20 μL、1000 μL。

100 μL 浸入 2~3 mm,2.5 μL 与 10 μL 浸入 1 mm(图 4-19)。

（3）使用注意事项

①微量移液器在吸取大容量液体或黏度较高的液体后应保持吸头在液面以下停留至少 1 s 并平缓移开。

②对同一种液体需要连续多次取样时:第一次取样液体应予以舍弃,其主要用于润洗吸头,选用第二次及后续液体进行实验操作,旨在提高多次操作的稳定性与一致性。

③吸取液体过程中:应适当保持匀速,避免吸液过快导致的样品交叉污染及样品由于惯性作用进入套柄对密封圈及活塞造成腐蚀或损伤。

④微量移液器活塞档位:按钮一般分为两档(图 4-20),在量取样品后移液至目标容器过程中,常规选用第一档吸液,第二档排液,同时

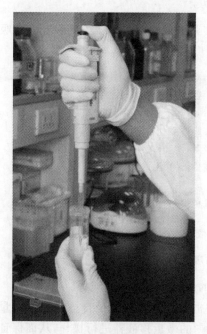

图 4-19 微量移液器吸液操作

应尽量选择紧贴容器内壁缓慢注入,如量取极小体积样品时应贴壁注入,观察容器内壁是否有微小样品液滴,保证量取样品的真实性。在量取高黏度液体样品时应正确使用微量移液器的第二零点,即选用与常规取液相反的流程,在第二档吸液,第一档排液。

⑤同一实验内容操作:在操作过程中,应尽量保持使用微量移液器时的力度、吸液速

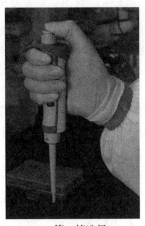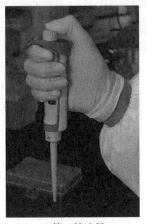

(a)第一档选择   (b)第二档选择

图 4-20　微量移液器活塞按钮操作

注：(a)移液器按压活塞按钮至一定阻力处即为第一档；(b)继续增大压力按压可调至第二档处。

度等。

⑥分子生物学实验室一般保持室温恒定：旨在排除温度对实验结果的影响，避免热胀冷缩引起的量取样品体积的误差，其中手温也是重要影响因素之一。

2. 离心机　离心机按分离因素转速主要分为超高速离心机(转速>50000 r/min)、高速离心机(转速为 3500～50000 r/min)与低速离心机(转速≤3500 r/min)。分子生物学实验中常用的主要为低温高速离心机与低速离心机两类，其主要功能是分离分子生物学实验中所需的重要生物分子。尽管离心机在实验室中极其常见，但它们属于具有一定危险性的精密仪器，使用不当不仅会损坏样品与仪器，严重的更会造成人员伤亡。具体器材防护如下所述：①在初次使用具有一定危险性的大型仪器设备(如超高速离心机、低温高速离心机等)时，应在安全人员指导下了解和熟悉操作规程，经培训合格后方可独立使用。②离心机使用时应平衡离心组件，包括离心管、载具、护罩与管套等，有助于保护离心机轴承，延长设备使用寿命。③选择合适的离心管、转子及载具，离心管切忌装满，一般液面应低于管盖 1～2 cm，否则容易出现渗漏，离心时应拧紧管盖，选择合适规格及大小的转子和载具进行离心操作。④如果离心含放射性、生物危害性或传染性样品时应检查核对离心机是否为指定专用离心机，切忌使用常规用途离心机离心上述物质，以免污染样品和造成个人身体危害。⑤严格遵守实验室规定的设备使用情况登记制度，有助于仪器设备的维护和额定转速下的使用安全。⑥常规离心机使用结束后应保持仪器开盖，但如使用低温离心机，两次运行之间应关上盖子，以避免冷凝损坏离心机，待所有样品离心结束后应关闭电源同时开盖，以保证离心机内部冷空气充分挥发，防止冷凝水珠浸入离心机轴承导致生锈。⑦离心结束后应立即取走样品，时间过长会引起沉淀瓦解分散造成离心失败，同时会影响实验室其他人员的使用。

3. 液氮罐　液氮罐主要用于储存细胞、组织等样品，基于液氮的超低温度，其具备较高的危险性，实验操作时应密切观察液氮罐状况，不要悬吊样品，放入前应拧紧管盖，切勿吸入汽化后的液氮,操作过程中戴好厚手套与防护眼罩,防止冻存管突然爆炸溅伤四肢与眼睛,如果液氮量过少应及时通知实验室管理人员。

4. 冰箱 冰箱作为分子生物学实验室常见仪器设备之一,包括−80 ℃超低温冰箱、−20 ℃冰箱和4 ℃冰箱。实验过程中应选择合适的冰箱储存样品,冰箱门随手开随手关,寻找试剂或样品时应从冰箱中取出样品盒置于冰盒上,切忌长时间开着冰箱门直接在箱体内查找,这样容易导致冰箱内试剂或样品失效,在储存试剂或样品时应贴好含完整信息的标签并做好记录,方便实验室其他成员查找与使用,在实验室管理员的指导下定期清理过期或不用的试剂及样品,−80 ℃超低温冰箱与−20 ℃冰箱定期除霜与维护。

(二)实验器材维修

(1)在实验室内不要忽略设备或仪器上的提示信息,由于实验室在正常运转过程中不可避免出现某些仪器和设备的故障,联系生产厂家维修维护一般需要周期。

(2)故障发生后应及时在实验室内部进行通知,并在设备或仪器醒目位置张贴提示标签,实验人员应严格按照提示信息执行。

(张 培 陈晓钎)

 思考题 ┃‥‥

扫码看答案

> 1. 试比较常温离心机与低温离心机在两次运行之间和运行结束后盖子的操作规范。
> 2. 讨论微量移液器第一档与第二档的作用。

第五章 基础医学生物实验室安全与操作规范

第一节 实验废物(细胞、细菌、气体、有机溶剂)处理

实验过程中产生的废物有不少是含有剧毒物质、致癌物质、致病性微生物以及放射性物质的废物。若不经处理而直接排放到下水道或丢弃至垃圾箱中,将会污染环境,还会直接或间接地危害实验工作人员和周围人群健康安全,而这些情况常常被人们所忽视。所以,妥善处理废物是实验室重要的工作内容,是保护环境、保证工作人员健康和安全的重要任务。

为了保障实验室工作人员的健康和安全,减少对环境的污染,实验室必须建立 ESH 管理体系,即环境(environment)、安全(safety)和健康(health)三位一体的管理体系,简称为 ESH 管理体系。实验室应尽可能减少废物量,减少污染,使废物排放符合国家有关环境排放标准,努力构建健康安全的实验室。

实验室废物包括实验过程所产生的有毒有害的气体、废液废渣、实验材料、耗材等。主要分为化学废物、生物废物、放射性废物和实验器械废物等。基础医学生物实验室废物按照组成一般可分为培养基及其他相关实验器皿、微生物类、重组 DNA 类、动物尸体或组织、病理学类、人体血液或血液制品等,以及实验消耗材料等。

一、生物废物的管理

生物废物按不同性质也可分为两大类:第一类是源于人体或可感染人、植物、动物的组织和细胞,或具有生物危害的废物,包括实验过程中被生物危害剂污染的培养皿、培养液、移液管、吸头、生物反应废液;使用的实验动物,实验动物组织、细胞和血液,以及感染性培养物,大肠杆菌工程菌株,转基因植物细胞和植株等。第二类生物废物也被称为类似废物,是指未被污染的动物组织细胞、细胞培养物、植物再生植株、培养皿等。生物安全实验室涉及的感染性废物主要为医学标本,患者血液和其他体液,实验室的微生物毒株以及含有毒株污染的物品,如培养基等。

(一)消毒灭菌

清洁、消毒、灭菌是实验室生物安全的一个重要内容,其效果直接关系到实验结果的准确性、实验工作人员的健康以及环境的安全。常用的消毒灭菌方法如下。

1. 干热灭菌法

(1) 干烤:利用干烤箱,160～180 ℃加热 2 h,可杀死一切微生物,包括细菌芽胞。主要用于玻璃器皿、瓷器等耐高温物品的灭菌。

(2) 烧灼和焚烧:烧灼是直接用火焰杀死微生物,适用于微生物实验室的接种针等不怕热的金属器材的灭菌。焚烧是彻底的消毒方法,但只限于处理废弃的污染物品,如无用的衣物、纸张、垃圾等。焚烧应在专用的焚烧炉内进行。

2. 湿热灭菌法

(1) 煮沸法:100 ℃煮沸 5 min,能杀死一般细菌的繁殖体。许多芽胞需经煮沸 5～6 h才死亡。水中加入 2%碳酸钠,可提高其沸点达 105 ℃。既可促进芽胞的杀灭,又能防止金属器皿生锈。煮沸法可用于一般器械(刀剪、玻璃注射器等)的消毒。

(2) 流通蒸汽灭菌法:利用 100 ℃左右的水蒸气进行消毒,一般采用流通蒸汽灭菌器,加热 15～39 min,可杀死细菌繁殖体。在灭菌过程中消毒物品的包装不宜过大、过紧以利于蒸汽穿透。

(3) 高压蒸汽灭菌法:压力蒸汽灭菌是在专门的压力蒸汽灭菌器中进行的,是使用最普遍、效果最可靠的一种方法。其优点是穿透力强,灭菌效果可靠,能杀灭所有的生物。

3. 化学消毒灭菌法 利用化学药物渗透细菌的体内,使菌体蛋白凝固变性,干扰细菌酶的活性,抑制细菌代谢和生长或损害细胞膜的结构,改变其渗透性,破坏其生理功能等,而起到消毒灭菌作用。其所用的药物称化学消毒剂。有的药物杀灭微生物的能力较强,可以达到灭菌的效果,又称为灭菌剂。常用化学消毒灭菌方法包括以下几种。

(1) 浸泡法:选用杀菌谱广、腐蚀性弱、具有水溶性的消毒剂,将物品浸没于消毒剂内,在标准的浓度和时间内,达到消毒灭菌目的。

(2) 擦拭法:选用易溶于水和穿透性强的消毒剂擦拭物品表面,在标准的浓度和时间里达到消毒灭菌目的。

(3) 熏蒸法:加热或加入氧化剂使消毒剂呈气体状态,在标准的浓度和时间里达到消毒灭菌目的的方法。室内物品、精密贵重仪器和不能蒸煮或浸泡的物品,均可用此法消毒。如乳酸和食醋有抑菌作用,对实验室的空气可进行消毒。还可应用甲醛或过氧乙酸等进行熏蒸灭菌。

(4) 喷雾法:借助普通喷雾器或气溶胶喷雾器,使消毒剂产生微粒气雾弥散在空间,进行空气和物品表面的消毒。如用 1%漂白粉澄清液或 0.2%过氧乙酸溶液作空气喷雾。对细菌芽胞污染的表面,每立方米喷雾 2%过氧乙酸溶液 8 mL,经 30 min(在 18 ℃以上的室温下),可达 99.9%杀灭率。

(5) 环氧乙烷气体密闭消毒法:将环氧乙烷气体置于密闭容器内,在标准的浓度、湿度和时间内达到消毒灭菌目的。环氧乙烷是广谱气体杀菌剂,能杀灭细菌繁殖体及芽胞,以及真菌和病毒等。环氧乙烷穿透力强,对大多数物品无损害、无腐蚀等,消毒后可迅速挥发,特别适用于不耐热物品,如书籍文件、精密器械、电子仪器等的消毒灭菌,对这些物品均无损害和腐蚀等副作用。环氧乙烷沸点为 10.8 ℃,只能灌装于耐压金属罐或特制安瓿中。

（二）生物废物的处理方法

实验室生物废物按其性质又分为固体和液体,其处置方法也不尽相同。

1. 固体生物废物的处理 《实验室生物安全通用要求》(GB19489—2008)针对不同生物安全等级的实验室废物,提出了不同处理要求。对于实验室的固体废物,要求在实验室防护区内设置生物安全型压力蒸汽灭菌器,不能用此法灭菌的物品应有其他消毒或灭菌措施。实验室操作中产生的感染性废物应经过消毒灭菌后方可运离防护区。

在实验室工作中,根据实验对象及消毒物品的不同选择不同的消毒剂,但有些消毒剂在使用过程中会对压力蒸汽灭菌器以及环境产生较大的影响。从而缩短灭菌器的使用寿命,也可能破坏实验室的密封性。另外,有些消毒剂如醛类,在压力蒸汽灭菌过程中会产生大量刺激性气味,对工作人员和环境有害。实验室实验操作中产生的固体废物应尽量避免采用氧化性和刺激性强的消毒剂。根据实验室操作的病原微生物特性,经过实验测试,选择对环境友好的消毒剂。

2. 液体生物废物的处理 液体感染性废物是实验室操作中产生的主要废物之一。《实验室生物安全通用要求》(GB 19489—2008)提出实验室应使用可靠的方式处置液体感染性废物。实验室所有的液体感染性废物需经过压力蒸汽灭菌,达到灭菌效果后方可排出。

液体感染性废物要使用硬质防漏且耐高温高压的容器盛装,以防止液体意外泄漏,同时也便于表面消毒。实验结束后,容器口密封后方可移出生物安全柜,以免液体或气溶胶外溢,但在进行压力蒸汽灭菌前应适当松开容器口,以利于蒸汽进入(注意个人防护)。实验过程如采用消毒剂对液体感染性废物进行消毒,除考虑前面提及的对灭菌器的影响因素外,还应考虑液体对消毒剂的稀释作用,确保消毒剂浓度达到消毒效果。液体感染性废物经压力蒸汽灭菌时,切忌采用真空模式,以防未经灭菌的液体被抽离灭菌器内室,对灭菌器管道造成损害;动物尸体或器官灭菌时,也不宜采用真空模式,以防油脂或体液堵塞灭菌器管道,应采用缓慢进、排气方式。

3. 微生物污染的废液处理 通常采用热力消毒灭菌法与化学药剂消毒灭菌法。热力消毒灭菌法,通过处理设备的加热使废液温度升高,达到或超过某些有害微生物存活温度的最高极限,从而杀灭它们。化学药剂消毒灭菌法,利用化学药剂对废液中的有害微生物进行消毒杀菌处理。热力消毒灭菌具有效果可靠、对自然环境无污染、操作使用方便且易于控制的优点,而化学药剂消毒灭菌具有种类多且选择面大、杀菌力强、杀菌谱广,但对环境有再次污染的可能性的特点,因此,可以采用热力和化学药剂相结合的消毒灭菌方式,各取其利,安全、有效地处理此类废液。

4. 消毒灭菌后生物废物的处置 实验室生物废物的成分和性状相对复杂,是实验室废物中最具综合性的一类,必须对生物危害性废物的产生到焚烧处理全过程进行严格管理。为了保证实验室安全,对生物危害性废物的管理考虑如下。

（1）应确保生物废物经灭菌处理后方可移出防护区,任何消毒灭菌处理的手段都应经过验证,而不应由操作人员随意选定。压力蒸汽灭菌器需定期由具资质的第三方管理机构检测和备案,并时常进行灭菌生物学自检,以保证灭菌的有效性。

（2）实验室内应配备标志醒目的分类收集容器,并对所有操作人员进行分类收集指导。生物废物收集容器如果需要连同感染性内容物共同就地灭菌和进行室外运输,按照国家规定,容器应具有不易破裂、防渗漏、耐高温高压和可密封特性。尤其是锐器收集容器,本身需兼具保护实验者的功能,制造材料更需有韧性,耐扎耐划。

(3)实验室内不允许堆积储存生物废物,管理人员应及时清理处置。根据《医疗卫生机构医疗废物管理办法》的要求,医疗废物储存不得超过 2 天。在废物转运过程中操作人员需做好相应的个人防护。

(4)生物废物视同医疗废物,以集中处理为原则,采用焚烧方式处理。应交有生物废物焚化资质的公司执行,同时接受当地卫生主管部门、环境保护部门监督。

二、化学废物的管理

化学废物是对含有或者被化学有机试剂或无机试剂污染的实验室废物的统称,包括含有或者被化学试剂污染的液体、固体和气体等。

化学废物具有易燃性、腐蚀性或有毒性的特征。具有易燃性特征的化学试剂包括燃点低于 60 ℃的液体,在常温下易自燃的固体,易氧化的物质,易燃压缩气体,如酒精、硝酸钠、二甲苯和丙酮等。pH≥12.5 或 pH<2 的溶液具有强腐蚀性;重金属能引起人体中毒;溴化乙啶(EB)、焦碳酸二乙酯(DEPC)和巯基乙醇具有很强的诱变致癌性;丙烯酰胺神经毒剂,可引起神经中毒。

根据实验室化学废物的特点,对化学废物的处理一般遵循专人负责、分类收集、定点存放、统一处理的原则。处理方法应简单易操作,处理效率高且投资较少。根据废物的性质选择合适的容器和存放点,禁止混合储存,以免发生剧烈化学反应而造成事故。废液应用密闭容器储存,贴上标签,标明种类和储存时间等,容器应防渗漏,防止挥发性气体逸出而污染环境。剧毒、易燃、易爆、高危废物的储存应按相应规定执行。

(一)化学废物处理的原则

1. 减少产生 有效控制废物的生成量是处理废物的重要环节。因此,实验室要尽可能采用产生废物少的途径进行实验;实验药品、试剂要购买适合工作需求的包装量;多余的实验药品、试剂在实验室间共用,减少废物的生成。

2. 及时收集 实验室产生的废物必须及时收集,形成"即生即收"的观念和制度,降低其扩散、污染的概率。尤其有毒性的废物更应该及时处理,应遵循"即生即处"的原则。

3. 集中收集 在实验室内应该设立指定的废物收集区,集中收集实验室产生的废物。

4. 分类处理 由于实验室化学废物复杂多样,要依据废物的性质、形态特征进行分类,以便于对不同性质和形态的废物采用不同的方法进行安全处理。同时,不同废物间可能会发生化学反应或交叉污染,应分别处理,避免造成二次污染。

(二)气体废物的处理

相对于液体和固体废物,实验室中气体废物较少,但常含有刺激气味或具有麻醉作用,易引起眼睛及呼吸道疾病,或者麻醉人的中枢神经,甚至可使人失去意识或死亡。

对于实验室产生的气体废物有回收价值的应回收处理,如回收二氧化硫用于制硫酸。少量气体废物可通过通风橱的通风管道与空气充分交换混合,稀释后直接排向室外,但通风橱的通风管道应加设过滤器。实验过程中产出的大量有毒气体必须要通过合理的措施,如经过酸性或碱性溶液吸收处理,或有氧燃烧处理,降低或消除其毒性后排放。对于碱性气体(如 NH_3)可以用回收的废酸进行吸收,对于酸性气体(如 SO_2、NO_2、H_2S 等)用回收的废碱进行吸收处理。有毒气源及挥发性溶剂应妥善保管,加强安全生产教育,杜绝事故性排放。如色谱实验中常用的流动相二氯甲烷,对鼻和喉咙有轻微刺激,并可损害人中枢神经和呼吸系统。

总之,产生有毒有害气体的实验应在通风橱中进行。若排放量较大,建议参考工业上废气处理办法。在排放前进行预处理,采用吸附、吸收、氧化(与氧充分燃烧)分解等方法通过特定管道经空气稀释后排出,减少无序排放。同时,还应制定实验室废物处理与处置管理办法,加强实验室工作人员的环境意识教育,提高自身素质。

(三)液体废物的处理

从实验室排出的液体废物(简称废液),虽与工业废液相比数量少,但由于其种类多且成分复杂多变,最好不要集中处理,而应由实验室根据废物的成分和性质,分类分别加以处理。

1. 酸碱废液的处理 可直接或稀释后排放到下水道,或者储存起来循环利用,以达到节约和环保的双重收益。还可根据酸碱中和反应的原理进行处理。实验室设置废酸、废碱的废液缸,将废液中和至 pH 为 6~9,用水稀释后即可排放至下水道。

2. 有机污染废液的处理 含甲醇、酒精、醋酸类的可溶性溶剂,能够被细菌分解,可以用大量的水稀释后直接排放。三氯甲烷和四氯化碳等废液可以用水浴蒸馏回收,密闭保存,回收再利用,达到无害化处理以及节约的双重目的,烃类及其含氧衍生物最简单的处理方法就是用活性炭吸附,具体方法:先将废液分为有机、无机两相,向有机相中加入活性炭,然后经活性料吸附去除有机物。

3. 重金属污染废液的处理 重金属废液处理方法可分为化学沉淀法、离子交换法、吸收法、膜过滤法、凝胶和絮凝法以及电化学处理法等。这些方法在实际处理重金属废液中都得到广泛应用。选择哪种方法处理含重金属的废液,要依据实际情况(重金属的初始浓度,废液中重金属的主要组成成分,实验室运营成本,操作的灵活性和可靠性以及对环境的影响)来决定。

(四)固体废物的处理

实验室固体废物复杂多样,相对数量较多,包括多余的实验材料,实验产物,残留或过期失效的试剂药品,一次性实验耗材(如滤纸、离心管、PE 手套、注射器等),凝固的琼脂糖凝胶及培养皿等。固体废物常常被化学试剂或生物危害剂污染,含有大量危害公众环境的有机溶剂、有害微生物等,如果按照生活垃圾处理,势必会引起环境污染,危害人类的健康。

实验室固体废物应尽量回收利用,或送到政府指定的专门处理实验药品报废处处理,或采用如提纯降解、送化工厂做原料等方法处理。对于一般固体废物,可以用塑料袋、纸箱等物包装,并贴上标签,注明废物的名称、单位、数量等,在实验室暂时存放于安全位置。对于实验后产生的有毒有害以及对人体内环境可能造成严重损害或污染的固体废物,实验室首先应对其进行化学处理,然后按一般固体废物进行处理,待接到处理固体废物的通知之后,各实验室可将需处理的实验室废物归拢,列好清单,在清单上注明废物的名称、单位、数量,统一收集进行处理。

第二节 实验动物处置与处理操作规范

　　管理人员对实验动物的饲养和管理,在动物实验的进行过程中实验人员对实验动物的操作和处理,以及实验人员对实验动物进行实验操作后的护理等内容,这些都包括在动物实验的基本操作规范内容里。清楚并在动物实验室中遵守动物实验的基本操作规范,不仅是保证动物实验的安全性、可重复性的必要要求,也是动物实验中体现动物福利的基本要求。这些基本操作内容不仅适用于常规实验室中的动物饲养管理,对生物安全动物实验室的动物饲养管理也是适用的。

一、实验动物管理的基本原则

(一)护理原则

　　实验动物是经过科学育种和繁殖生产的,同时遗传背景清楚,携带的微生物状况明确,并对其生态学、生物学、形态结构了解的特殊动物。因此,对其护理也有严格的要求,应遵循以下的基本原则。

　　(1)实验动物饲养和使用应遵守国家相关法律和规定。

　　(2)应明确使用实验动物的理由和目的。

　　(3)明确实验所使用动物的种类和数量。

　　(4)完善操作规程,避免或减轻因实验对动物造成的不适和痛苦,包括使用适当的镇静、镇痛或麻醉方法。禁止不必要的重复操作,且禁止在非麻醉的状态下进行动物手术。

　　(5)严格按程序处理实验动物,包括进行麻醉、止痛、实验后的护理或用麻醉方法处死动物。

　　(6)实验过程中要求保证实验动物的良好生活条件,包括饲养环境的合适性,给予符合实验动物生长需求的饲料和细心的护理等。对实验动物的饲养要能保持其生活习性,保证实验动物舒适的生活环境。

　　(7)研究人员和实验动物操作人员应接受实验动物的基本知识和操作技能等方面的培训。

　　(8)使用过程中要求保证周围环境和实验人员的安全。

　　(9)动物实验室符合标准并得到许可,根据申请的实验动物种属和数量,合理安排实验动物的饲养和使用。

　　(10)实验动物必须在实验室特定的区域进行饲养和使用,操作完成后动物也必须尽快被送回其原来的饲养区域。动物在指定区域饲养才能减少动物可能引起的感染和危害。

（11）动物实验应该在实验室指定的区域内进行，这样才能保证动物和实验人员的安全以及周围环境的安全。

（二）小动物饲养

动物实验中用到的小动物主要指小鼠、大鼠、豚鼠等啮齿类动物，其饲养应遵循以下原则。

1. 明确实验动物来源和遗传背景 饲养并使用的实验动物必须按国家标准或实验特殊要求检验合格，充分准备后进入实验室；饲养人员应按实验设施规定程序要求，进入实验室进行小动物的饲养管理。

2. 实时跟踪实验动物 工作人员要定时观察实验动物饮食状况和精神状况，有无异常表现、患病或死亡。

3. 严格控制动物饲养条件 更换垫料需要在负压罩下进行，防止气溶胶扩散，感染工作人员。

4. 保障饮水进食 动物要能够随时进食、随时饮水，工作人员要定期检查水、料是否充足并及时补充，同时保证其他饲养条件完备。

（三）大动物饲养

动物实验中用到的大动物主要指犬、猴及非人类灵长类动物等。基础医学生物实验室接触此类动物较少，其饲养原则在此不列出。

二、动物实验过程的行为规范

（一）物理限制

物理限制是指在实验过程中用手或工具限制动物活动的过程，其中实验过程包括检查、收集标本、给药、治疗和实验操作等。

物理限制的主要原则和要求：虽然使用不同动物做不同的实验所用限制时间不同，但要尽量缩短限制的时间，以达到实验目的为基准；工具的设计应合理，不仅要考虑实验的便利，还要考虑尽量减少动物的不适，避免伤害；限制的工具不能作为常规的饲养工具，限制工具要和常规的饲养工具分清楚；在限制过程中，如果发生损伤或严重的行为改变，应暂停或禁止限制，并给予处理或治疗；实验过程中要以保证实验人员和周围人员的安全为准则。

（二）饮食限制

实验用动物不论大动物还是小动物原则上都要求随时饮食，小动物一般不限制食物，能够自由进食，而大动物要固定给予食物。如果一些实验需要动物限制食物或水的摄入量，应保证动物存活所需要的最低需求量。对水分的限量摄入，要防止动物发生脱水现象，并保持动物的膳食平衡；食物的限量应依据科学的论证，其限量的标准需容易操作，如和动物体重的百分比或正常摄入量的百分比有关。

（三）手术操作

有些实验需要对动物进行手术，即打开或刺穿动物的身体，一般来讲，手术会对动的身体或生理功能产生较大的损害,同时,实验人员也容易被血液、体液污染或被器械、针头刺伤,存在潜在生物污染的威胁,因此实验人员在手术过程中必须做到以下几点:一定要使用适当的镇静、镇痛或麻醉方法进行操作;做好器材准备、防护等工作;禁止做不必要的重复操作;不提倡短期内用同一动物进行多个手术实验。但是,为充分利用动物资源,经动物伦理委员会许可,在可能的条件下可以实施多个手术实验;严格实验操作规程,防止发生血液、体液外溅和针刺伤,避免生物污染;手术后的动物、标本以及所用器具、材料等必须按规定程序妥善处置。

（四）其他操作

1. 投药　根据实验的具体要求,再依据动物的种类差异选择不同的途径进行给药。常用的给药途径有灌胃和静脉注射。对接种了高致病性病原微生物的动物,特别是大动物,将动物麻醉后进行灌胃或静脉注射是较为安全的方式。小动物灌胃或静脉注射可根据具体的实验情况选择是否麻醉,静脉注射时需使用固定器,以防动物抓伤或逃逸。

2. 采样　原则上活检时应对动物进行麻醉,对接种了病原微生物的大动物进行采血或体检时,要求将动物麻醉,以利于实验的进行。对小动物进行灌胃、注射和采血时,可不麻醉动物,但实验操作中要有固定等措施防止动物逃逸以及抓咬。

（五）动物实验的废物处理

1. 血液和体液标本的处理　用于抗体、抗原、病原微生物、生化指标等检查的血液和体液标本,按照要求进行处理并检测,检测后的标本经 121 ℃ 30 min 高压灭菌处理。

2. 动物脏器组织的处理　动物器官组织,尤其是用于病原分离的组织按照规定标准程序进行处理;用于病理切片的组织,需要经过甲醛等固定后再进行切片;剩余的组织经121 ℃ 30 min 高压灭菌处理。

3. 动物尸体的处理　处死后的动物尸体,取材完毕后,经 121 ℃ 30 min 高压灭菌处理后,或用专用密封塑料袋,放置在专用冷藏柜,集中送环保部门处理,动物生物安全三级（ABSL-3）及以上实验室的感染动物尸体需经室内和室外两道高压灭菌,才能移出实验室。

4. 动物咽拭子的处理　用于病原分离和 PCR 检测的咽拭子,按照各自实验的具体要求进行处理后,分别施行病原分离和 PCR 检测实验,剩余的标本经过 121 ℃ 30 min 高压灭菌处理。

5. 病原分离培养物的处理　病原分离的培养物,不管检测的是阳性结果还是阴性结果,都需要经过 121 ℃ 30 min 高压灭菌处理。

三、事故的处理规范

为了有效地预防动物实验室事故,保证实验结果的科学准确,保障实验动物和工作人员的健康和生命安全,防止和杜绝实验室污染对周围环境造成污染,在动物实验室要有处理事故的规范以确保一旦发生实验室污染事件及安全事故时,能实施及时、规范、科学、迅速、有效的控制措施。动物实验室应建立处理意外事故的应急预案并体现在动物实验室生物安全手册中,包括下列内容。

（一）病原微生物污染应急处置措施

1. 一般病原微生物泄漏 实验室如果发生一般病原微生物泼溅或泄漏事故,按生物安全的有关要求,根据病原微生物的抵抗力选择敏感的消毒液进行消毒处理。

（1）如果病原微生物泼溅在实验室工作人员皮肤上,立即用75％的酒精或碘伏进行消毒,然后用清水冲洗。

（2）如果病原微生物泼溅在实验室工作人员眼内,立即用生理盐水或洗眼液冲洗,然后用清水冲洗。

（3）如果病原微生物污染了空气,工作人员的衣服、鞋帽或实验室桌面、地面,应立即选用75％的酒精、碘伏、0.2％～0.5％的过氧乙酸、500～10000 mg/L有效氯消毒液等进行消毒处理。

（4）如果病原微生物感染了动物,应及时对动物进行隔离处理等以避免造成更大的危害。

2. 高致病性病原微生物泄漏 实验室发生高致病性病原微生物泄漏污染时,实验室工作人员应及时向实验室污染预防及应急处置专业小组报告,在2 h内向卫生主管部门报告,并立即采取以下控制措施,防止高致病性病原微生物扩散。

（1）封闭被污染的实验室或者可能造成病原微生物扩散的场所。

（2）开展流行病学调查。

（3）进行现场消毒。

（4）对染疫或者疑似染疫的动物采取隔离、捕杀、抢救等措施。

（5）采取其他需要的预防、控制措施。

3. 意外吸入性处置 如果工作人员发生意外吸入、意外损伤或接触暴露,应立即紧急处理,并及时报告实验室污染预防及应急处置专业小组。

（1）如工作人员操作过程中被污染的注射器针头刺伤、金属锐器损伤,解剖感染动物时操作不慎被锐器损伤,被动物咬伤或被昆虫叮咬等,应立即实行急救。首先用肥皂和清水冲洗伤口,然后挤出伤口的血液,再用消毒液（如75％酒精、2000 mg/L次氯酸钠、0.2％～0.5％过氧乙酸、0.5％的碘伏）浸泡或涂抹消毒,并包扎伤口（厌氧微生物感染不包扎伤口）。

（2）必要时服用预防药物,如果发生HIV职业暴露时,应在2 h以内服用抗HIV药。

（二）化学性污染应急处置措施

1. 一般化学性污染应急处置措施

（1）如果实验室发生有毒、有害物质泼溅在工作人员皮肤或衣物上,立即用自来水冲洗,再根据毒物的性质采取相应的有效处理措施。

（2）如果实验室发生有毒、有害物质泼溅或泄漏在工作台面或地面,先用抹布或拖布擦拭,然后用清水冲洗或使用中和试剂进行中和后,用清水冲洗。

（3）如果实验室发生有毒气体泄漏,应立即启动排气装置将有毒气体排出,同时开门窗使新鲜空气进入实验室。如果发生吸入毒气,造成中毒应立即抢救,将中毒者移至通风良好处使之能呼吸新鲜空气,并联系医生救护。

2. 严重化学性污染应急处置措施 按照《中国公共卫生突发事件调查处理》中急性化学性伤害调查处理的方法要求进行处置。

（三）实验室安全事故应急处置措施

1. 火险处置 实验室一旦发生火灾,一定要冷静,首先迅速切断火源和电源,并尽快采取有效的灭火措施。水和沙土是最常用的灭火材料。

2. 触电事故处置 若出现触电事故,应先切断电源或拔下电源插头,若来不及切断电源,可用绝缘物挑开电线,在未切断电源之前,切不可用手去拉触电者,也不可用金属或潮湿的东西挑电线。若触电者出现休克现象,要立即进行人工呼吸,并请医生治疗。

3. 物品被盗和动物逃逸的处理 按有关规范或制度做好实验室贵重物品、危险品、有毒有害物质、动物种类和数量的保管和使用记录。一旦发现有物品被盗,应立即报告有关部门,查明被盗物品数量,估计造成后果的严重程度,制定并采取有效的控制措施。如果发现有动物逃逸,由熟练掌握实验动物捕捉和固定方法的工作人员立即进行捕捉,查看逃逸原因,采取相应处理措施,防止再次逃逸并造成环境污染或其他危害。

第三节 感染性动物生物实验室安全与操作规范(细菌、病毒)

病原微生物实验室中需要经常操作具有感染性的病原微生物菌(毒)种及其样本,实验室伤害以及与工作有关的感染主要是由人为失误、不良实验技术以及仪器设备使用不当造成的。本节概要介绍避免或尽量减少这类常见问题的技术和方法。

一、感染性物质的操作

（一）样本的安全操作

1. 对样本容器的要求 装样本的容器最好使用螺旋口、可密封的坚固塑料容器,容器上应当正确地粘贴标签以便于识别。标本接收时应当仔细核对各项信息。如果实验室常规接收大量标本,应当安排专门的房间或空间。条件允许的情况下,尽量使用条形码等数字化管理系统。

2. 样本的实验室内转运 为了避免意外泄漏或溢出,标本在设施内的传递应当使用标本转运盒等二级容器,并将其固定在架子上使标本容器直立。二级容器可以是金属或塑料制品,可以耐高压灭菌或耐受化学消毒剂,以便定期清除污染。

3. 样本的接收 接收和打开标本的人员应当了解标本对身体健康的潜在危害,受过标本接收相关的培训。如果遇到标本容器破碎或泄漏,能够按照标准操作程序妥善处理。标本的内层容器必须在生物安全柜内打开。

4. 样本的储存 样本通常应储存在低温冰箱中,应实行三层包装,除了装样本的容器,其外应有两层保护,避免容器冻裂时引发泄漏。储存高致病性病原微生物样本的冰箱应实行双人双锁管理。

（二）微生物培养物的安全操作

微生物接种时，对培养基和试剂通常采用湿热灭菌或过滤灭菌，并有效检测灭菌效果。打开培养皿的时间应尽量缩短。应尽可能采用一次性塑料培养器材，如培养皿、培养瓶或培养板等。如需要回收使用，须先进行去污染处理。用于接种的器具必须严格灭菌。接种细菌、真菌等最好使用一次性无菌接种环或牙签等，如需加热尽量使用封闭式微型电加热器消毒接种环，在安全柜内尽量避免使用明火。为避免转移物质的洒落，微生物接种环的直径应为 2～3 mm，并完全封闭，或采用一次性灭菌棉签。

（三）开启装有冻干物质安瓿的安全操作

装有感染性物质的安瓿不能浸入液氮中，防止当从液氮中取出安瓿时温度变化导致破碎或爆炸。当从冷冻储存器材中取出安瓿时，应当做好个人防护，特别是面部和手部的防护。开启安瓿时，用含酒精的棉花或棉签擦拭消毒外表面，用消毒过的工具在安瓿设计的开口处锉一个痕迹，用酒精浸泡过的棉花将安瓿包起来以保护双手，从标记的锉痕处打开安瓿。将安瓿顶部小心移去并按污染材料处理。如果塞子仍然在安瓿上，用消毒镊子除去。缓慢向安瓿中加入液体来重悬冻干物，避免出现泡沫。

（四）对血液、体液和组织样本的安全操作

操作血液和体液样本时应注意避免溢洒和喷溅，应戴手套、眼镜和其他保护装置（可戴口罩和眼罩，或戴头盔等），以及戴防水的围裙。

样本的打开应在生物安全柜内进行。分离血浆或血清或进行液体样本的分装时，应用吸管吸取，禁止直接倾倒。吸管使用完毕应浸入合适的消毒液中，浸泡足够长时间再行处理。

含有血凝块的样本容器应加盖后放入防渗漏的容器中，集中进行高压灭活或焚烧处理。组织样本应用甲醛固定，避免冷冻切片。如必须进行操作，应罩住冷冻机，操作人员须戴头盔、面罩。

对于组织切片或涂片，应用镊子夹取，严禁直接用手抓取，通过化学消毒或高压灭菌后方可丢弃。

二、生物安全柜的操作

生物安全柜是操作病原微生物的安全设备，必须严格掌握其使用规范。开始工作前，应做好准备工作，将需要的试剂、耗材等物品一次性带入实验室，避免在实验过程中来回走动，对生物安全柜的运行造成干扰。

生物安全柜的风机事先运转至少 10 min，以净化柜内空气。尽量将当前工作所需要的实验材料一次放入生物安全柜，以免工作中手臂频繁穿过生物安全柜气幕屏障干扰气流稳定。生物安全柜内物品摆放有序，并有一定流向。对右手操作的工作人员来说，一般左边是清洁物品区，中部是操作区，右部是污染物品区。摆放物品时禁止阻挡生物安全柜的栅格，避免破坏气流稳定。

生物安全柜的挡板应放置至规定的位置，不能高于或者低于要求的位置，操作者的脸部应确保置于挡板下缘之上。开始工作时，应将双臂深入安全柜内 1 min，待气流稳定再开始工作。应尽量在生物安全柜内部离操作者较远的位置操作,防止气溶胶泄漏。实验过程中,动作不要过快过猛,以免造成溅洒溢出。吸取过感染性物质的枪头、移液管等在废弃前要吸入适量消毒剂后再浸泡在消毒剂中,避免其内部存留空气,影响消毒效果。

操作感染性材料时,应在生物安全柜内部铺有一次性吸水垫单,以防止感染性材料滴落溅洒。如果发生滴落溅洒,可立即用浸泡有适当消毒剂的棉花覆盖污染区域,消毒垫单上其他物品,用垫单将污染区域卷于内侧,装入密封口袋内高压处理。保持生物安全柜继续运转 10 min 后重新开始工作。

实验结束后,用适当消毒剂擦拭各种物品表面进行消毒后再移出生物安全柜。用一次性吸水垫单把要丢弃的垃圾卷起,装入垃圾袋内,密封高压处理。用消毒剂擦拭生物安全柜工作台面和内壁,继续保持生物安全柜风机运转 10 min,使柜内空气净化后关闭。更换生物安全柜高效滤器之前,必须清除污染,常用方法是甲醛熏蒸。

安全柜内应尽量避免使用明火,避免破坏滤板和因使生物安全柜内气流受热而对气流产生干扰。如前所述,接种细菌可使用电加热器处理接种环。

实验过程中避免闲杂人员来回走动,避免干扰房间气流而影响生物安全柜气流稳定。

三、对可能产生风险的器具的操作

(一)移液管和移液辅助器的使用

使用移液管须配有移液器或橡皮吸头。最好使用一次性塑料移液管,在使用移液管前,确认移液管量程和完好性。注意检查移液器的吸液及排液速度,尤其是使用 1 mL 或 2 mL 的小移液管时,以免吸液速度过快,溶液透过移液管顶部的棉花而损坏移液器。

操作感染性液体时,不能将液体从移液管内用力吹出,应将移液管出口尖端靠着容器内壁,使溶液沿容器内壁自然流下,待移液管内溶液流尽后,再等待 15 s,取出移液管。不能使用移液管反复吹吸混合感染性物质,因为会造成大量的气溶胶。吸取感染性液体时应将吸管置于液面下 2/3 处,动作应轻柔,避免产生气溶胶或发生溢出、溅洒。

污染的移液管在丢弃前应先吸入足量的消毒剂,再浸泡于消毒剂中,待适当时间后再处理,这样可以使移液管内部得到充分消毒。

(二)锐器的使用

锐器,如针头、刀片、玻璃等,除特殊情况,禁止在生物安全实验室使用。尽可能用塑料器具代替玻璃器具。任何破碎或有裂痕的玻璃器具均应丢弃。打碎的玻璃器具,禁止用手直接清理,必须使用扫把、簸箕、夹子或镊子等将碎玻璃放入锐器桶。

使用注射器从带橡皮塞的瓶中抽取感染性物质时,应用棉球将瓶口与针头围住,以防止注入空气或拔出针头时产生气溶胶。使用注射器吸取感染性物质时,应尽量减少注射器内泡沫和气泡的产生。在排除掉注射器内多余的气体、液体和泡沫时,需垂直打入含适当消毒剂的脱脂棉花内。

注射器使用完毕后,禁止重新盖帽或将针头从注射器上取下,应丢弃在锐器桶中。如果锐器桶中的废物具有感染性,实验结束后立即连同锐器桶高压灭菌,再作为实验室废物处理。

（三）组织研磨器的使用

玻璃研磨器外部应使用吸收材料包裹,戴手套操作。最好使用聚四氟乙烯塑料研磨器。操作和打开组织研磨器时,应当在生物安全柜内进行。

四、对可能产生风险的仪器设备的操作

（一）离心机的使用

使用离心机时一定要严格配平,以免对离心机转轴造成损坏。配平时,空离心管应当用蒸馏水或70％酒精(70％异丙醇)来平衡。盐溶液或次氯酸盐溶液对金属具有腐蚀作用,因此不能使用。

离心管应使用螺旋盖,并牢固盖紧,管壁无破损。使用角转子时,离心管内液体一定不能超过离心管容积的3/4,以免发生泄漏。

对于高致病性病原微生物,必须使用可封口的离心桶(安全杯),并在生物安全柜内装载和卸载离心管。离心含传染性强的微生物溶液时,应尽量使用生物安全型离心机,如果离心机为非生物安全型,离心机最好置于负压通风柜(橱)内,或采用配有负压罩的离心机,以及时吸出离心机排出的气体,并排至实验室的通风过滤系统。

离心后离心管内会形成大量气溶胶,离心完毕后在打开离心机之前应等候 5 min,使气溶胶沉淀下来。每次使用后,要用酒精擦拭消毒离心桶、转子和离心机腔,检查离心转子和离心桶是否被腐蚀或有轻微裂痕。当使用可制冷的离心机后,应当将角转子或者离心桶倒置,以避免冷凝水积存。离心机的盖子也应打开使内腔恢复室温,避免冷凝水积存。待离心机内腔恢复室温后,再将离心机盖扣上。

（二）液氮罐的使用

应使用质量可靠的冻存管,严禁将非螺旋口管,如 Eppendorf 管等放入液氮罐。在进行复苏细胞等温度剧烈变化的操作时,外旋冻存管密封性较好,但同时承担更大的压力,更容易发生爆裂;内旋冻存管密封性差些,温度迅速上升时,会有内部气体排出。含有病原微生物的样本禁止存放于液氮罐中,以防止取出时温度迅速升高导致冻存管爆裂,造成生物安全事故。使用液氮罐时,应戴面部防护用具,以防止冻存管因温度变化而爆裂造成伤害。将液氮罐提斗放入液氮罐时,应检查抽屉的插条是否插好,以防止冻存管掉入液氮罐中。

（三）匀浆器、摇床、搅拌器和超声处理器的使用

实验室应使用专用搅拌器和消化器,不能使用家用的匀浆器,因为它们可能泄漏或释放气溶胶。容器应使用塑料容器,如聚四氟乙烯塑料容器。

使用匀浆器、摇床和超声处理器时,应该用一个结实透明的塑料箱覆盖设备,并在用完后消毒。如果需要处理的是感染性材料,必须在生物安全柜中进行操作。尽量选用在转子轴承和"O"垫圈等处有特殊防漏设计的机型,或者使用消化器。器具的盖、管与瓶体应处于良好状态,无裂缝或变形;盖子应能密封紧固,保持垫圈完好无损。

在使用匀浆器、摇床和超声处理器时,容器内会产生压力,所以仪器运行中应控制样

品量,避免使用中样品容器内的压力骤然升高,含有感染性物质的气溶胶从容器和盖子之间的缝隙逸出。在打开匀浆器、搅拌器等设备前,应等待 30 min 使气溶胶沉降或采用冷冻法凝聚气溶胶。

(四)冰箱与冰柜的维护和使用

储存在冰箱内的所有容器应当清楚地标明内装物品的科学名称、储存日期等信息。未标明的或废旧物品应当高压灭菌后丢弃。除非有防爆措施,冰箱内不能放置易燃、易挥发溶液。应当保存一份冻存物品的清单。冰箱和冰柜应当定期除霜和清洁,清理时应戴厚橡胶手套并进行面部防护。

(五)冻干机的使用

冻干时排出的气体应经过高效过滤器过滤并通过管道排入消毒液中,冻干结束后冻干机内仓的冷凝水应收集灭菌处理,待温度升至室温后用酒精等擦拭消毒。要特别注意,冻干病原微生物必须在规定的相应等级的生物安全实验室内进行。

第四节 放射性核素动物(生物)实验安全与操作规范

放射性技术作为科研或生物学实验研究的重要方法,在使用过程中会给工作人员自身以及周围环境带来危害,生物安全的环境评估中,由于放射性核素这一物理因子的掺入,在评估中应给予特别的思考。

放射性核素具有不稳定性,会发生所谓的"核衰变"。核衰变的发生不受温度、压力、电磁场等外界条件的影响,也不受元素所处状态的影响,只是和时间有关。放射性核素衰变的快慢,通常用半衰期来表示。半衰期越长,说明衰变得越慢;半衰期越短,说明衰变得越快。不同的放射性核素有不同的半衰期,可以说半衰期是某种放射性核素的标志,不同放射性核素衰变时放射出射线的种类和数量也不同。

目前,人类发现的放射性核素有 2000 余种,而常应用于现代生物技术中显影或示踪技术的放射性核素,大多为产生中低能纯 β 射线或少量伴有低能 γ 射线衰变的放射性核素。常见有 ^3H、^{14}C、^{32}P、^{35}S 和 ^{125}I。

一、电离辐射生物学效应

电离辐射将能量传递给有机体引起的变化统称为电离辐射生物学效应。细胞是构成机体组织器官的基本结构单位,电离辐射的整体效应,均以射线对细胞的作用为基础,损伤类型主要有两种。其一,带电粒子(含次级带电粒子)直接与组成细胞的生物大分子发生作用,引起大分子电离而变性,从而失去生物活性,该过程称直接作用;其二,带电粒子(含次级带电粒子)首先作用于细胞中的水分子,引起水分子水解而产生大量自由基,自由基与生物大分子结合并造成损伤而失去活性,该过程称间接作用。由于机体细胞内含水一般高达 70% 以上,因此,辐射的间接作用对细胞损伤有着更重要的意义。并非所有的因电离辐射诱发的生物大分子变性都会导致细胞的死亡,机体的每一个细胞都有一套复杂的损伤修复系统,在一定的范围内,受到照射的细胞会启动损伤修复机制,针对损伤的 DNA、蛋白质等大分子物质进行修复,如果无法修复和修复无效,机体则启动程序性细胞死亡程序。

电离辐射损伤细胞的数量和程度不同,体内可出现一系列生理病理变化,直至发生多种局部或整体的效应。电离辐射生物学效应有多种类型,就放射防护而言主要包括两种,即确定性效应(ICRP 103 号报告称有害的组织反应)和随机性效应。确定性效应是指生物体受到大剂量照射,引起大量的细胞死亡或丢失,导致组织或器官功能失常或功能丧失,所观察到的严重程度与受照剂量成正比。确定性效应存在剂量阈值,大于该阈值才能发生。一般情况下通常认为随机性效应有两种:一种发生在体细胞内,可导致受照者体内诱发癌症;另一种发生在生殖组织细胞内,可引起遗传效应。随机性效应发生的概率与受照剂量有关,随机性效应结果的严重程度与受照剂量无关。随机性效应是一种没有剂量阈值的辐射效应。

近年来,随着对辐射损伤研究的深入,人们又发现机体对辐射的反应是群体现象而不仅仅是单个独立细胞对损伤的累积反应,辐射除了可损伤直接受照的细胞外,还可通过受照细胞产生一些信号或分泌一些物质,引起未受照细胞产生同样的损伤效应,这种效应称为旁效应或旁观者效应。电离辐射的旁效应可以是随机性效应,也可以是确定性效应。

二、电离辐射的防护原则与措施

电离辐射是一把双刃剑,在为人们提供工作便利的同时,如果使用不当,便会危害人类健康和污染环境。放射防护是降低辐射危害的有效手段,放射防护的目的:避免发生有害的确定性效应,并把随机性效应发生的概率限制到可以接受的水平。

(一)放射防护原则

1. 实践正当化 任何引入新的照射源或照射途径或扩大受照人员范围或改变现有辐射源的照射途径网络,从而使人员受照射或可能受到照射人数增加的人类活动,称为实践。由实践获得的利益远远超过付出的代价(包括对健康损害的代价)时,称为实践正当化;否则,为不正当实践。

2. 放射防护最优化 放射防护最优化是指在考虑了社会和经济因素的前提下,一切辐射照射都应当保持在可合理达到的尽可能低的水平,也称之为 ALARA(as low as reasonably achievable)原则。防护与安全最优化的过程,可以从直观的定性分析一直到使用辅助决策技术的定量分析,均应以某种适当的方法将一切相关因素加以考虑。

(二)放射性核素实验室常用的放射防护措施

使用非密封放射性物质的实验室,辐射源直接暴露于工作环境,即所谓的开放型放射性工作场所,工作人员除受外照射外,还可能受到内照射。对放射性核素实验室的放射卫生防护要求包括防止射线的外照射,避免放射性核素造成的内照射和引起周围环境的污染。

1. 外照射的防护措施 通常外照射的防护措施有减少受照射时间,保持与源的距离,在放射源与人体之间加装屏蔽物。以下具体措施可减少不必要的照射。

（1）实验场所：必须在专门进行放射性核素实验的实验场所进行工作,在这个场所内应有全套必需的仪器和设备,包括辐射监测仪。放射性工作场所中不允许挤满人或堆满设备,更不要在该处放置书籍、报纸和私人物品,以免污染。

（2）实验设计：在实验中尽量减少放射性物质的用量,选择放射性核素时,应在满足实验要求的情况下,尽量选取危险性小的放射性核素。

（3）熟练操作：实验过程力求简洁,实验操作力求快捷。不要在有放射性物质（特别是β、γ源）的附近做不必要的停留,尽量减少被照射的时间。

（4）增大接触距离：由于人体所受的辐射剂量大小与人到辐射源距离的平方成反比,因此在操作时,可利用各种工具增大接触距离,如用加长的机械臂操作等。

（5）设置屏蔽：创造条件设置隔离屏蔽,一般比重较大的金属材料如铅、铁等对γ射线和X射线的遮挡性能较好；β射线一般可用有机玻璃、铝片或塑料遮挡。隔离屏蔽可以是全隔离,也可以是部分隔离；可以做成固定的,也可做成活动的,根据需要选择。

（6）个人工作习惯：尽可能地穿戴简单的防护服和手套,戴手套的主要目的是防止污染,用能灵活动作的薄塑料手套或外科用手套为宜。离开放射区之前要洗手,如果需要的话,进行监测。在开始工作之前,必须把皮肤的伤口和擦伤处小心地包扎好,指甲要剪短。最主要的还是小心和清洁地工作。

2. 内照射的防护措施　在放射性核素实验室工作中,放射性核素有可能扩散到实验室工作环境中,并通过吸入、食入或经皮肤、伤口等途径进入机体,造成内照射。一定要加强个人防护,尽可能防止或减少放射性核素对工作环境的污染,切断放射性核素进入人体的途径,加速体内放射性核素的排出。

（1）防止由消化系统进入体内：工作时必须戴防护手套、口罩,穿防护服。绝对禁止用口吸取溶液或口腔接触任何物品。工作完毕脱防护服、手套,立即洗手、漱口。禁止在实验室吃、喝、吸烟。如有条件可用放射性检测仪进行检测。

（2）防止由呼吸系统进入体内：实验室应有良好的通风条件,实验中煮沸、烘干、蒸发等均应在通风橱中进行,处理粉末物应在防护箱中进行,遇有污染物应立即慎重妥善处理。

（3）防止通过皮肤进入体内：降低实验室工作台表面污染水平,发现污染及时清洗。实验中应小心仔细,不要让仪器物品,特别是沾有放射性物质的器具割破皮肤。操作应戴手套,遇有小伤口时,一定要妥善包扎好,戴好手套再工作；伤口较大时,应停止工作。不要用有机溶液洗手和涂敷皮肤。

（4）阻止吸收和促排：在进行设备检修和事故处理之前,服用某些药物,可以减少放射性物质进入体内而产生内污染。如发现放射性物质的内污染,应尽快进行医学促排。

三、放射性核素实验室的安全防护设施

任何实验室都应配备良好的安全设备和制订且执行严格的安全制度,放射性核素实验室也不例外,要保证实验室安全,首先要配备包括操作设备和个人防护用品在内的安全防护设施,其次要制订严格的操作规程和安全守则,而且要在实际工作中严格遵守。

安全防护设施实际包含两个方面,一是符合要求的实验操作设备,二是个人防护用品,它们都可以在实验过程中有效减少或阻止放射性核素对操作人员的影响。

(一)实验室的安全操作设备

为了防止人体受到辐射损伤,同时也为了防止放射性物质交叉污染,操作开放型放射性物质需要使用专门的技术、设备和装置,以减少外照射和控制污染。通常根据所操作的放射性物质活度的不同,所使用的操作工具也不尽相同。

1. 直接观察设备 当所操作的放射性物质活度足够低,所产生的剂量率水平很小的时候,最有效的操作方法是直接观察法,由于没有采取屏蔽,工作人员可以直接利用镊子、钳子等器械操作放射性物质。切记,即使放射性水平很低,也绝对禁止裸手直接操作放射性核素。

2. 污染控制设备 透过屏蔽观察操作,通常是在通风橱或手套箱内进行。通风橱可以防止操作放射性物质所造成的污染扩散到实验室的其他区域,通风橱的设计应使最少量的橱内空气流入实验室空间,通风橱操作面的截面风速不小于 1 m/s。手套箱(类似 3 级生物安全柜)是封闭式的,为 4 级实验室生物安全等级而设计的,柜体完全气密,工作人员通过连接在柜体的手套进行操作,试验品通过双门的传递箱进出安全柜以确保不受污染,放射性物质操作空间缩小到密闭的小空间并和工作人员所处的环境相隔离,箱内保持负压以防止气载污染物的泄漏,排出的气体经过高效过滤器过滤。

3. 屏蔽设备 当操作活度较强的 β、γ 源放射性核素时,直接观察设备无法满足操作需要,为了降低工作人员外照射水平,在辐射源和操作人员之间设置屏蔽物十分必要。为适应不同的操作,屏蔽设备外形上千差万别,常见的有侧面操作屏、铅砖屏、铅玻璃、移动屏和手套箱屏等。

4. 储存设施 有单独的放射性物质存放设备和放射性废物收集设施,放射性物质的储存也要有基本的屏蔽,存放 β 源放射性核素的容器壁厚度必须大于 β 射线的最大射程。

(二)放射性工作人员的防护用品

个人防护用品分为两类:基本的个人防护用品和附加的个人防护用品。可以根据实际需要,合理组合使用这两类个人防护用品。

1. 基本个人防护用品 基本个人防护用品是通常情况下穿戴的用品。

(1)工作帽:常以棉织品、无纺布或纸质薄膜制作。留长发的工作人员应当把头发全部罩在工作帽内。

(2)防护口罩:常用的是纱布、无纺布或纸质口罩,或超细纤维滤膜口罩。这些口罩对放射性气体核素没有过滤效果,仅对放射性气溶胶粒子有过滤效果。对气溶胶粒子的过滤效果比较好的口罩是超细纤维滤膜口罩,过滤效率达 99% 以上。

(3)工作手套:常用的是乳胶手套。戴手套之前应当仔细检查手套质量,漏气或破损的手套不能使用。这里戴手套的概念正好与外科医生戴手套的概念相反,即手套表面是受污染面,手套内表面是清洁面,不能使手套的内面受污染。切勿戴着受污染的手套到清洁区打电话或取拿开门钥匙。

(4)工作服:常以白色棉织品或特定染色的棉织品制作,工作服以白色为常见。切勿穿着受污染的工作服和工作鞋进入清洁区办事。

2. 附加个人防护用品 附加个人防护用品是在某些特殊情况下需要补充采用的某些个人防护用品,如塑料套袖、塑料围裙、橡胶铅围裙、橡胶手套、纸质鞋套和防护眼镜等。

四、放射性核素实验室操作规程

不管是从经济方面考虑还是从技术方面考虑,在操作非密封放射性物质过程中,希望完全彻底地包容非密封放射性物质,完全阻止放射性物质向环境扩散是不切实际的。因此,还需要采取辅助性防护措施,即拟定安全操作规程。

(一) 实验室放射性来源与危害

尽管现代生物实验室使用的放射性核素基本上是短半衰期单一核素,使用活度通常不高,但在操作过程中还是有微量的物质会释放到工作环境中,由此可造成实验环境的放射性污染。

1. 放射性来源 由于实验室使用的放射性核素基本上处于开放状态,是典型的非密封放射性物质,在操作使用过程中,必然存在放射性核素向环境扩散的现象,在使用不当的情况下甚至出现放射性污染。通常的扩散污染途径如下。

(1) 扩散:在实验过程中,尤其是有加热、烘干、分装、研磨等操作时,放射性核素很容易扩散到空气中,依据物理性质和颗粒大小形成放射性气体、放射性气溶胶、放射性悬浮颗粒物。

(2) 污染:一个途径是正常情况下实验室空气的放射性气溶胶和悬浮颗粒物以静电吸附重力沉降的方式降到实验室墙面、地面、实验台面;另一个途径是由于操作不当,将放射性液体打翻或放射性粉末撒落,污染实验室。

2. 放射性危害 生物实验室操作的放射性核素的量一般都比较低,只要不是做放射性毒理实验,所有放射性危害都很小,一般情况下不会发生确定性效应。在生物实验室放射性物质的主要危害形式是吸入内照射,源自空气中的放射性气体、气溶胶和悬浮颗粒物。因为工作人员身处放射性环境当中,如果实验室表面的污染没有得到及时的清除,放射性核素还会通过手部污染转移,经口、皮肤及伤口等途径进入体内产生内照射。

(二) 开放型放射性核素的安全操作规程

操作开放型放射性物质的工作,均应制订严格的操作程序和安全规程,工作场所应根据规定实行分区管理,人员通行和放射性物质传递的路线应严格按规定执行,防止交叉污染。对可能出现的意外事故,要制订应急预案。

1. 安全操作要求的一般原则

(1) 一切操作开放型放射性物质的工作,均应制订严格的操作程序和安全规程,经放射防护部门审查批准后认真执行。必要时,对某些操作程序应率先通过"模拟操作"即"冷实验",使操作人员熟练掌握操作技能后才允许正式开展工作。

(2) 操作过程中所用的器械、设备、仪器仪表和传输管道等应符合放射防护要求。

(3) 操作开放型放射性物质的工作场所,应根据有关规定实行分区管理,人员通行和放射性物质传递的路线应严格按规定执行,防止交叉污染。

(4) 对操作中可能出现的各种故障或意外事故,要有充分的假设和预测,并制订相应的对策;对可能发生的事故,须制订应急预案并做好相应的应急条件准备,必要时应在放射防护部门的监督下进行演练,使操作人员具有较好的事故应变能力。

2. 安全操作规程

(1) 放射性物质开瓶分装,含放射性物质的液体物料或样品的蒸发、烘干或能产生放射性气体、气溶胶的物料或样品,都应当在负压通风柜内操作。

(2) 易造成污染的操作步骤,应在铺有塑料或不锈钢等易去除污染的工作台面上或搪瓷盘内进行。尤其在操作液体放射性物质时,台面和搪瓷盘上应再铺上易吸水的纸或其他材料。操作中使用的器具应选用不易吸附放射性物质的材料。

(3) 操作中使用的存放放射性溶液的容器应由不易破裂的材料制成。如果所用容器是易于破裂的,则其外面应加一个能足以容纳其全部放射性溶液的不易破裂的套桶。

(4) 进行加热或加压的操作时,必须有可靠的防止过热或超压的保护措施,必要时应采取双重保护措施。

(5) 吸取液体的操作,必须用合适的负压吸液器械。

(6) 每天湿式清洁污染区或实验室,清洁工具应专用,不应带到污染区外使用。

(7) 伴有较强外照射物质的操作,应尽量利用合适的屏蔽或使用长柄操作机械等防护措施,且操作力求迅速。

(8) 若必须进行开启密闭工作箱门取出、放入物品或人员进出等危险性较大的操作时,应有安全防护措施,并在防护人员监督下进行。

(9) 工作中产生的放射性废物要有专门的收集容器,做到分类收集,统一处理。

(10) 未经部门负责人批准,非职业工作人员不可以随意进入控制区,或做与放射性工作相关的事。

3. 操作人员的注意事项

(1) 操作开放型放射物质的工作人员,必须正确穿戴好所需的各项有效的个人防护用具。

(2) 在任何情况下均不允许徒手进行直接接触放射性物质或污染物件的操作。

(3) 放射性工作场所内严禁进食、饮水、吸烟和存放食物。

(4) 工作人员离开工作场所时应仔细进行污染检查与清洁。

(5) 禁止将个人防护用品带到清洁区,禁止擅自将污染区内的物品拿到清洁区使用。

(6) 个人防护用品应经常检测,污染超过相应水平时应停止使用。污染的工作服必须在专设的有效放射性操作条件的洗衣房或洗衣池内洗涤。

(7) 进入污染区的视察或参观人员必须穿戴个人防护用品和外照射直读式个人剂量计。

(8) 各级放射性工作场所应根据所操作的放射性物质特点配备适当的医学防护用品和急救药品箱,供事故时使用。严重污染事件的医学处理应在医学防护人员的指导下进行。

(9) 工作人员操作完毕离开工作场所前,应关好实验室的门窗,关闭气、水和电源。

五、实验室的保洁与去污

采取适当的方法从表面消除放射性污染物,简称表面去污染。表面可能是设备构件、墙壁和地面,也可以是个人防护衣具或人体皮肤。污染物可能是松散的放射性固体,也可能是含放射性物质的液体、蒸气或挥发物。任何开放型放射性工作场所都存在放射性表面污染,也是实验室主要的放射性危险形式之一。

(一)放射性污染的类型

1. 松散型污染 污染物在表面上呈物理附着状态,污染物与表面之间有界面,污染物很容易被清除。

2. 牢固型污染 污染物渗入表面并在表面内部扩散,若存在腐蚀物质的作用或表面有氧化膜形成则会加速向深部扩散,这种污染物与表面牢固结合。

松散型污染是生物实验室存在的主要污染类型,只要及时采取去污措施,表面污染很容易去除,如果去污不及时,随着时间的延长,松散型污染物(尤其是具有酸、碱腐蚀性液体)也可以渗透入表面,转化为牢固型污染。

(二)表面污染的理化过程

表面污染的形成是下述理化过程的结果:最初,污染物在表面上呈物理附着状态,污染物与表面之间存在着界面,这种污染称为非固定性污染。对这种情况的去污效果明显。稍后,部分污染物与表面发生化学吸附和离子交换作用,这种污染称为弱固定性污染。因为化学吸附和离子交换作用限于表面的表层,所以对这种情况的去污效果相对较差。随着污染物在表面上滞留时间的延长,部分污染物将逐渐渗入表面内部,这种污染称为牢固性污染。对这种情况的去污效果很不理想,除非铲除部分表面。

(三)皮肤污染的去污方法

1. 固体颗粒物污染皮肤的去污方法 常用的方法是液体去污法。首选的去污液是清水,也可以采用含洗涤去污剂的水溶液作为去污液。这些去污方法的去污效果明显。

(1)侵入嘴、鼻、耳内的固体颗粒状放射性污染物,先用低浓度高锰酸钾溶液冲洗,再用清水冲洗,几乎可以去除全部的污染物。

(2)伤口受到固体颗粒状放射性污染物污染后,应当一边用清洁水冲洗伤口,一边使伤口出点血(大出血例外),这利于污染物从伤口处排出,然后进行必要的医学包扎处理。伤口结痂中含的放射性物质浓度可能会高些。

必须指出的是,皮肤受到盐类固体颗粒状放射性物质污染后不能用液体去污法清除。因为盐类污染物水解后有可能扩大污染面积。因此,应当采用膏状去污剂清除污染。例如,由含 5%~10% 的表面活性剂、70% 的填充剂、10%~20% 的螯合剂和 2% 的羧甲基纤维素组成的膏状去污剂,三次去污的去污效果可达 50%。

2. 放射性物质溶液污染皮肤的去污方法 皮肤被含放射性物质的溶液污染后,应立即用流动清洁水冲洗。对[131]I 皮肤污染,立即冲洗的去污效果并不能让人满意;温水冲洗可以提高去污效果,在温水中加入适量的草酸可以使去污效果提高 13 倍;多次冲洗,去污效果会增强。但是,多次冲洗未必对每种核素都会获得满意的清除效果。例如,皮肤

被 ^{32}P 污染后三次水冲洗的去污系数分别为 24.5、30.0、45.5；而 ^{3}H 污染皮肤后三次水冲洗的去污系数分别为 3.2、4.9、9.1。因此还必须在水冲洗后再用合适的去污剂清除。皮肤被 ^{131}I 污染经过水冲洗后，再用含 2.5 g 碘和 5 g 碘化钾的去污液冲洗，会获得满意的清除效果；当皮肤上的放射性污染物难以被清除时，可以采用饱和的高锰酸钾溶液去除污染物，仅限一次。因为这种去污液是氧化去污液，它可以除掉皮肤的角质层；用这种去污液对皮肤多次清洗会损伤皮肤的真皮层，促进核素由皮肤的吸收。

除了采用液体去污法清除外，也可以采用膏状去污剂去污。可用的膏状去污剂的主要成分包括螯合剂、表面活性剂、填充剂（滑石粉或二氧化钛）。

从辐射安全角度看，我们不希望看到皮肤被放射性物质污染。因此，在操作非密封源时要注意防止皮肤受污染，应尽量做好身体防护，正确地使用个人防护用具，以免受到不必要的照射。

（四）易发事故的防护对策

操作非密封源时如果不细心就易导致物料外溢、喷溅或洒落。一旦发生这类事故，要沉着、冷静，不要惊慌，可以按下述程序认真处理。

1. 少许液体或固体粉末洒落的处理方法 如果是含放射性物质的溶液溢出、喷溅或洒落，则先用吸水纸将其吸干净；如果是固体粉末放射性物质撒落，则用湿润的棉球或湿抹布把它沾干净。在以上基础上再用适当的去污剂清除。清除时采用与外科皮肤消毒法相反的顺序，即从没受污染的部位开始并逐渐向污染轻的部位靠近，最后是受污染较重的部位，切勿扩大污染范围。用过的吸水纸、湿棉球和湿抹布等都要放到搪瓷托盘内，最后集中到污物桶内，作为放射性废物集中储存，统一处理。

2. 污染面积较大时的应急处理方法

（1）立即告知在场的其他人员撤离工作场所，报告单位负责人和放射防护人员。

（2）标画出受污染的部位或范围，测量出污染表面的面积，如果个人防护用具受污染，应当在现场脱掉，放在塑料袋内，统一处理。

（3）如果皮肤、伤口或眼睛受污染，立即以流动的清洁水冲洗后再进行相应的医学处理。

（4）针对污染物的理化性质及受污染表面性质和污染程度，采取合适的去污染方法清除污染物。

（5）完成清除污染后，经过污染检测符合防护要求，才能恢复工作。

（6）分析事故原因，总结教训，提出整改措施，并以书面形式向当地有关部门报告。

六、放射性废物的收集储存与处理

（一）放射性废物的收集与储存

收集与储存放射性废物的原则：减少产生；控制排放；净化浓缩；减容固化；严密包装；就地暂储；集中处理。

1. 放射性废物的收集要求 及时收集防止流失；避免交叉污染；非放射性废物与放射性废物分别收集；短半衰期与长半衰期放射性废物分别收集；固体废物和液体废物分

别收集;可燃性废物与不可燃性废物分别收集。

2. 放射性废物的储存要求　在规定暂储期限内回收全部废物,确保不能流失,确保废物容器的完整性。使用少量放射性同位素的医院和学校若产生放射性废物,可以按下文方法处理。

（二）放射性废物的处理

1. 放射性气体废物　高放射性气体废物或气溶胶必须经过净化过滤装置处理,并通过一定高度的烟囱排入大气中;低放射性气体废物也要通过一定高度的烟囱排入大气,降低单位气体放射活度。

2. 放射性液体废物　高放射性液体废物可经蒸发浓缩或加水泥等固化剂固化后,按放射性固体废物处理。低放射性液体废物的收集与处理,对于放射性同位素日用量或年用量较大的应用单位,其低放射性液体可采取储存衰变方法处理。待储存废液中放射性同位素储存时间达到6～10个半衰期时,经过检测并向主管机构申请,获批后直接排入流量大于10倍废液排放量的普通下水道中。而且应当用3倍于废液排放量的清洁水冲洗下水道。每次的排放需要做记录并存档。对于放射性同位素日用量或年用量较小,产生少量废液的单位,可以取安全可靠的专用容器收集废液储存,衰变后的废液处理方法同上。对于高放射性废液,必须设立专用的具有防护功能的废液储存池或容器,并设立辐射危险警示标志,统一送环境保护部门的放射性废物库收储。

3. 放射性固体废物　低放射性固体废物应当按照固体废物形态和同位素半衰期的不同类型分类收集。收集容器应当带有脚踏式开闭盖,外表面有辐射危险警示标志。固体废物收集容器应当放置在人员不易接近的角落处。受污染的纱布、口罩、纸张以及去污染用的抹布等物,应当在装入纸袋后投入收集容器中。受污染的破碎玻璃器皿经双层坚固包装后单独收集储存。适时将固体收集容器中的废物连同包装一起送交环境保护部门进行处理。

应当建立严格的废物管理制度,配备专门的废物管理人员,登记进出临时储存库的废物,使废物始终处于受控的安全状态,防止丢失或污染周围环境。

七、实验室用放射性同位素安全管理

在安全管理体系中存在两个层面的管理:①使用单位及其主管部门的管理;②监督管理部门的管理。两个层面的管理是相辅相成的,使用单位及其主管部门对设施的防护安全负有责任,其必须按相关法律、法规和标准做好自身的管理监督工作。监督管理部门则是按法律、法规和相关标准提出要求并监督其执行,以确保辐射安全。

（一）辐射安全组织机构及规章制度

放射性同位素实验室的管理:包括放射性同位素实验室在内的任何放射性工作场所都必须制订严格的管理制度和操作规章,在日常工作中,必须严格遵守这些规章和制度,这是实验室安全的先决条件。

1. 组织机构　按照国家相关法规要求,使用非密封放射性物质的业主单位法人或许可证持有者必须组建辐射安全领导小组和辐射应急领导小组,均由法人或主要负责人任组长,相关业务和辅助人员参与。明确其放射防护管理责任,制订相应的规章制度、管理措施和应急预案,应急预案应定期演练。

相关的管理制度和操作规则如下:①各级人员防护职责;②实验室安全操作规则;③放射性同位素的领用登记、保管、报废和运输等制度;④工作人员健康管理;⑤放射性废物的管理;⑥工作环境和个人的剂量监测;⑦污染事故的处理原则;⑧放射性事故逐级报告制度等。

2. 制订应急预案 使用非密封放射性物质的实验室应急预案如下:①应急组织与职责:提供应急组织的组成结构情况与职责分工。②应急准备:提供应急准备保障情况,包括人员、物资、通信、技术、经费等准备的落实情况。③提供应急计划。④提供应急能力的保障情况,介绍应急人员的培训和应急演习情况。

（二）监测计划及实施

为保证实验室的正常运行,单位法人或许可证持有者应制订严格的监测计划,具体如下。

1. 监测设备的选择 使用可监测非密封放射性物质的设备(空间场所监测和表面污染监测):购置新设备或现有仪器设备(仪器型号、测量射线种类、测量范围)。

2. 工作场所监测 介绍监测地点、项目种类、监测周期。

3. 个人剂量监测 介绍监测人数、种类、监测周期。

（三）工作人员的健康管理

放射从业人员的健康管理:依据国家相关规定,操作非密封放射性物质的工作人员应按放射从业人员管理。

1. 定期培训 定期进行辐射安全培训。

2. 个人剂量监测 开展放射工作的单位应当按照国家有关标准规范的要求,安排本单位的放射工作人员接受个人剂量监测。

3. 定期进行职业健康体检 包括上岗前的职业健康体检、在岗放射工作人员的定期职业健康体检和离岗前的职业健康体检,只有符合放射工作人员健康标准,才能从事相应的放射工作。

4. 放射工作人员的安全报告 包括辐射安全培训报告、辐射从业资格证书、个人剂量监测结果等。职业健康体检报告统一由单位永久保存。

第五节 生物血液(样本)组织的分类、储存安全与操作规范(人、动物)

血液是人与动物机体的基本组成部分,是生物体正常生理功能的保障,当机体发生病理变化时,血液的组成成分和血细胞的种类和数量均会随之变化。因此,生命科学实验中人或动物的血液样本是常用的重要生物材料样本。

由于许多病原体存在于血液中,所以利用血液样本进行实验时,为了保障操作者和实验环境的安全,避免不同血液样本之间的交叉污染,必须严格遵守血液样本采集、运输、储存和保管操作规范。下面主要以人血液样本为例进行介绍。

1. 来源

(1) 人血液样本应在有资质的医疗机构或血站进行采集。

(2) 血液制品管理必须严格按照《血液制品管理条例》相关规定执行。

2. 运输、储存和保管

(1) 符合实验室使用要求的全血样本通常于 2~8 ℃保存,如果是血清或血浆可在 4 ℃或冷冻条件下存放。

(2) 远距离运输血液样本,必须全程保证低温冷链运输。

3. 操作规范

(1) 使用血液样本时必须穿实验服,戴手套、口罩或面罩等防护装备。

(2) 血液样本相关废物必须统一处理,禁止直接倒入水槽或丢进普通垃圾桶,以免造成病原体的传播。

(3) 实验人员在实验过程中不慎划伤时,应立即用大量清水冲洗,然后涂碘伏消毒,并及时到相关医院检查和诊治。

4. 其他注意事项

(1) 保持实验设施及环境的清洁卫生,防止血液样本污染。

(2) 从事血液样本相关工作的人员必须定期进行健康检查。

(张建民　孙　军　袁　萍)

 思考题 ▌....

实验室放射防护的基本原则和方法是什么?

扫码看答案

第六章 化学试剂和实验药品使用安全与操作规范

高校实验室是教学和科研的重要场所,在实验室中存在着易燃、易爆、腐蚀、有毒、放射性等危险化学品,因此化学品的妥善管理是实验室安全的首要工作之一。若缺乏系统、完善的实验室化学品安全管理制度,很容易导致事故发生,这不仅会影响正常教学和科研工作,还会给社会带来不良影响。本章内容主要包括实验室的普通化学试剂、易爆易燃化学品、有毒化学品、易(预)制毒化学品、放射性化学品及废物的安全管理与操作规范等。

第一节 普通化学试剂的使用安全与操作

化学品通常指在实验室中使用的化学试剂。化学试剂种类繁多,其分类方法多种多样。如:根据性质可分为有机试剂、无机试剂、生物试剂等;根据用途可分为分析检测试剂、合成试剂、诊断试剂等;根据来源可分为国产试剂、进口试剂等。国外对化学试剂的分类有不同的依据和标准。

从实验室安全角度可将化学试剂分为六类:普通化学试剂,如氯化钠等;易燃易爆化学品,如氢气、乙醚、苦味酸、硝酸铵等;腐蚀性化学试剂,如浓硫酸、氢氧化钠等;有毒化学品,如氰化钾、三氧化二砷等;易制毒化学品,如麻黄素等;放射性化学品,如 ^{131}I 等。化学试剂按纯度进行分级,可分为优级纯、分析纯和化学纯,如表 6-1 所示。

表 6-1 化学试剂的分级

分级	符号	含量与纯度	适用范围
优级纯	GR	主成分含量≥99.8% 纯度高	适用于精密分析和研究工作,有的可作为基准物质
分析纯	AR	主成分含量≥99.7% 纯度较高	适用于多数分析和研究工作
化学纯	CP	主成分含量≥99.5% 纯度较高,存在杂质	适用于一般分析和研究工作及合成制备等

除此之外,还有一些特殊规格和用途的化学试剂,未经国家或有关部门颁布质量标准,但多年来为化学试剂的生产、销售和使用者所熟悉和沿用,如色谱纯试剂、光谱纯试剂、电泳纯制剂、基准物质、指示剂、生化试剂、生物染色剂等。

一、化学试剂的选用与使用安全

不同等级的化学试剂价格相差甚远,纯度越高价格越贵。若选择不当,将会造成资金浪费或影响实验结果。

应根据实验要求、实验方法等选用不同等级的化学试剂。例如,痕量分析应选用分析纯或优级纯试剂,以降低空白值,避免杂质干扰,减少实验误差,而某些制备实验则可选用化学纯试剂。有些实验则最好用分析纯试剂,以避免试剂中的杂质干扰实验结果。

另外,虽然化学试剂按照国家标准进行生产和质量检测,但是不同厂家因原料和生产工艺的差异,所生产的试剂在性能上有时有显著差异,甚至同一厂家不同批号的同一类试剂,其性质也很难保证完全一致。因此,在某些要求较高的实验中,不仅要考虑试剂的等级,还应注意生产厂家、生产批号等。

在化学试剂的使用过程中,应该注意以下几个方面。

(一)严格规范程序

保障实验人员的人身安全,保持化学试剂的质量和纯度,保证实验结果的准确,要求实验人员应当掌握各种化学试剂的性质和使用方法,制订出相应化学试剂的使用规范,要求相关人员严格遵守。

(二)化学试剂的包装瓶上必须有标签

标签要完整、清晰,标明试剂的名称、规格质量,液体试剂还应标明浓度、配制日期等。

(三)正确取用化学试剂,保证试剂不受污染

(1)取用化学试剂时,瓶塞一般要倒置于洁净处。

(2)固体试剂应当用清洁的不锈钢、牛角、四氟塑料等试剂药勺从试剂瓶中取出,绝不可用手抓取;若试剂结块,可用洁净的玻璃棒将其捣碎后取出。

(3)液体试剂可用洗干净的量筒倒取,一般不要用吸管伸入原瓶试剂中吸取。

(4)已经从试剂瓶内取出的没有用完的剩余试剂,不可倒回原瓶。

(5)打开易挥发试剂的瓶塞时,不可将瓶口对准自己或他人,不可用鼻子直接对准试剂瓶口嗅吸。

(6)如果需要闻试剂的气味,可将瓶口远离鼻子,用手在试剂上方扇动,使空气流吹向自己再闻其气味。

(7)化学试剂取用完毕后,应立即盖好盖密封,防止其他物质污染或变质。

(8)使用完的化学试剂应正确处理,不能乱丢乱倒。

二、普通化学试剂的管理与储存

普通化学试剂的管理和储存,应注意以下几个方面。

(一)实验室试剂存放

实验室只储存实验所需的少量化学试剂,大量试剂应存放在化学试剂库内。

（二）化学试剂采取分类储存的原则

普通试剂与危险试剂分开，无机试剂与有机试剂分开，固体试剂与液体试剂分开，基准物质、标准物质、高纯试剂及一些高价值试剂，原则上应与其他试剂分开储存。

（三）普通化学试剂的存放

不易变质的无机酸、碱、盐，不易挥发的高燃点有机物，可储存于阴凉通风处，温度低于 30 ℃的试剂柜内。固体试剂一般放在广口瓶中，液体试剂一般盛放在细口瓶中。

（四）某些化学试剂的储存有特殊要求

1. 需密封保存的试剂 ①易被空气中的氧气氧化的试剂，如钠、钾、钙、碘等。②易与二氧化碳反应的试剂，如氢氧化钠、石灰水、水玻璃、漂白粉等。③易与水反应的试剂，如氢氧化钠、碳化钙、硫化铝、可溶性氧化物、可溶性酸酐等。④易吸水潮解的试剂，如浓硫酸、磷酸、氢氧化钠、无水醋酸钠、无水氯化钙等。⑤易风化的试剂，如苏打、明矾等。⑥易挥发的试剂，如浓盐酸、浓硝酸、氨水、汞、有机小分子化合物等。

2. 需冷藏冷冻保存的试剂 过氧化氢、蛋白酶类等，需低温储存以防止变质；一些有机高分子化合物，如多糖、蛋白质、多肽等生命材料，需冷藏冷冻保存，以防止受微生物、温度、光照的影响而失去活性或变质。

3. 需借助其他物质保存的试剂 白磷在空气中能自燃，且燃烧物有毒，故应保存在水中；金属钠、钾、锂遇水会剧烈反应，故应保存在液体石蜡或煤油中；液溴有很强的挥发性，故需用水密封保存。

4. 见光或受热易变质的试剂 浓硝酸、硝酸银、过氧化氢、三氯甲烷、甲醛等，需用棕色瓶盛放，并放在阴凉处。

5. 呈碱性的试剂 氢氧化钠、氢氧化钾、碳酸钾等溶液，因可与玻璃反应，故不能盛放在带玻璃塞的试剂瓶中，而应使用橡胶塞，使用塑料试剂瓶存放。

6. 呈强氧化性的试剂和有机溶剂 浓硫酸、浓硝酸、四氯化碳等因会腐蚀橡胶，故不能盛放在带橡胶塞的试剂瓶中，而应使用玻璃塞。

（五）试剂的存放排列方式应遵循一定的规律

无机试剂可按元素周期系类族或按单质、氧化物、酸、碱、盐等排列，其中盐类可按金属活跃性顺序或按酸根排列，如卤化物、硫酸盐、硝酸盐、碳酸盐等；有机试剂可按分子中碳原子数目多少或按官能团排列，如烃类、醇类、酚类、醛类、酮类、羧酸类等；指示剂可按酸碱指示剂、氧化还原指示剂、荧光吸附指示剂、络合滴定指示剂、生物染色剂等排列。

（六）储存化学试剂时，应注意有效期和变质现象

1. 有效期 化学试剂的有效期随化学性质的不同而有较大区别。一般情况下，化学性质越稳定的试剂，有效期越长，保存条件也越简单。储存的化学试剂应定期查看，确保其不超过有效期。

2. 变质 化学试剂在储存过程中会受到温度、光照、空气和水分等外在因素的影响，容易发生潮解、霉变、变色、氧化、聚合、挥发、升华和分解等物理化学变化，导致试剂失效或部分失效，甚至生成有害物。如：醚类、四氢呋喃、液体石蜡等，在见光条件下，若接触

空气可生成过氧化物,放置时间越久生成的过氧化物越多;某些具有还原性的试剂,如三氯化钛、四氢硼钠、维生素C及金属铝、镁、锌粉等,易被空气中的氧气氧化变质。因此,要采用合理的包装和适当的条件,以保证化学试剂在储存过程中不变质。

第二节　易燃易爆化学品的存放安全与操作

一、易燃化学品的存放安全与操作

(一)易燃液体

易燃液体是指闪点不高于93 ℃的液体。闪点是衡量易燃液体火灾危险性大小的主要特征,闪点越低危险性越大。易燃液体根据闪点和沸点大小分为四类:Ⅰ类易燃液体的闪点小于23 ℃且初沸点不大于35 ℃,如乙醚、石油醚等;Ⅱ类易燃液体的闪点小于23 ℃且初沸点大于35 ℃,如丙酮、乙酸乙酯等;Ⅲ类易燃液体的闪点不小于23 ℃且不大于60 ℃,如正丁醇、乙二胺等;Ⅳ类易燃液体的闪点大于60 ℃且不大于93 ℃,如萘、乙醇胺等。医学院校的教学及科研实验室普遍大量储存及使用的有机溶剂多为易燃液体(表6-2),存在安全隐患,应重点进行安全防控。

表6-2　医学院校实验室常用易燃液体的闪点和沸点

名称	闪点/℃	沸点/℃
乙醚	−45	34.5
丙酮	−20	56.5
苯	−11	80.1
乙酸乙酯	−4	77.2
甲苯	4	110.6
甲醇	11	64.8
酒精	12	78.3
乙酸	39	118.1

1. 易燃液体的危险特性

(1)高度易燃易爆性:易燃液体在常温条件下遇明火极易燃烧,当易燃液体表面上蒸气浓度达到其爆炸浓度范围时,遇到明火即可发生爆炸。

(2)易挥发性:多数易燃液体分子量较小,沸点低,一般低于100 ℃,易挥发、蒸气压大、液面蒸气浓度较高,遇明火即能使其表面蒸气闪燃。燃点也低,一般比闪点高1~5 ℃,当达到燃点时,燃烧不局限于液体表面蒸气的闪燃,由于液体源源不断供应所以可燃蒸气可持续燃烧。

(3)流动性:易燃液体大都黏度较小,一旦泄漏则会很快流向四周扩散,随着接触空气面积的增加,蒸气流动速度也会大大加快,空气中蒸气浓度迅速升高,易燃蒸气在空气中的体积也增大,增加了爆炸的危险性。

(4)受热膨胀性:易燃液体的膨胀系数一般较大,储存在密闭容器中的易燃液体,一旦受热会导致体积膨胀,蒸气压增加,使容器所承受的压力增大,若该压力超过了容器所能承受的最大压力就会造成容器的变形甚至破裂,产生泄漏危险。

(5)易产生积聚静电:一般易燃液体的电阻率大,在输送、灌装、过滤、混合、搅拌、喷射、流动时极易产生静电,累积到一定程度将会产生电火花,火花极易引起易燃液体燃烧。

(6)易氧化性:易燃液体一般含有碳、氢元素,容易接受氧元素而被氧化,当遇到强氧化剂或强酸时,能迅速被氧化且放出大量的热而引起燃烧或爆炸,如酒精遇高锰酸钾放热可发生燃烧。

(7)毒害性、腐蚀性与麻醉性:大多数易燃液体及其蒸气都具有一定的毒性,会通过呼吸吸入或与皮肤接触,致使人出现昏迷或窒息,严重时会导致死亡。有些易燃液体及蒸气还有刺激性和腐蚀性,能通过皮肤、呼吸道、消化道等途径刺激或灼伤皮肤或器官,造成机体组织的损伤。有些易燃液体还具有麻醉性,长时间吸入会使人失去知觉,长时间和深度麻醉可导致死亡。因此,在使用有毒易燃液体时,室内应保持良好的通风。当出现头晕、恶心等症状时应立即离开现场,必要时到医院就医。

2. 高校实验室易燃液体的储存和使用　高校实验室易燃液体的储存注意事项如下。

(1)易燃液体应存放于阴凉通风处,有条件的实验室应设易燃液体专用试剂柜分类存放。定时检查容器有无损坏,以免造成泄漏。

(2)易燃液体使用时要轻拿轻放,防止相互碰撞或将容器损坏造成泄漏。不同种类的易燃液体具有不同的化学性质,使用前应认真了解其相应的物理和化学性质。

(3)易燃液体不得敞口存放。操作过程中室内应保持良好的通风,必要时戴防护器具。

3. 易燃液体火灾的扑救

(1)扑救易燃液体火灾:应掌握着火液体的详细信息,如品名、比重、可溶性、毒性、腐蚀性以及有无喷溅危险等,以便采取相应的灭火和防护措施。

(2)扑救小面积的液体火灾:可用干粉灭火器等进行扑救,也可用沙土覆盖。发生在容器内的小火情可用湿抹布或灭火毯覆盖灭火。

(3)扑救毒害性、腐蚀性或燃烧产物毒性较强的易燃液体火灾:扑救人员必须戴防毒面具,采取严密的防护措施。

（二）易燃固体

易燃固体是指容易燃烧,可通过摩擦引燃或助燃的固体。易燃固体燃点低,对热、撞击、摩擦敏感,易被外部火源点燃且燃烧迅速,并可能散发出有毒烟雾或有毒气体,但不包括已经列入爆炸品的物质。

易燃固体按燃点的高低、燃烧的难易程度和猛烈程度及放出气体毒性的大小分为两个级别。

(1)一级易燃固体:这类物质燃点低,容易燃烧和爆炸,放出气体的毒性大,如红磷、三硫化磷、五硫化磷、三硝基甲苯等。

（2）二级易燃固体：这类物质与一级易燃固体相比，燃烧性能差，燃烧速度慢，燃烧放出气体的毒性小，如金属铝粉、镁粉、硝基化合物、碱金属氨基化合物、萘及其衍生物等。

1. 易燃固体的危险特性

（1）易燃性：常温下很小能量的火源就能引起易燃固体燃烧，受摩擦、撞击等外力也能引起燃烧。易燃固体与空气接触面积越大，越容易燃烧，燃烧速度也越快，发生火灾的危险性也越大。

（2）易爆性：易燃固体多数具有较强的还原性，易与氧化剂发生反应，尤其是与强氧化剂接触时，能够立即引起着火或爆炸。

（3）毒害性：许多易燃固体不但本身具有毒性，而且燃烧后还可生成有毒物质。

（4）敏感性：易燃固体对明火、热源、撞击比较敏感。

（5）易分解或升华：易燃固体容易被氧化，受热易分解或升华，遇火源、热源可引起剧烈燃烧。

（6）分散性：易燃固体具有可分散性，其固体粒度小于 0.01 mm 时可悬浮于空气中，有粉尘爆炸的危险。

2. 高校实验室易燃固体的储存和使用 易燃固体应远离火源，储存在通风、干燥、阴凉的仓库内，而且不得与酸类、氧化剂等物质同库储存。使用中应轻拿轻放，避免摩擦和撞击，避免引起燃烧。大多数易燃固体有毒，燃烧后产生有毒物质，使用这类易燃固体或扑救这类物质引起的火灾时应注意自身保护。

3. 易燃固体火灾的扑救 多数易燃固体着火可以用水扑救，但对于镁粉、铝粉等金属粉末着火，不可用水、二氧化碳和泡沫灭火剂进行扑救。对于遇水产生易燃或有毒气体的物质（如五硫化二磷、三硫化四磷等），也不可用水扑救。

对于脂肪族偶氮化合物、亚硝基化合物等自反应物质，着火时不可采用窒息法灭火，因为此类物质燃烧时不需外部空气中的氧参与。

二、易爆化学品的存放安全与操作

爆炸物是指自身能够通过化学反应短时间产生大量气体和热量，其温度、压力和速度能对周围环境造成破坏的固体、液体或者固液混合物，也包括不放出气体的发火物质。爆炸物在受热、摩擦、撞击等外界作用下可发生剧烈的化学反应，瞬时产生大量的气体和热量，使反应中心压力急剧上升，发生爆炸，对周围人员、物品、建筑造成巨大破坏。爆炸毁坏力极大，危害严重。爆炸物的生产、运输、储存、使用等环节中任一环节一旦疏忽，都有可能酿成重大事故，造成难以估量的损失。高校实验室频频发生爆炸事故，教训惨痛，引人深思。所有储存和使用爆炸物的实验室都要加强管理和严格防控，相关实验人员必须掌握爆炸物安全知识，杜绝爆炸事故的发生。

爆炸物从组成上可分为爆炸化合物和爆炸混合物。爆炸化合物多具有不稳定基团，如硝基、硝酸酯、过氧基、叠氮、高氯酸、亚硝基等。高校实验室常见爆炸化合物有过氧化氢、高氯酸钾、苦味酸等。爆炸混合物则由两种以上爆炸组分或非爆炸组分经机械混合而成。

（一）爆炸物的危险特性

1. 强爆炸性 爆炸物具有化学不稳定性，在一定外力作用下，能以极快速度发生猛烈的化学反应，产生大量气体和热量，使周围的温度迅速升高，同时产生巨大的压力而引起爆炸。

2. 强危害性 爆炸物爆炸后可产生危害性极强的冲击波、碎片冲击、震荡冲击等，大型爆炸往往具有毁灭性的破坏力，并可在相当大的范围内造成危害，导致人员、财产、环境等方面的重大损失。爆炸常意外突发，在瞬间完成，令人猝不及防。人员伤亡、物质损坏、建筑倒塌也随之瞬间发生。爆炸时产生的高温辐射还可能使附近人员受到灼烫伤害甚至死亡。

3. 高敏感度 爆炸物对外界作用如热、火花、撞击、摩擦、爆轰波、强光和电等极为敏感，极易发生爆炸，一般爆炸物起爆能越小，则其敏感度越高，危险性也就越大。

4. 火灾危险性 很多爆炸物受激发后发生氧化还原反应可形成分解燃烧，且不需要外界供氧。绝大多数爆炸物爆炸时可在瞬间形成高温，引燃周边可燃物引发火灾。火灾伴随着爆炸，极易蔓延，增加了事故的危害性，可造成更为严重的人员伤亡和财产损失。

5. 毒害性 很多爆炸物本身具有一定毒性，且绝大多数爆炸物爆炸时产生多种有毒或者窒息性气体，包括 CO、CO_2、NO、NO_2 等，可从呼吸道、食管、皮肤进入人体，引起中毒，严重时危及生命。

（二）爆炸物的储存和使用

爆炸物在爆炸瞬间能释放出巨大的能量，使周围的人、建筑物、环境受到极大的伤害和破坏，因此在使用和储存时必须高度重视，严格管理。

（1）储存爆炸物应有专门的仓库并分类存放。仓库应保持通风，远离火源、热源，避免阳光直射，与周围的建筑物有一定的安全距离。

（2）储存爆炸物的库房管理应严格贯彻执行"五双"制度，即做到双人保管、双人发货、双人领用、双锁、双账本。

（3）使用爆炸物时应格外小心，轻拿轻放，避免摩擦、撞击和震动。

（三）爆炸物火灾的扑救

爆炸物发生火灾后应迅速查明发生爆炸的可能性和危险性，采取必要措施防止爆炸的发生。在保障人身安全的前提下，迅速组织力量及时疏散着火区域周围的易燃、易爆物。

爆炸物着火可用大量的水进行扑救。水不但可以灭火，还可以使爆炸物吸收大量的水分，降低敏感度，使其逐步失去爆炸能力。但要防止高压水流直接射向爆炸物，以防冲击引起爆炸物爆炸。

爆炸物着火不能用沙土掩盖灭火，因为如用沙土压盖，着火产生的烟气和热量无法散去，使爆炸物内部温度升高而产生一定压力，从而更易引起爆炸。

第三节 易制毒化学品的存放安全与操作

毒品是指鸦片、海洛因、冰毒(甲基苯丙胺)、吗啡、大麻、可卡因及国家规定管制的其他能够使人成瘾的麻醉药品和精神药品。为预防和惩治毒品违法犯罪行为,保护公民身心健康,维护社会秩序,国家对上述麻醉药品和精神药品实行管制。对该类药品的实验研究、生产、运输、储存、经营、使用实行许可证和查验制度;对走私、运输、贩卖、制造毒品行为,依法追究刑事责任或给予治安管理处罚。

易制毒化学品是指可以被用于非法生产、制造或合成毒品(麻醉药品和精神药品)的原料、配剂等化学物品,包括用以制造毒品的原料前体、试剂、溶剂、稀释剂、添加剂等。毒品制造是复杂的化学反应过程,常涉及多种化学药品。例如,从鸦片加工成海洛因,需要醋酸酐、乙醚、三氯甲烷等医药或化工原料,醋酸酐、乙醚、三氯甲烷等本身不是毒品,但是在毒品生产中起着不可或缺的作用,是生产合成毒品的重要辅助原料。无论是大麻、可卡因等天然植物毒品,还是冰毒、摇头丸等合成化学毒品的加工,都离不开易制毒化学品。所以严格控制这些物品,使其不流入毒品犯罪分子手中,实际上也就等于控制和限制了毒品的生产。为了加强易制毒化学品管理,规范易制毒化学品的生产、经营、购买、运输和进出口行为,防止易制毒化学品被用于制造毒品,维护经济和社会秩序,国家制定了《易制毒化学品管理条例》。根据《易制毒化学品管理条例》,目前我国列出了共三类易制毒化学品,第一类主要是用于制造毒品的原料,第二类、第三类主要是用于制造毒品的配剂。

高校化学实验常见易制毒化学品有醋酸酐、麻黄素、高锰酸钾、黄樟素、丙酮、三氯甲烷等。由于易制毒化学品的双重性质,它既是工农业生产和群众生活必需的重要物质,同时也是制造毒品的原料和配剂,一旦流入非法渠道可用于制造毒品,所以高校应依照有关法律法规,严格管理易制毒化学品。

一、易制毒化学品的规范购买

易制毒化学品的购买,实行公安机关审批许可和备案制度。取得购买许可证或者购买备案证明后,方可购买易制毒化学品。高校应在实验室主管部门设立专人专岗负责全校易制毒化学品管理。购买前,院、系、实验室应与实验室主管部门签订"易制毒化学品管理责任书"。申请购买第一类中的非药品类易制毒化学品时,院系应提交专项购买申请,说明申购品种、数量、用途、领用保管措施等,经主管单位进行实地核查及分管校领导审批同意后报送到实验室主管部门办理购买审批手续及备案证明;购买第二类和第三类易制毒化学品时,由院系易制毒化学品专项经办人将所需要购买的品种、数量等信息进行汇总后,填写"易制毒化学品申购汇总表",经学院负责人审批同意后报送到实验室主管部门统一办理购买审批手续及备案证明。一般而言,禁止使用现金或者实物进行易制毒化学品交易。

二、易制毒化学品的安全储存与领用

1. 场地要求 使用单位要建立专门的符合存放条件的易制毒化学品仓库,储存仓库要有明显的标志,要安装好防盗门窗,配备防盗报警、消防装置。根据国家规定,第一类易制毒化学品应储存于特殊药品库,第二类和第三类易制毒化学品应储存在危险品仓库内。

2. 储存要求

(1)分类存放:库房内物品应保持一定的间距,分类存放;易制毒化学品必须根据其不同特性专库专储,尤其是第二类、第三类易制毒化学品,应按腐蚀性、易燃性、挥发性等分类存放;凡用玻璃容器盛装的易制毒化学危险品,严防撞击、震动、重压、摩擦和倾斜。

(2)通风:可以散热并防止热量集聚,保证在库易制毒化学品性质稳定,一般使用排风扇进行通风。

(3)控制温度和湿度:要定期对仓库温度和湿度进行监测,及时发现安全隐患,防止发生意外事故。

3. 出入库管理 落实专项经办人负责易制毒化学品的领用发放工作,做好详细的入库、领用、回库等台账记录。易制毒化学品到货后,必须由学院经办人在场监视卸货、入库,核对数量无误后及时卸货,轻拿轻放,严禁撞击,在等待卸货期间,应指定专人看管,双人验收;验收人员应校对物品名称、规格、数量、标志、生产厂家等资料,检查包装是否破损、泄漏、封闭不严、包装不牢等。

易制毒化学品领用要按双人发放原则,未经批准的人员不得随意进入特殊药品库与危险品仓库。领用易制毒化学品要采取少量多次的原则,尽量避免一次性大量领用,避免使用不完造成积存,存在安全隐患。

易制毒化学品若发生丢失、被盗、被抢情况,发案单位应当立即向学校保卫部门和实验室管理部门报告。

(张建民 孙 军 袁 萍)

 思考题

实验室如何安全存放化学试剂?

扫码看答案

第四节 特殊化学物质的动物(生物)实验安全与操作

动物(生物)实验操作过程中涉及的特殊化学物质包括易燃易爆化学品、剧毒化学品、易制毒化学品等。这些化学品在储存、使用过程中因意外或人为破坏等原因发生泄

漏、扩散,极易造成实验人员伤害和环境污染的事故。合理正确地储存及使用此类化学物质,掌握其突发事件的应对处理方法可有效降低实验事故的发生,维护良好的实验环境。

一、特殊化学物质的规范购买

特殊化学物质的购买应严格遵循相关法律法规规定,符合实验室及主管单位的管理要求,例如,易制毒化学品的购买,需在公安机关审批许可和备案制度下执行,并应由实验室主管部门设立的专人专岗管理人员同意后方可申购。采购者应按照实际需求、采购标准进行采购,严禁盲目超量购买、储存。购买过程中,应对运输人员的资质进行确认并仔细讲解有关要求及注意事项。购买后,应按照管理规定进行严格的登记制度,并确认、移交至专职负责人。

二、特殊化学物质的储存

特殊化学物质的储存应严格遵守国务院《危险化学品安全管理条例》、教育部办公厅《关于进一步加强高等学校实验室危险化学品安全管理工作的通知》等法律法规,并结合主管单位的相应要求严格把控管理。

(一)储存场地要求

特殊化学物质的储存及使用单位应建立专门的符合存放条件的仓库,并于明显位置标注提示标志,配备完善的消防安全装置及防盗报警系统。仓库内不得存放其他物品,严禁无关人员进入,保持消防通道顺畅。

(二)储存要求

1. 分类存放 特殊化学物质必须根据其物理化学特性分类存放,保持储存物品之间的间距;对于易燃、易挥发、易腐蚀的物品,应根据储存要求专库分类存放;对于易爆化学品应严防储存过程中撞击、摩擦、倾倒等危险操作的发生。

2. 通风 特殊化学物质多伴有刺激性气味产生,合理通风可减少人员损害;通风可减少仓库内热量积聚,保持化学品性质稳定,防止意外事件的发生。

3. 控制温度和湿度 保持储存仓库内温度和湿度稳定,及时发现安全隐患。

(三)专职管理人员

特殊化学物质的管理人员必须由经过专门的训练、熟知特殊化学物质的性质和安全管理常识的人员担任,并持有相关的从业人员上岗资格证。除此之外,管理人员必须具备对突发安全事件的应对能力。

三、特殊化学物质的领用

领用特殊化学物质时,应严格办理相关手续,认真填写领用申请单,并由领用单位主管人员签字,未经批准的人员不得随意进入特殊化学品仓库。领用时应严格实行双人收发、双人记账、双人双锁、双人运输、双人使用的"五双"制度;领取时应当标示有鲜明、醒目的标志,要有专用的量器及分装器材;移交时,非原包装或是已启封的,都必须称量实重或测量体积。

领用人领用特殊化学物质时应遵循少量多次的原则,尽量避免一次性大量领用。凡学生实验过程使用,必须有实验室专职人员负责领用、保管,分发量严禁超过当日实验使用所需量,并严格执行收发、登记、清点、检查制度。实验操作时应确保有教师现场指导,登记每次使用消耗情况。若实验后剩余,应及时回收并办理手续交库,严禁私自保存或随意丢弃。

特殊化学物质领用后丢失、被盗、被抢等意外发生时,应及时向实验室管理部门和学校保卫部门报告,必要时向公安机关进行报备。

四、特殊化学物质的使用防护

(一)个人防护

(1)呼吸系统防护:戴过滤式防毒面具(半面罩)或自吸过滤式防毒面具(全面罩)。

(2)眼睛防护:戴化学安全防护眼镜。若戴全面罩,已包含眼睛防护。

(3)身体防护:穿着全身性长款工作服,避免皮肤裸露。

(4)手部防护:根据所使用特殊化学物质的物理性质,穿戴合适的防护手套,如防酸碱手套、防有机溶剂手套等。

(5)其他:工作现场禁止吸烟、进食和饮水。工作结束,淋浴更衣。注意个人清洁卫生。

(二)意外接触的急救处理

(1)皮肤接触:立即脱去被污染的衣着,减少污染物的进一步接触,并根据污染物相应应急处理办法快速清理皮肤污染处。

(2)眼睛接触:立即提起眼睑,用流水冲洗至少15 min,立即就医。

(3)吸入:迅速脱离现场至空气新鲜处。保持呼吸道通畅。若呼吸困难,可输氧;若呼吸停止,立即进行人工呼吸,立即就医。

(4)食入:饮足量清水,催吐。立即就医。准确告知医护人员误食物质的名称、物理化学性质等相关信息,以便于快速施救。

(三)生活安全区防护

(1)生活安全区内禁用一切实验药品与器材。

(2)进行特殊化学物质实验操作后必须脱掉工作服并仔细洗手,方可进入生活区。

(3)严禁将饮料、食品等使用物品带入实验操作区域。

(4)生活区内常备突发应急消防用品、急救药品等。

第五节 实验室麻醉剂、镇静剂的存放、使用安全与操作

麻醉剂通常是指对中枢神经有麻醉作用,连续使用、滥用或者不合理使用,易产生生理依赖性和精神依赖性,导致成瘾的药品。镇静剂是指可减少某些器官或组织活性,抑

制中枢神经系统以起镇静作用的药物,大剂量使用时可引起睡眠和全身麻醉。两种药品多用于动物实验,如动物手术的麻醉、镇静。由于这两种药物属于国家管控药品,所以实验室采购、使用过程中应进行安全、有序管理,避免事故的发生。

一、麻醉剂、镇静剂的规范采购

麻醉剂、镇静剂的采购应通过合法的途径进行,并由指定的专人负责。采购人员应根据实际需求填写特殊药品采购单,并经由实验室主管部门审核同意后方可申购,严禁盲目超量购买、储存。购买过程中,应对运输人员的资质进行确认并仔细讲解有关要求及注意事项,加强运输过程中的管理,缩短运输滞留时间。到货后,应货到即验,双人开箱,清点验收到最小包装,验收记录双人签字,清点好数量后按照管理规定进行严格的登记制度,并确认、移交至专职负责人。

二、麻醉剂、镇静剂的储存

麻醉剂、镇静剂应储存于具有相应储存条件的保险柜或专用柜,所在房间具备防护门和窗户、安装摄像与监控设备,并指定两个业务熟练的专职人员负责麻醉剂及镇静剂的储存保管、调配使用、培训及管理工作,且储存时应实行双锁并联保管制度。除此之外,储存管理人员应定期对此类药品的库存情况和使用期限进行核查,及时补充不足药品和处理过期药品。处理过期药品时应严格按照相关规定申报统一处理。

三、麻醉剂、镇静剂的领用

麻醉剂、镇静剂领用时,应严格办理相关手续,认真填写领用申请单,并由领用单位主管人员签字,未经批准的人员不得随意进入储存仓库。

领用人领用此类药品时应遵循少量多次的原则,尽量避免一次性大量领用。领用时必须在登记表上严格登记,登记内容包括日期、品名、领用部门、数量、批号、配制记录(Notebook 编号),复核人和领用人签字,做到账、物、批号相符。实验室主管部门应定期进行结算、盘点,避免此类药品的滥用。

若学生实验过程使用,必须由实验室专职人员负责领用、保管,分发量严禁超过当日实验消耗量,并严格执行收发、登记、清点、检查制度。实验操作时应确保有教师现场监督指导,登记每次使用消耗情况。若实验后有剩余,应统一回收处理,严禁将此类药品带出实验室私自保存或随意丢弃。此类药品领用后若发生丢失、被盗、被抢等意外情况,应及时向实验室管理部门和学校保卫部门报告,必要时向公安机关进行报备。

四、麻醉剂、镇静剂的使用防护

实验操作前应积极做好自身防护工作,穿着工作服,戴防护眼镜、口罩和手套。麻醉剂、镇静剂多为液体制品,使用时多采取注射方式,故操作时应严格遵守相关器材的使用规程,避免注射器针头刺伤自身。若注射时发生意外事件,应及时向教师或实验室管理人员报备,积极配合处理。若药品为粉末,配制过程应遵守操作流程防止药品溅洒,避免药品粉尘吸入。实验结束,应及时清理实验操作区域,归还剩余药品,集中处理实验废物,做好手部清洁后方可离开实验室。

(胡殿兴　余上斌)

思考题

1. 特殊化学物质的储存要求有哪些?
2. 麻醉剂、镇静剂的领用流程是什么?

扫码看答案

第七章 医学实验特种设备、容器存放安全与操作规范

第一节 流式细胞检测分析仪使用安全与操作

流式细胞术是一种集合了计算机技术、激光技术、流体力学、细胞化学、细胞免疫学于一体的高科技技术,具有分析和分选细胞的功能,用于科学研究。此技术可以对单细胞进行分析,可以检测细胞的大小、内部颗粒的复杂度,细胞表面抗原和细胞质抗原,细胞内 DNA、RNA 含量等,在血液学、免疫学、肿瘤学、分子生物学、药理学等学科中得到广泛应用。目前国内常使用的流式细胞检测分析仪器(简称流式细胞仪)主要由美国 BD 公司和贝克曼公司提供,如图 7-1、图 7-2 所示。

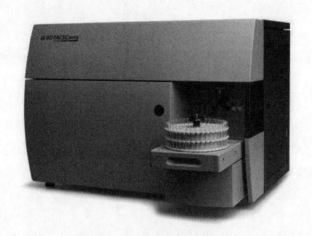

图 7-1 流式细胞仪示意图 1

流式细胞仪是对单个细胞进行自动分析和分选的装置,包括流动室和液流系统、激光源和光学系统、光电管和检测系统、计算机和分析系统。流式细胞仪利用不同的散射光信号对细胞进行多参数测量,也可以通过细胞分选器完成分选的功能。制备好的单细胞悬液在液流压力作用下通过样品管,经特异荧光染色的细胞经过激光的照射而发出荧光,通过光电转换器转变成电信号,并被送往计算机分析器,编成数据文件,最后进行数据处理和分析。

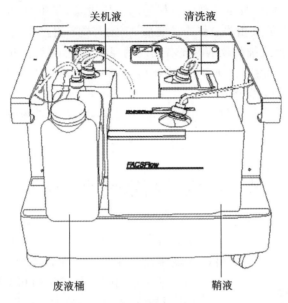

图 7-2　流式细胞仪示意图 2

一、使用前的规范

为了确保流式细胞仪科学、高效运行,在使用该仪器前要规范实验人员的行为,必须严格按照流式使用规程使用仪器,严禁违规操作。

二、日常保养

流式细胞仪在日常使用中,要及时维护,以延长使用寿命,应注意以下几点。
(1)及时添加鞘液、清洗液和关机液。
(2)清洗流动室,排除流动室气泡,清空废液桶,每日一次。
(3)清洁液路系统,每月一次。

三、操作管理

使用仪器时,操作行为的管理尤为重要,以确保仪器规范使用,请遵循以下规定。
(1)使用有毒或有污染的样品前需要提前向负责人说明。
(2)使用过程中一旦发现流式细胞仪或者计算机出现故障,请立即联系管理员,严禁自己擅自处理,严禁知情不报。
(3)液流车上及周围严禁堆放未使用或已用完的液体包装及耗材。
(4)每次使用完毕后请保持台面、流式细胞仪、液流车、计算机设备的清洁。

四、安全问题

流式操作技术最重要的是安全问题,操作流程中相关环节存在各种安全隐患,需要谨慎操作。

(1) 电安全:偏振板、激光供电仪等都是高电压设备,使用时需要特别小心。仪器内部操作只能由厂家人员及相关工作人员完成,实验人员不得操作。

(2) 激光安全:流式细胞仪的激光有相应的保护装置,不得打开,否则会造成危险。

(3) 生物学安全:如病毒、细菌、致癌物质等,倒废液桶时要注意,不要用手或身体其他部位直接接触,应提高警惕。

(4) 财产安全:流式细胞仪是贵重仪器,液流系统、激光系统、计算机系统都价值昂贵,操作时应保持严肃,不得嬉闹。

第二节　高压灭菌锅使用安全与操作

高压灭菌锅又名高压蒸汽灭菌锅,如图 7-3 所示,可分为手提式和立式。高压灭菌锅利用电热丝加热水从而产生蒸汽,并能维持一定压力。仪器主要由一个可以密封的桶体、压力表、排气阀、安全阀和电热丝等组成,可对医疗器械、敷料、玻璃器皿、溶液培养基等进行消毒灭菌,是实验室常规使用仪器。

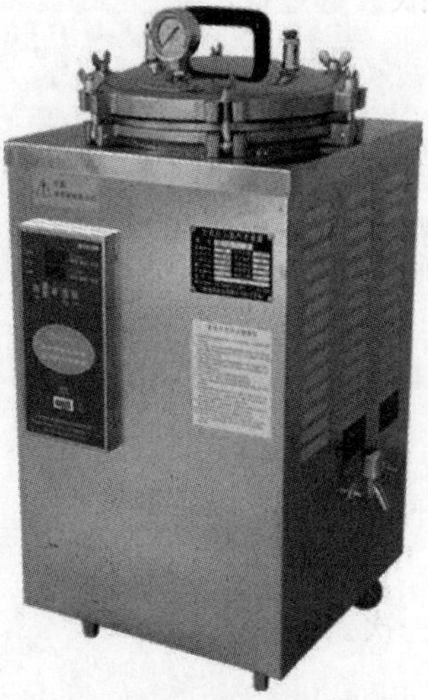

图 7-3　高压灭菌锅示意图

高压灭菌锅具有灭菌速度快、效果可靠、温度高、穿透力强等特点,在使用过程中,应注意操作合理、安全,否则可导致灭菌失败和实验室危险。

操作时应注意以下几点:使用前观察灭菌器内的水是否足够,水位达到容器内隔板处即可,禁止干烧;检查自动放气阀是否恢复关闭状态,以免使用中漏气。

一、物品放入消毒筐的注意事项

(1) 有些材质的塑料不能高压灭菌,操作前请确认。

(2) 灭菌时玻璃瓶或塑料盖子离心管要松开半圈,以免瓶中压力增大,灭菌后空气骤冷时形成真空,造成物品变形。

(3) 琼脂等物品高压灭菌时,容易溢出,冷却后凝固会堵塞灭菌器排水管,造成仪器损坏,该类物品高压时请置于金属铜或搪瓷盘等容器内。

(4) 溶液在试剂瓶中不能装得过满以免中途喷洒。

二、将高压锅盖和锅体对齐后拧紧锅盖

等待热蒸汽排出冷空气的过程中,一定要等蒸汽全部排出,压力降为零后才能将排气阀打开放气,关闭电源,打开锅盖取出消毒物品。切勿急于排气,人为降压,否则会造成已灭菌的液体重新沸腾甚至喷射出,造成人员受伤。

三、取出已消好毒的物品时一定要戴好手套防止烫伤

平时注意保护好高压锅的垫圈，注意是否有异物粘连，如有异物要及时清除，否则会导致蒸汽泄漏。

第三节 低温高速离心机使用安全与操作

低温高速离心机如图 7-4 所示，其使用转速可达 10000～30000 r/min，相对离心力最大在 90000×g 上下，离心室的温度可调节至 0～40 ℃，转速、离心力、温度、时间等都可以调整。离心机可利用离心力将悬浮液中的颗粒进行分离、浓缩和提取，多用于血液、细胞、蛋白质、酶、病毒等的分离制备和收集。为了保证低温高速离心机安全规范操作，需要遵守以下注意事项。

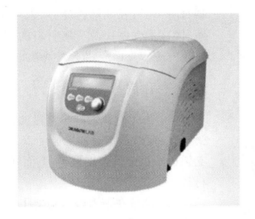

图 7-4　低温高速离心机示意图

一、操作规范

低温离心前，请提前预冷离心机 5～10 min。

日常使用中，特别是进行低温离心间隙，请将离心机机盖盖好，防止产生过多冷凝水，损害离心机机腔。

离心之前应将样品管盖好并擦净外壁，并检查转头是否拧紧，小心放入离心机。

使用结束后，请关闭离心机开关，并敞开离心机机盖，用洁净柔软的脱脂棉或毛巾擦拭离心机机腔，待离心机腔内温度与室温平衡后方可盖上机盖。

请经常检查机器转子，当转子卡死或不能正常摆动时请勿使用，应对转子卡槽清洁后，使用配套润滑油进行润滑，确认转子处于正常工作状态后，再行使用。

二、使用安全和注意事项

（1）低温高速离心机要放置在水平、稳固的台面上，支架要牢固，转轴应保持润滑，离心前须将放置于对称位置上的离心管摆放平衡，以确保其正常运转。

（2）离心样本在低温高速离心机中必须平衡。样品管大小不合适应更换，严禁将样品管强行塞入转子。

（3）离心的液体不宜过满，严禁离心腐蚀性样品。离心前应检查离心管是否完好，防止因离心管破裂导致管内液体流出。

（4）注意低温高速离心机的保养，做好防潮、防过冷、防过热、防腐蚀性药品污染，以延长其使用寿命。

第四节　液氮罐存放、使用安全与操作

液氮罐如图 7-5 所示，主要用于室内液氮的静置储存，也可在充装液氮状态下作运输使用，罐内液氮温度可达－196 ℃。罐身采用高真空多层绝热设计，具有良好的隔热性

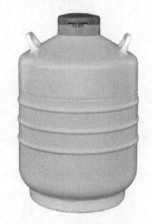

图 7-5　液氮罐示意图

能，可用于保存运输疫苗、菌种、细胞等生物样本及动物的器官等，均可长期活性储存，也可用于医疗卫生的冷冻冷藏、医疗手术制冷及金属材料的深冷处理、精密零件的深冷装配等。下面介绍下液氮罐的存放、使用安全与操作。

一、存放

（1）为了有效地减少液氮的损耗，液氮罐应放置在不受日照、远离热源、高出地面 25 cm 左右的牢固支架上。支架可采用角铁焊接框架，上面铺以木板等导热性能差的材料。

（2）严禁在液氮罐的盖塞上放置物品，要让蒸发的氮气能够自然逸出。应使用配套的盖塞，严禁使用自制的盖塞堵塞罐口，以免液氮罐内压增大，导致罐体损坏，严重者可引起安全问题。

（3）正常情况下，液氮储存在密封式罐体时，要注意将液氮罐口保留一定缝隙，否则液氮气化时气体无法及时排出，极易造成爆炸事故。一般液氮罐的盖塞都留有一定的缝隙，在使用时千万不要人为将其堵塞。

二、使用安全与操作

（1）液氮是超低温物质，操作时应注意自身的防护以免冻伤。

（2）存取冷冻物品时速度要快，注意轻拿轻放，以免物品解冻，造成不必要的损失。

（3）在室内使用液氮时，要注意通风。

（4）液氮罐在运输过程中一定要固定好，以防震动和倒翻。

（5）要经常检查罐内的液氮量，以便及时补充。

（6）放进或取出冷冻物品时，要尽量减短罐口打开时间，以减少液氮消耗，也不要把提筒完全提出来。

第五节 生物安全柜使用安全与操作

生物安全柜是生物安全实验室的常见重要设备,如图 7-6 所示。生物安全柜借助柜体内的高效滤网,过滤进排气,并在柜体内产生向下气流的方式来避免感染性生物材料污染环境、感染实验操作人员,也可避免实验操作材料的交叉感染。

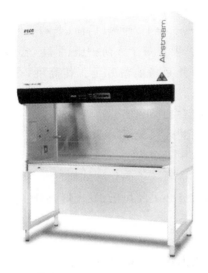

图 7-6 生物安全柜示意图

一、生物安全柜分类

生物安全柜可分为Ⅰ级、Ⅱ级和Ⅲ级三类,以满足不同的生物研究和防疫要求,详见表 7-1。

表 7-1 生物安全柜等级分类

生物安全实验室等级	生物安全柜等级	人员防护	实验品防护	环境防护
Ⅰ～Ⅲ	Ⅰ	有	无	有
Ⅰ～Ⅲ	Ⅱ	有	有	有
Ⅳ	Ⅲ	有	有	有

(1)Ⅰ级生物安全柜可保护工作人员和环境而不保护样品。气流原理和实验室通风橱一样,不同之处在于排气口安装有 HEPA 过滤器。Ⅰ级生物安全柜本身无风机,依赖外接通风管中的风机带动气流,由于不能对试验品或产品提供保护,目前已较少使用。

(2)Ⅱ级生物安全柜是目前应用最为广泛的柜型。与Ⅰ级生物安全柜一样,Ⅱ级生物安全柜也有气流流入前窗开口,被称作"进气流",用来防止在微生物操作时可能生成的气溶胶从前窗逃逸。与Ⅰ级生物安全柜不同的是,未经过滤的进气流会在到达工作区域前被进风格栅俘获,因此试验品不会受到外界空气的污染。

（3）Ⅲ级生物安全柜是为Ⅳ级生物安全实验室而设计的，是目前世界上最高安全防护等级的安全柜。柜体完全气密，为100％全排放式，所有气体不参与循环，工作人员通过连接在柜体的手套进行操作，俗称手套箱（glove box），试验品通过双门的传递箱进出安全柜以确保不受污染，适用于高风险的生物试验。

下面来学习生物安全柜的使用安全和操作安全，以规范实验者的行为。

二、使用安全

（1）生物安全柜的放置要远离门、风扇、空调、开着的窗户及人员活动频繁的区域。

（2）应摆放在稳固的平台、支架上，两端、后面、上端要保留一定的距离。

（3）在使用生物安全柜时，要穿戴个人防护服、手套，若需要还应戴眼罩、面罩。

（4）启动仪器或风机前，务必将前窗升至工作高度，否则会造成风机过热，影响其寿命。

（5）切勿使用安全柜来储存物品或实验室仪器。

（6）不要堵塞前面和后面的通风栅格。

（7）当警报响起时请勿使用安全柜。

（8）不能在安全柜内使用含氟离子的化学试剂。

（9）完全关闭玻璃前窗时务必关闭风机、日光灯、插座等。

三、操作安全

（1）所有操作应该在距离前窗 10 cm 外的工作区域进行。

（2）使用时，先将前窗升至工作高度，等待风机启动，预热后再使用。使用完毕后要进行紫外线灯灭菌。

（3）尽量避免污染的物品进入洁净区，避免胳膊在开口处频繁移动。

（4）尽量减少操作者身后的人员活动。

（5）合理安排物品或仪器，污染的物品和干净物品分两个区域存放，一类在左边，另一类在右边，防止交叉污染。

（6）不能单纯靠紫外线灯灭菌，需要定期使用消毒剂或酒精擦拭仪器内部。使用完毕后，可根据情况选用70％的酒精或其他消毒剂彻底为工作面、侧壁、内后壁、污水收集盘和窗口内表面消毒。

（郝　轶　范雄林）

 思考题 ┃……

 扫码看答案

1. 在流式细胞仪使用中，出现故障后应该如何处理？
2. 低温高速离心机使用结束后，有哪些需要注意的事项？
3. 使用生物安全柜时的操作顺序是怎样的？

第八章 医学功能学常见仪器安全与操作规范

第一节 计算机生物信号采集分析系统操作与注意事项

一、基本原理

计算机生物信号采集分析系统是基于计算机技术的生物信号检测分析设备,应用该系统观察到各种生物机体内或离体器官中探测到的生物电信号及张力、压力、温度等生物非电信号的波形,从而对生物肌体在不同的生理或药理实验条件下所发生的机能变化加以记录与分析。生物机能实验系统是研究生物机能活动的主要设备和手段之一。其基本原理如下:首先将原始的生物机能信号,包括生物电信号和通过传感器引入的生物非电信号进行放大、滤波等处理,然后对处理的信号通过模/数转换进行数字化并将数字化后的生物机能信号传输到计算机内部,计算机则通过专用的生物机能实验系统软件接收从生物信号放大、采集硬件传入的数字信号,然后对这些收到的信号进行实时处理。另外,生物信号采集分析系统的软件也可以接收使用者的指令向实验动物发出刺激信号。

二、组成与结构

计算机生物信号采集分析系统是构建在许多传统的生理仪器基础之上的,如用分离的前置放大器、示波器(用于观察快速变化的生物波形)、记录仪(记纹鼓或二道生理记录仪)、刺激器、监听器等分离仪器所构成的传统的生物信号采集实验系统。硬件重点是完成对各种生物电信号(如心电、肌电、脑电)与生物非电信号(如血压、张力、呼吸)的调理、放大,并进一步对采集的信号进行模/数(A/D)转换,将数据输送到计算机。计算机相关软件主要对系统各部分进行控制和对已经数字化了的生物信号进行显示、记录、储存、处理及打印输出。

在实验应用中对采集系统仪器设备的操作是否规范直接影响着实验数据的真实性与可靠性,对实验结果及成败起着决定性作用。

三、操作流程

(1)计算机生物信号采集分析系统如图 8-1 所示。

(2)计算机生物信号采集分析系统操作流程如图 8-2 所示。

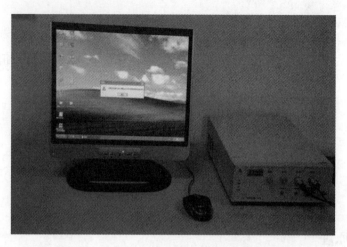

图 8-1 计算机生物信号采集分析系统示意图

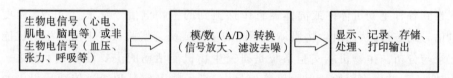

图 8-2 计算机生物信号采集分析系统操作流程示意图

四、注意事项

（1）正确连接计算机与生物信号采集器电源及数据连接线，并将计算机及生物信号采集器进行物理接地线。

（2）在计算机上，正确安装生物信号采集系统硬件驱动程序及分析处理软件程序。

（3）接通生物信号采集系统电源，打开采集分析软件，对生物信号采集器进行空载检测，对基线及零点进行调整。

（4）根据实验的内容需要，选择实验内容模块或自定义选择相应通道连接所需要的换能器及导线，根据所用的换能器对相应通道进行零点校正，并且根据需要对换能器进行定标操作，调节换能器上的微调螺丝，以检测仪器设备的基线及零点是否正确设置，同时对仪器设备进行定标检测（非定标换能器首次实验建议也进行该操作）。

（5）根据实验内容选择不同的实验内容模块或自定义模块，针对实验要求，对实验内容各通道的采集数据进行相应的采样频率、采样速度及放大倍率等参数设置。

（6）对实验内容的实验内容模块或实验自定义模块设置的参数进行保存，保持实验参数的一致性。

（熊宗斌）

思考题

1. 为什么要对计算机及生物信号采集器进行物理接地线?
2. 如何对换能器进行零点校正?为什么要对换能器进行零点校正和定标?

扫码看答案

第二节 生物图像动态采集分析系统操作与注意事项

本节以 BI-2000 医学图像分析系统为例进行功能简介。

一、基本结构与功能

(一)基本结构

BI-2000 医学图像分析系统主要由显微镜,冷、热调节光源,高清彩色 A/D 摄像头,MAROL 图像转换器,MAROL 图像捕获卡,图像处理与分析卡,显示卡,图像分析处理软件包,计算机和喷墨打印机等组成。其系统工作示意图如图 8-3 所示。

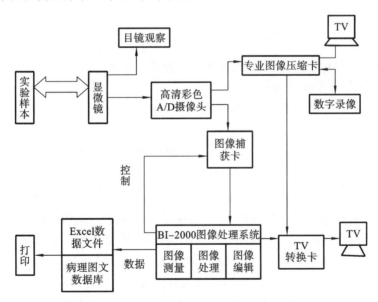

图 8-3 BI-2000 医学图像分析系统的系统工作图

(二)功能

BI-2000 医学图像分析系统的基本功能主要有以下两种。

1. 动态图像分析 BI-2000 医学图像分析系统可进行微循环观察分析、小鼠水迷宫行为学分析和细胞分裂过程的动态分析等。

2. 静态图像分析 包括组织切片细胞计数和免疫组织化学的形态学分析。

二、BI-2000 医学图像分析系统的基本操作步骤

（一）系统硬件安装与检查

1. 微循环显微镜与摄像头的安装　①小心取出微循环显微镜,轻放在平稳的工作台面上。②按显微镜常规安装步骤,装配架台,装好物镜、目镜和光源系统。③安装摄像接口,取出摄像头移去摄像头护盖。④将摄像头轻轻插入接口套筒内固定。⑤连接摄像头电源。必须使用摄像头专用电源,以免烧毁摄像头。⑥禁止碰触目镜、物镜和摄像头靶面,以免影响正常摄取图像。

2. 其他安装　通过信号转换器的复合视频信号线连接,做拾取信号传输。①选择一根适当长度的复合视频信号线,一端(黄色)接头插入视频卡的 VIDEO IN 口中。②将另一端接头插入摄像头的 AV OUT 口。③也可使用 S 端子做视频信号传输,即用 S 端子一端接头插入视频卡的 S-VIDEO IN 插座中,另一端与电视机的 S-VIDEO OUT 插座相连。

3. 使用前检查　确认摄像头电源是否良好、电源指示灯是否亮、各接口模式选择是否正确、摄像头接口是否稳定牢固。

4. 开机　一切检查无误,方可连接计算机电源,开机进入 Windows XP 系统进行下一步图像分析仪系统软件安装。

（二）软件安装

（1）在断电状态下将软件加密狗插入机箱后面的并口槽上固定,如果并口上连有打印机,应先取下并口接头,在安装好的加密狗上并接打印机。

（2）打开计算机进入 Windows 系统。

（3）用鼠标点击"开始"菜单,然后选择"运行"命令,在"运行对话框"中输入 A:\ SETUP.EXE,单击"确定"。

（4）在安装过程中计算机会自动设置系统运行环境,修改配置;安装完成后,单击"完成",再进行快捷键设置。

（三）使用操作

1. 在 Windows 中文操作系统环境下,可按以下步骤之一启动图像分析仪软件

（1）常规方式:开机进入 Windows 中文操作系统,单击"开始"按钮,在开始菜单中选择"程序"选项,在"程序"菜单中,选择"泰盟医学图像分析仪"命令选项。

（2）快捷方式:开机进入 Windows 中文操作系统,在"桌面"上,直接用鼠标双击选择"泰盟医学图像分析仪"图标。程序运行后,出现应用程序主控制界面,如图 8-4 所示。

2. 整体界面　该系统整个软件界面由程序标题栏、菜单栏、工具栏、工作区和状态栏五部分组成。

3. 工作界面　在菜单栏选择"微循环测量"单击,约 3 s 后,自动弹出"微循环测量"工作界面。

4. 定标　当图像工作区出现白点噪声信号,表明整机系统处于正常工作状态。将显微标尺置于显微镜目镜下,拉开摄像接口信号转向栓通向监视器;调节显微镜焦点为最

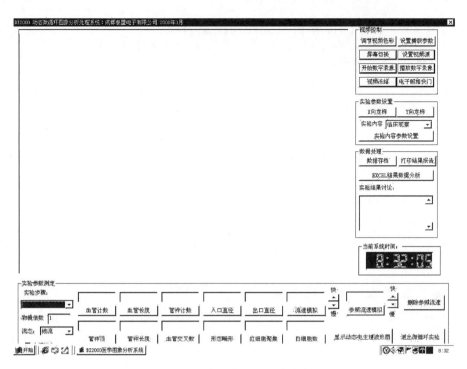

图 8-4 BI-2000 医学图像分析系统的主控制界面

佳状态,点击标定,先后弹出"X 轴-定标""Y 轴-定标",分别输入"10 mm",然后点"确定",标定完成(若不删除"标定",计算机默认保存)。

5. 点击实验标题选择/输入实验题目 如"休克",在工作区左下角自动弹出"实验前""流态"选择框及"数据功能选择框"。

6. 在图像工作区下面"数据功能选择框"按顺序点击 输入"输入口径",光标自动进入图像工作区,可通过鼠标操作,并视血流流动方向,用"红色"线条测量毛细血管管径,按 Enter 确定;点击"输出口径",用同样方法可测量出口径大小;点击"血管长度""血管交叉数""管袢长度""管袢计数",用同样方法可测量出血管长度、节点数、管袢长度、管袢数;然后点击"血流流速",此时光标自动进入图像工作区,并有一"红色光点"闪烁,用鼠标点击"速度调节框"并按住鼠标左键直至"红色光点"飞动速度与所测量血管血流速度同步时,放松鼠标左键,按 Enter 确定即可得出指定区段毛细血管的血流速度。

7. 最后点击"流态"框,弹出流态选择指标 如线流、线粒流、粒线流、粒流、摆流或停止,若有白细胞渗出即可选择,视实时流态状况选定。所有被测量数据自动暂存于内存中。

8. 上述为一次实验前的图像数据指标拾取过程 根据实验设计步骤和过程,只需选定每一个过程标题,重复第 6 项和第 7 项的操作即可得到所需指标数据。

9. 实验结果打印 点击工作区右边"打印"功能按钮,可按实验报告格式打印出实验结果;在右下角有一文字输入区可供结果讨论文字编辑,形成完整实验报告。

10. 数据处理 应用"Excel"功能,可进行实验结果分析处理和绘制统计图表。

三、BI-2000 医学图像分析系统使用注意事项

（一）仪器的开启和关闭

仪器即将使用时，应首先开启硬件开关再逐步启动相关应用软件。当实验结束后，关闭仪器时应先退出软件操作系统，然后关闭硬件开关。

（二）生物图像信号采集描述

注意正确遴选显微镜下所要观察的微环境视野、最佳的毛细血管或微血管管型分布和血流流态，否则会影响观察效果甚至根本无法获得。

（三）图像显微镜保养

该设备作用为显微观察。显微镜目镜镜头须保持高度清洁，应及时用专用擦镜材料清洗和保养；避免沾污或损伤镜头，维持仪器正常工作，BI-2000 医学图像分析系统全景图如图 8-5 所示。

（四）实验图像信息捕获测量

可实施实时动态记录，也可随时停止记录只做视野场景观察，只需要单击操作框工具条按钮即可完成记录或不记录之间的切换，既方便实验需求又能达到高效、节省存储器磁盘空间的目的。

（五）图像信息动态采集分析系统采样频率

该系统采样频率为 25 帧/s，图像分辨率有 800×600、1280×720、1600×900 可供选择；图像实时采集格式有 AVI、NP4、AVS、FLV、MPG、WMV、IRM、IRMVB 等选择，以便于动态图像拷贝或导出编辑，通常 AVI、IRM 格式应用较普及。

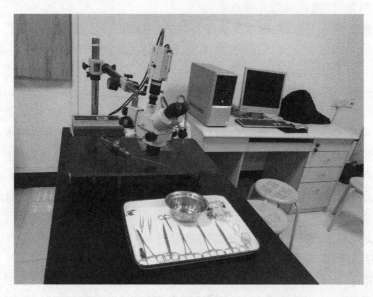

图 8-5　BI-2000 医学图像分析系统全景图

（余上斌　柯　丹）

思考题

1. 仪器即将使用时,应首先开启硬件开关再逐步启动相关应用软件;当实验结束后,关闭仪器时应先退出软件操作系统,然后关闭硬件开关。（　　　）

2. 该设备为显微观察,显微镜目镜镜头可接触组织或液体,可用纱布擦洗显微镜目镜镜头而不会损伤镜头。（　　　）

扫码看答案

第三节　实验动物行为学跟踪监测分析仪操作与注意事项

实验动物行为学作为基础医学的重要分支,旨在阐释动物的生理特征与解剖结构是如何决定其行为表现的。来自动物机体外部(如天气、声音、气味、天敌的袭击)或内部(饥饿、口渴、恐惧)的信息都会引起动物不同的行为活动。自 21 世纪以来,如何理解及阐明遗传因素(先天)与环境因素(后天)协同影响动物行为学的生物学基础是当前基础医学领域中亟待解决的关键科学问题之一。因此,了解和掌握实验动物行为学跟踪监测分析仪的操作与注意事项,对于医学生在基础医学学习及训练阶段显得尤为重要。

一、实验动物行为学跟踪监测分析仪的操作

(一) 主要组成部分

医学实验动物行为学研究对象主要包括非人灵长类(如猕猴)和啮齿类(大鼠、小鼠)动物,由于目前大部分行为学实验室广泛采用大鼠与小鼠作为观察对象,因此本部分内容以啮齿类动物行为学跟踪监测分析仪作为重点进行讨论。

实验动物行为学跟踪监测分析仪主要由跟踪监测分析软件、计算机硬件、跟踪监测摄像头和动物行为学硬件四部分组成(图 8-6)。实验动物行为学跟踪监测分析仪所用计算机推荐使用 Windows 7 平台、英特尔酷睿 i3 以上 CPU、4 G 以上内存和 500 G 以上硬盘。跟踪监测分析软件目前国际上品种较多,但主流软件一般为美国 Stoelting 公司 ANY-MAZE 软件(www. stoeltingco. com),其余的还有哈佛仪器集团旗下西班牙 Panlab 公司研发的视频分析软件 SMART 动物行为学分析软件(www. panlab. com)、德国 Biobserve 公司 Viewer 动物行为学视频跟踪软件(http://www. biobserve. com)。跟踪监测摄像头与行为学硬件一般由动物行为学软件公司统一提供,因而整个实验动物行为学跟踪监测分析仪具备较好的兼容性及稳定性。

(二) 分类

目前,实验动物行为学实验按照功能主要分为学习记忆类(如 Morris 水迷宫、T 迷宫、Y 迷宫、八臂迷宫、穿梭实验与避暗实验等)、焦虑抑郁类(如强迫游泳、悬尾实验、糖水偏好实验及高架十字迷宫等)、神经精神类(如自发活动、震惊反射实验和条件恐惧实

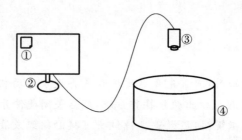

图 8-6 实验动物行为学跟踪监测分析仪主要组成部件

注：①跟踪监测分析软件；②计算机硬件；③跟踪监测摄像头；④动物行为学硬件（以水迷宫为例）。

验等）、药物成瘾类（如条件位置偏爱及自给药试验等）、运动平衡类（如转轮与平衡木实验等）及痛觉类（如机械针刺痛、压痛仪和热板仪等）等。

二、实验动物行为学跟踪监测分析仪的注意事项

实验动物行为学实验在操作过程中应遵循动物的基本自然规律，相比于细胞实验，结果数据的误差较大，因此在实际操作时更应该注意所有动物的一致性，以保证结果的稳定性和可重复性。

（一）实验动物的注意事项

1. 保证动物行为的准确性与稳定性　实验动物一般由商业公司或学校实验动物中心购买获得，动物在到达实验室后，首先应在实验室正常饲养 1～2 周，大鼠一般每笼 2～3 只，小鼠 3～5 只，以充分熟悉及适应实验室环境。

2. 实验操作者与实验动物的交流　动物行为学实验开始前 3 天应每天由实验人员抚摸实验动物，旨在让实验动物熟悉并适应实验操作人员的气味、触摸与操作。

3. 实验动物环境适应　实验动物在行为学实验开始前应由动物饲养室转移至行为学实验室适应 2 h 以上。

4. 实验室环境控制　在实验过程中应保证周围环境绝对安静，温度推荐 20～25 ℃，不同的行为学实验应根据实验目的给予合适的灯光。

5. 动物饲养保障　实验结束后将实验动物由行为学实验室全部转移至动物饲养室，并给予正常饲养条件。

（二）个人防护

（1）整个实验动物行为学跟踪监测过程中应认真仔细，注意力集中，严格按照动物操作规程进行实验，避免被动物咬伤、抓伤。

（2）时刻注意不激惹动物，一旦出现被动物咬伤、抓伤等情况，应按照动物外伤处理标准流程到指定医院或卫生服务站及时处理。

（三）仪器保护注意事项

（1）实验动物行为学跟踪监测分析仪在实验开始前应调试完毕，主要完成计算机启动、软件启动、跟踪监测摄像头校准、灯光校准等调试内容，行为学软件一般操作流程依次为运行软件、建立实验分组、开始实验、数据记录与分析。

（2）实验所有原始数据与跟踪监测视频资料都应予以保存，并做好详细实验记录以备查，按照标准统计学方法进行分析处理获得实验结果。

（3）实验结束后应按规定流程关闭仪器设备，同时完成实验室清洁工作，关闭水电后方可离开。

（4）严格遵守仪器设备登记制度，按时记录使用情况，如有问题及时向实验室管理人员反馈。

（张　培　陈晓钎）

思考题

1. 实验动物在到达实验室后，为何需要在实验室正常饲养 1～2 周后进行行为学实验？

2. 试述实验动物行为学实验的一般分类及检测方法。

扫码看答案

第四节　实验动物离体场电位采集分析系统操作与注意事项

下文以离体海马脑片膜片钳记录小鼠离体海马 CA1 区锥体神经元微小兴奋性突触后电流采集为实例进行介绍。

一、基本原理

膜片钳技术是一种以记录离子通道的离子电流来反映细胞膜上单一的（或多个的）离子通道分子活动的技术，是研究离子通道和药物对离子通道的影响最重要的技术之一。在早期的单通道记录中，"膜片"是指被玻璃微电极端口吸附的一小片细胞膜。随着膜片钳技术的不断成熟，"膜片"泛指各种记录模式下的细胞膜。根据钳制不同的电学参数，膜片钳分为电压钳与电流钳。其中，电压钳最常用，它是对细胞膜电位进行人为控制，钳制于某一固定水平电位上，或在此基础上再施以阶跃式或斜坡式电压刺激，同时记录跨膜电流，从而分析细胞膜离子通道的活动。而电流钳即人为控制经微电极对细胞进行注射的电流，并记录膜电位及其变化。若注射电流为零，则可用于测量细胞膜静息电位；若注射方波脉冲刺激电流，则可用于诱发、观测动作电位。另外，膜片钳技术还常用于观测细胞膜电容，从而推测分泌细胞的活动情况。

根据膜片钳实验中受检细胞膜形式的不同，又可将膜片钳分为全细胞式、细胞贴附式、内面朝外式和外膜向外式四种模式。将玻璃电极触碰到细胞膜，并施以负压，细胞膜与玻璃电极充分接触，即形成了细胞贴附式。将电极迅速提起，分离电极尖端周围的细胞膜，在电极尖端上流动的细胞膜就会自动融合，变成一个囊泡，此时将其提出液面，充分暴露于空气中，囊泡外侧膜破裂，再放回浴液中，形成内面朝外式。另外，若在低钙溶液中进行,囊泡也会破裂,形成内面朝外式。在细胞贴附式的基础上,持续施加负压或电击细胞膜,形成了全细胞式。此时将电极提起,游离细胞膜,黏着在电极尖端上的细胞膜自动融合,细胞膜外面就朝向电极尖端外,形成外膜向外式。目前,全细胞式膜片钳是先在高倍显微镜下寻找清楚且表面光滑、折光性较好的神经元。加了正压后,将记录电极移入视野中,入液后,调整电极与神经元的相对位置,使其接近事先选好的神经元,电极尖端与神经元贴合,利用负压形成稳定的高阻封接。用短簇脉冲负压使细胞破膜,稳定 3 min,保证破膜完全,再开始记录微小兴奋性突触后电流,持续记录 5 min。

二、操作步骤

（一）溶液配制

1. 脑片膜片钳切片液的配制(mmol/L)　详见表 8-1。

表 8-1　脑片膜片钳切片液的配制

试剂	浓度/(mmol/L)
蔗糖	210.0
$MgSO_4$	5.0
NaH_2PO_4	1.0
$NaHCO_3$	26.0
葡萄糖	20.0
$C_6H_7O_6Na$	11.6
$C_3H_3O_3Na$	3.1

使用前持续通混合氧(95% O_2+5% CO_2)30 min 以上,调整 pH 值至 7.4,调整渗透压为 300 mmol/L,−20 ℃保存。

2. 人工脑脊液的配制(mmol/L)　详见表 8-2。

表 8-2　人工脑脊液的配制

试剂	浓度/(mmol/L)
NaCl	119
$MgSO_4$	1.3
NaH_2PO_4	1.0
$NaHCO_3$	26.0
葡萄糖	10.0
$CaCl_2$	2.5
KCl	4.7

使用前持续通混合氧(95% O_2+5% CO_2)30 min 以上,调整 pH 值至 7.4,调整渗透压为 300 mmol/L。

3. 脑片膜片钳电极内液配制（mmol/L） 详见表 8-3。

表 8-3 脑片膜片钳电极内液配制

试剂	浓度/(mmol/L)
$CsCl_2$	140.0
HEPES	10.0
EGTA	0.2
$MgCl_2$	1.0
MgATP	4.0
Na_2ATP	0.3
QX314	5.0

用 CsOH 调整 pH 值至 7.2,调整渗透压为 300 mmol/L,过滤,$-20\ ℃$ 保存。

（二）离体海马脑片孵育体系的建立

在人工孵育槽中加适量人工脑脊液（约 250 mL）,持续通以混合氧（95% O_2＋5% CO_2）30 min 以上。控制通氧速度,使之能够产生均匀且稳定持续的小气泡。通氧速度均匀,可以防止孵育槽中的脑片出现翻滚或漂浮等现象,并减少人工脑脊液的pH值变化或因脑片晃动影响其活性。另外,注意控制恒温水浴锅中孵育槽内人工脑脊液温度在 27 ℃左右。

（三）离体海马脑片的制备

1. 切片准备 切片前,固定刀片（双面剃须刀）和缓冲液盘,用碎冰填充剩余冰浴盆,以降低缓冲液槽内温度。调节振动频率,通常成年小鼠脑组织振动频率为 9,即 90 Hz,幼年小鼠脑组织则为 8。

2. 切片液准备 将$-20\ ℃$冰箱内冻存氧饱和的切片液（150 mL）捣碎,加入 4 ℃冷藏的切片液,使其呈冰水混合物态,持续通入混合氧。

3. 心脏灌注 取 C57BL/6J 小鼠一只,称重,腹腔注射戊巴比妥钠（45 mg/kg）,使其麻醉。将小鼠仰卧固定于鼠板上,迅速开胸,使其完全暴露心脏,将灌流针沿左心室顺向插入主动脉,用止血夹夹住灌流针使其固定。剪开右心耳,快速推注切片液,待右心耳流出清亮的脑脊液为止（通常为 25～40 mL）。

4. 取脑组织 将心脏灌注好的 C57BL/6J 鼠快速断头,立即剥离出完整的小鼠大脑组织（图 8-7）,浸泡于已氧饱和的冰水混合切片液中。再取出置于冰上,用刀片冠状切除无关脑组织（小脑和脑干等非目的脑区,注意保证小鼠大脑冠状切面的水平）。用滤纸轻轻吸干脑组织上的液体。

5. 脑片制备 开启 Leica VT1000S 振荡切片机,在载物台上涂以适量的 502 胶水。快速将脑组织垂直置于尚未凝固的 502 胶水上,并用镊子推压小鼠脑组织以利于冠状切面与载物台间的紧密粘连。向振荡切片机载物台所在缓冲液槽中加入冰水混合的切片液,并使其完全浸没待切脑组织,同时持续通氧。Leica VT1000S 振荡切片机的切片速度设置为 3,即 1.5 mm/s,频率为 9,厚度为 300 μm,进行连续切片。

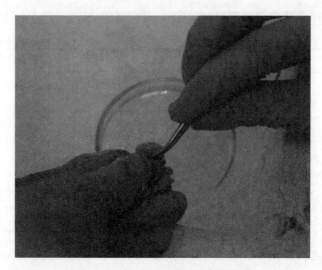

图 8-7　小鼠脑组织剥离取材示意图

6. 脑片转移　用吸管将含海马的脑片转移至 50 mL 氧饱和人工脑脊液中清洗,尽量避免将残留的切片液带入持续通氧的人工脑脊液中,以免影响脑片活性。

7. 孵育　用吸管将脑片转移至孵育槽中,在持续通氧和适宜温度下孵育 1 h 以上,以确保脑组织活性恢复,如图 8-8 所示。

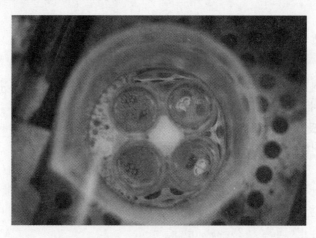

图 8-8　脑片在人工脑脊液中孵育示意图

（四）离体场电位记录电极的制作

以武汉微探科学仪器有限公司生产的带芯毛细玻璃管(外径 1.5 mm,内径 0.86 mm,长度 10 cm)、Sutter 公司 P-97 水平微电极拉制仪进行拉制,注意拉制的玻璃电极阻抗最好在 4~6 MΩ。

（五）脑片膜片钳记录小鼠离体海马 CA1 区锥体神经元微小兴奋性突触后电流

1. 离体脑片膜片钳人工脑脊液循环体系的建立　打开恒流泵,向灌流体系中加入适量的人工脑脊液,循环液温度维持在(27 ± 2) ℃,同时调节人工脑脊液流速为 2～4 mL/min。调节记录槽的液面高度,使之适中。加入河豚毒素(终浓度为 1 μmol/L)阻断电压门控的钠电流,加入荷包牡丹碱(终浓度为 20 μmol/L)阻断 γ-氨基丁酸受体的抑制性电流。

2. 脑片转移 将脑片从孵育槽中转移至实验记录槽中,用铂金环尼龙丝线网固定小鼠离体海马脑片,防止脑片在记录槽内漂移以便于记录。

3. 寻找目标 利用奥林巴斯 BX51WIF 正置显微镜和红外敏感的 CCD 相机,在 40 倍水镜下通过红外线来观察和寻找神经元,选择离体海马 CA1 区锥体型的神经元,同时依据细胞静息膜电位(-65～75 mV)来寻找活性和状态好的神经元。

4. 记录电极准备 向记录电极中充灌已配制好的电极内液,并安装好记录电极。

5. 封接破膜 将记录电极插入循环的人工脑脊液中,找到细胞,直接封接破膜,并形成脑片膜片钳记录模式,随后将细胞膜电位钳制在-70 mV,先稳定 3 min,保证破膜完全,再开始记录微小兴奋性突触后电流,持续记录 5 min。脑片膜片钳显微镜系统如图 8-9所示,显微镜下选择的锥体神经元如图 8-10 所示。

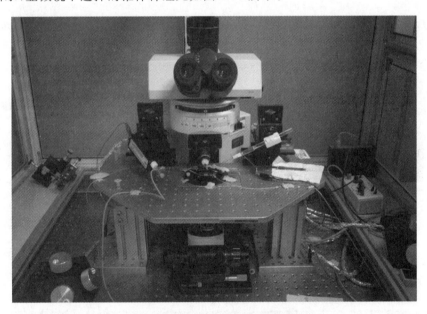

图 8-9 脑片膜片钳显微镜系统

（六）数据的采集和分析

电流信号经 Ag/AgCl 电极引导,由 MultiClamp 700B 膜片钳放大器放大,经 Digidata1322A 数模转换后由 pClamp 10 软件采集数据。使用 MiniAnalysis 软件(Synaptosoft,Decatur,GA,USA)对记录到的微小兴奋性突触后电流进行分析。电极入液后的液接电位如图 8-11 所示,电极破膜后细胞的各参数如图 8-12 所示。

三、注意事项

（1）灌注、取脑组织的动作都要熟练快速,以确保组织活性。

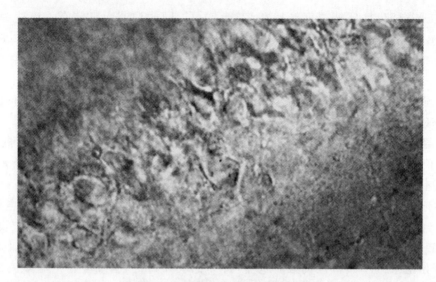

图 8-10   显微镜下选择的锥体神经元

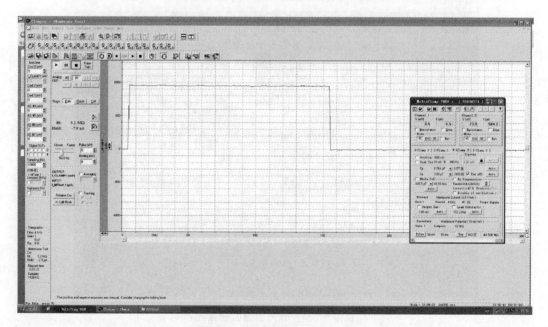

图 8-11   电极入液后的液接电位

（2）灌注必须从左心室向主动脉方向进行，以确保脑组织活性良好。

（3）切片前所用脑脊液、切片液最好先达到氧饱和。

（4）记录电极入液前尖端无气泡。

（5）记录电极入液时给予的微小正压不得过大，仅用于避免灌流体系内人工脑脊液中杂质混入记录电极内。

（6）开机时，先开数模转换器、放大器等，后开 pClamp 10 软件；关机时，先关 pClamp 10 软件，后关数模转换器、放大器等。

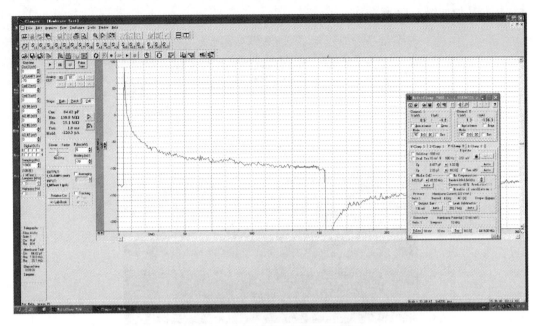

图 8-12 电极破膜后细胞的各参数

（7）房间里最好放置一台除湿机，以免湿度过大，影响设备功能。

（金 悠 李明星 余上斌）

 思考题

1. 膜片钳技术的功能是什么？
2. 根据膜片钳实验中受检细胞膜形式的不同，可将膜片钳分为哪几种？
3. 膜片钳实验中如何处理电学噪声、机械振动和机械漂移？
4. 膜片钳实验中如何保持脑片活性？

扫码看答案

▎第五节 实验动物镇痛信息采集分析仪操作与注意事项 ▎

一、RB-200 智能热板仪基本结构与功能

（一）基本结构

RB-200 智能热板仪主要由控制仪（带液晶显示、键盘开关、加热金属盘），直径 200 mm、高 180 mm 的观察桶（配小鼠），或直径 200 mm、高 310 mm 的观察桶（配大鼠），外置式热敏打印机，手控开关，漏电保护开关，RS232 线缆，RB-200 数据采集分析软件等组

成,基本结构如图 8-13 所示。

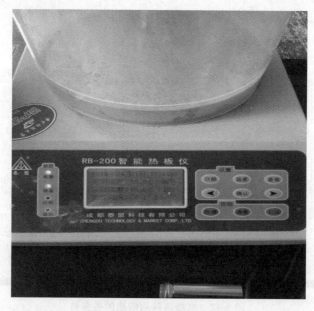

图 8-13　RB-200 智能热板仪

对照前面板图逐一了解各个功能区:电源开关、与 PC 连接指示灯、计时指示灯、电源工作指示灯、恒温指示灯、液晶显示器、仪器设置按钮区、实验控制按钮区。按照操作步骤演示一遍。

（二）功能

RB-200 智能热板仪的基本功能如下。

1. 电源开关　打开时系统通电工作。

2. 与 PC 连接指示灯　当与 PC 相连,并且打开通信软件时灯亮,否则不亮。

3. 计时指示灯　当按下启停按钮开始计时的时候灯亮,停止计时则熄灭。

4. 电源工作指示灯　系统供电系统正常时灯亮,否则不亮。

5. 恒温指示灯　当实际温度与设定温度相差<0.5 ℃时亮,否则熄灭。

6. 液晶显示器　显示日期(年、月、日、小时、分秒)、设定温度、实际温度、反应时间、实验编号等实验所需信息。

7. 仪器设置按钮区　设置仪器的各种参数(日期、设定温度等)。

8. 实验控制按钮区　控制实验的启停及实验数据的打印。

RB-200 智能热板仪操作面板如图 8-14 所示。

二、RB-200 智能热板仪基本操作过程

（一）开机

打开电源开关按钮,电源、恒温、计时指示灯同时亮起,蜂鸣器发出短暂响声,系统自检结束,液晶显示进入主画面,电源指示灯一直点亮,其他灯熄灭。本设备在面板的任意

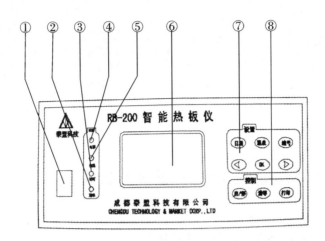

图 8-14 RB-200 智能热板仪操作面板示意图

注：①电源开关；②与 PC 连接指示灯；③计时指示灯；④电源工作指示灯；⑤恒温指示灯；
⑥液晶显示器；⑦仪器设置按钮区；⑧实验控制按钮区。

键被按下时会发出提示声，表示系统已经检测到按键。

（二）设置日期和温度

按下"日期"按钮，进入日期设定，根据光标所在位置，通过按"◁""▷"按钮来调节，按下确认键退出日期设定，系统自动记录当前日期和时、分、秒。同样方法按下"温度"按钮，系统默认目标温度为"55 ℃"，通过按"◁""▷"按钮，可以调节降低或升高目标温度，每按一次改变 0.1 ℃。

（三）预热

智能热板仪在开机进行第一次加热的前几分钟都会有一定过冲，此时请勿进行实验。之后实际温度将一直在设定温度附近做很小的波动，这个时间需要 12 min 左右，当系统恒温指示灯点亮时，表示可以正常实验了。

（四）开始实验

1. 给实验动物编号　按下"编号"按钮，通过按"◁"或"▷"按钮，可以选择动物编号。

2. 启动工作　在放入动物的同时，按下"启/停"按钮，系统自动开始计时，等观察到动物舔后爪后，再次按下"启/停"按钮，计时结束，可以从液晶屏读取计时时间。

3. 打印结果　按下"打印"按钮，可以在热敏打印机上输出本次实验结果。

三、RB-200 智能热板仪使用注意事项

（1）避免设备受到撞击、碰摔，或者强烈震动。

（2）不能使用有机溶剂、酒精擦拭观察桶和仪器表面，请用软布和中性清洗液清洁。

（冯秀玲　余上斌　柯　丹）

思考题

1. 用 RB-200 智能热板仪做实验的小鼠可以不论雌雄随机取样。　　（　　）
2. RB-200 智能热板仪温度应保持在 55 ℃左右。　　　　　　　　（　　）

扫码看答案

第六节　人体运动生理信息捕获分析系统操作与注意事项

一、心电图机的基本结构与使用方法

（一）基本结构

心电图机的电源可用交流或内装的充电式电池，由于具有交流干扰滤波器和肌电滤波器，即使在测定环境不良的场所，或对高度紧张的患者也能够进行测定。本机采用在人体不同部位放置电极，并通过导联线与心电图机的正负极相连，记录心电图。心电图机的基本结构如图 8-15 所示。

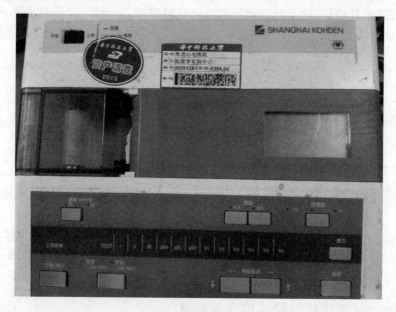

图 8-15　心电图机

注：心电图机中可见开关、走纸速度键、抗交流电键、抗肌电键、灵敏度选择键、复位键、定标键、导联选择键、自动或手动选择键、开始或停止键等各功能键。

1. **导联**　标准 12 导联：Ⅰ、Ⅱ、Ⅲ、aVR、aVL、aVF、$V_1 \sim V_6$。
2. **定标电压**　1 mV。
3. **干扰抑制**　交流干扰抑制 50 Hz 为 20 dB，肌电抑制 35 Hz 小于 −3 dB、45 Hz 大

于−3 dB。

4. 灵敏度控制 "2":20 mm/mV。"1":10 mm/mV。"1/2":5 mm/mV。

5. 走纸速度 (25.00±1.25) mm/s,(5.00±0.25) mm/s。

6. 记录纸尺寸 50 mm×30 m(宽×长)。

7. 交流电源 (220±22) V,(55±1) Hz。

（二）功能

心电图是用心电图机从体表记录每一心动周期所产生的电活动变化的曲线图形。它对诊断心脏疾病,尤其是心律失常具有重要意义。

（三）心电图机的操作步骤

1. 受试者平卧 按要求将心电图机面板上各控制钮置于适当位置,在心电图机妥善接地后接通电源,预热 5 min。

2. 调节基线位移旋钮,使描笔位于心电图纸的中间 将走纸速度调为 25 mm/s,灵敏度按钮设置于中间档 10 mm/mV 即为标准灵敏度。

3. 定标 重复按 1 mV 定标电压按钮,使标准方波上升边为 10 mm,即 10 mm/mV。

4. 抗干扰 为了减少心电图波形失真,尽量不用交流电滤波和肌电滤波,因此将按钮朝上。

5. 电极安装 先用酒精清洗安装部位的皮肤,然后在清洗后的皮肤上涂少量的导电膏,连接电极(右手—R—红色,左手—L—黄色,右脚—N—黑色,左脚—F—绿色),如图 8-16 所示;检测电极与连接方法如图 8-17 所示。

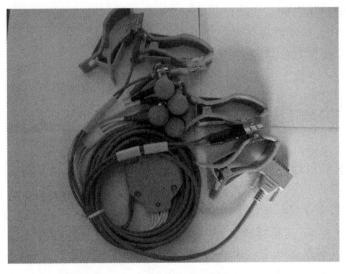

扫码看彩图

图 8-16　心电图机检测电极与连接电缆

6. 手动记录方式 打开左上侧电源开关至交流"工作",选择"手动"记录状态,液晶即显示为"手动"。按"导联选择键",选择希望开始记录的导联。按"开始"键,开始记录,中断描记时按"停止"键,停止走纸(自动记录方式略)。

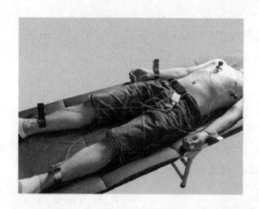

导联端颜色	红	黄	绿	黑	白	白
记号	R	L	F	N	$C_1(C_2)$	C_5
夹片位置	右手	左手	左脚	右脚	$V_1(V_2)$位置	V_5位置

图 8-17　心电图检测电极与连接方法

7. 记录完毕　松解电极,洗净擦干,并将心电图机面板上各控制钮还原,然后切断电源。

(四) 心电图机使用注意事项

(1) 开机前应接好地线,以防交流电干扰被测信号和确保受试者安全。

(2) 心电图机通电后需预热 5 min,实验过程中应严格按操作规程进行。

(3) 在未接好导联电极前,导联选择开关应置于"0"位。

(4) 关机时先关面板启动开关键,再关主电源开关。

(5) 清洁机器,盖上防尘罩,置于阴凉干燥处,移动时避免剧烈震动。

二、水银血压计的基本结构及使用方法

(一) 基本结构

水银血压计是一种常见的医疗器械,在测量血压、确保人体健康方面起着非常重要的作用。

测定人体动脉血压最常用的方法是袖带法,即用血压计的袖带在动脉外加压,根据血管音的变化来测量血压的高低,又称听诊法,完成一次血压测量需要听诊器和血压计(图 8-18)。

(1) 听诊器包括耳件、胸件和导管。

(2) 血压计包括袖带、橡皮球和检压计。

(二) 使用方法

1. 坐姿平稳　被测量者在安静的室内静坐 5 min,以消除劳累、精神紧张等因素对血压的影响。

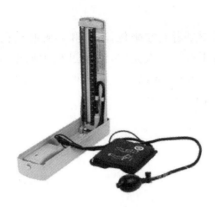

图 8-18　水银血压计的基本结构

2. 测量准备　被测量者裸露上臂,手掌向上,测量坐位时的上臂血压,上臂应置于心脏水平;测量血压时,一般采取坐姿(图 8-19)。

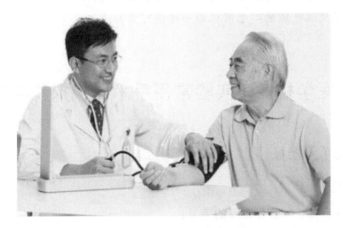

图 8-19　水银血压计的操作使用

3. 调零排空　打开水银柱的开关,让水银柱的读数下降到"0"刻度线的位置,然后松开血压计橡皮球的螺旋阀,排空血压计袖带中的空气,再旋紧螺旋阀,将袖带缠于被测量者上臂,袖带下端在肘窝上方 2～3 cm 处,松紧度以能够往里放入一指为宜。

4. 血压测量　用手指触摸肘窝内侧肱动脉的搏动,再将听诊器胸件放在搏动明显处,然后向袖带内充气,边充气边听诊,待肱动脉搏动消失,再将水银柱升高 20～30 mmHg 后,开始松开螺旋阀缓慢放气,两眼平视水银柱缓慢下降,当听到清晰的第一声搏动音时所代表的刻度,就是被测者的收缩压;接下来会一直听到搏动音,当搏动音突然变得很弱或消失听不见时,所指示的刻度就是舒张压。

5. 测量结束　取下袖带,挤压排尽空气,关闭球囊的开关,折叠好之后放入盒子里。

(三)注意事项

1. 让情绪平和稳定　情绪紧张和激动之后不能立即测量血压,在有靠背的椅子上静坐 5～10 min。

2. 室温应该适中　避免过冷或过热,寒冷环境下血压测量值会偏高,高热环境下血压测量值可能会偏低。

3. 取坐姿 测量时被测量者要端坐位,肘部和心脏必须在同一水平。

4. 重复测量 测量血压需要一次完成,测量过程中如果发现血压指标有异常(若两次测量结果差别比较大,如 5 mmHg 以上),应该再测量一次。两次测量的时间间隔不得少于 5 min,测量的部位和体位要一致。

(冯秀玲　余上斌)

 思考题

扫码看答案

1. 受试者刚跑完步或打完球,可以马上准确测出血压。　　　(　　)
2. 测量血压可以选择坐位,也可以选择卧位,上臂应与心脏保持水平。(　　)
3. 电极安装顺序是右手黄、左手红、右脚绿、左脚黑。　　　(　　)
4. 使用交流电源的心电图机必须连接可靠的专用地线。　　　(　　)

第七节　医学机能学实验常用手术器械操作与注意事项

一、哺乳类手术器械

(一)手术刀

手术刀是用于切开皮肤和脏器的工具。

(二)手术剪

手术剪通常分直、弯式两种。直手术剪用于剪开皮肤、皮下组织、筋膜和肌肉等,弯手术剪用于剪毛。眼科剪用于剪断神经、剪破血管、输尿管等以便插管。手术剪的握持方法如图 8-20 所示。

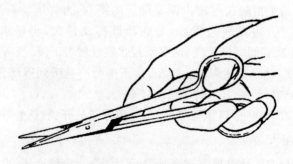

图 8-20　手术剪的握持方法

（三）镊子

镊子有两类，分别为圆头镊和有齿镊。圆头镊用于牵拉切口处的皮肤和夹捏较大或较厚的组织，有齿镊用于牵拉切口处的皮肤或坚韧的筋膜，切记不可用于夹捏血管、神经或内脏及细软组织。眼科镊和钟表镊用于夹捏细软组织。镊子的握持方法如图 8-21 所示。

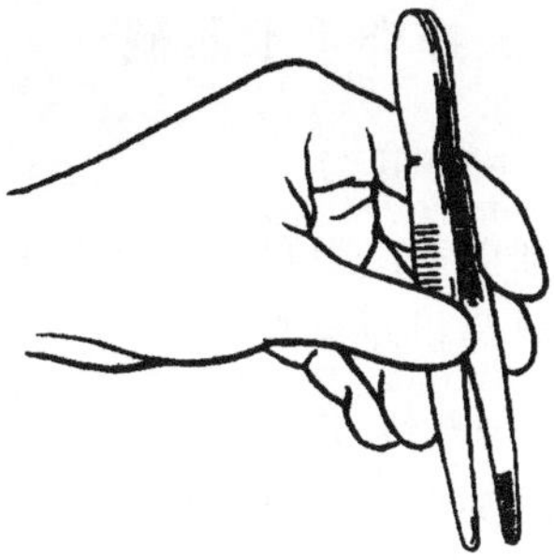

（四）止血钳

止血钳有直、弯和中、小号之分。除用于夹住出血

图 8-21 镊子的握持方法

点以止血外，无齿的止血钳可用于分离皮下组织和肌肉，有齿的止血钳可用于提起切口处的皮肤。蚊式止血钳较细小，适于分离小血管及神经周围的结缔组织。止血钳及其握持方法如图 8-22 所示。

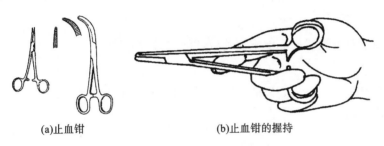

(a)止血钳　　　　　　　　　(b)止血钳的握持

图 8-22 止血钳及其握持方法

（五）咬骨钳

咬骨钳是用于打开颅腔和骨髓腔时咬切骨质的专用工具。

（六）颅骨钻

颅骨钻常用于开颅钻孔。

（七）气管插管

气管插管一般为"Y"形管。急性动物实验时应用气管插管，以保证呼吸道通畅。

（八）动脉夹

动脉夹用于夹闭动脉，做暂时阻断动脉血流之用。

（九）塑料插管

根据实验动物大小选用粗细不同的塑料管，经处理制成所需求的塑料插管分别作动脉、静脉和输尿管插管用。

（十）三通阀

三通阀应用于按实验需要改变液体流通量的方向，便于描记动脉血压、静脉给药和输液。

（十一）其他

医学动物实验中也常涉及其他物品，如缝线、缝针、持针器、注射器及针头等。

二、蛙类手术器械

（一）剪刀

细剪刀或眼科剪刀用于剪神经、血管和心包膜等细软组织；普通剪刀用于剪骨、皮肤和肌肉等粗硬组织。

（二）镊子

圆头镊子对组织损伤性小，用于夹捏组织和牵提切口处的皮肤；眼科镊有直、弯两种，用于夹捏细软组织和分离神经、血管。

（三）金属探针

金属探针主要用于破坏蛙或蟾蜍的脑和脊髓。

（四）玻璃分针

用于分离血管和神经等组织。

（五）锌铜弓

锌铜弓用于对神经肌肉标本施加刺激，以检查其兴奋性。

（六）蛙心夹

使用蛙心夹时一端夹住心尖部，另一端借助细线连于机械-电换能器，用作进行心脏舒缩活动的描记。

（七）蛙板

蛙板用于进行蛙类动物实验时做固定。可用大头钉将蛙腿钉在蛙板上。如果制备神经肌肉标本，必须在清洁的玻璃板上操作，故此可选用适当大小的玻璃板放在蛙板上。

三、注意事项

（1）切记根据实验操作对象或组织器官的特征，选择相应的、合适型号手术器械。

（2）正确持握各类器械，特别是尖锐器械，使用时前端保持向下，以免不慎伤及同行合作伙伴。

（3）手术器械使用过程中禁忌戏弄玩耍，更不能用于伤人。

（4）各类手术器械应存放于相应器械盘（架）中，使用完毕必须按要求清洗干净，晾干后放回相应位置，做好数量清点。

（余上斌　柯　丹　冯秀玲）

 思考题

1. 实验所用器械可随意挑选、握持，任意摆放。　　　　（　　）
2. 缝线、缝针、持针器、注射器及针头等，不属于常用手术物品。　（　　）

扫码看答案

参 考 文 献

［1］ 秦川.医学实验动物学［M］.2版.北京:人民卫生出版社,2015.

［2］ 孙德明,李根平,陈振文,等.实验动物从业人员上岗培训教材［M］.北京:中国农业大学出版社,2011.

［3］ 徐国景,唐利军,易工城,等.实验动物管理与实用技术手册［M］.武汉:湖北科学技术出版社,2008.

［4］ 黄兵,陈雷.膜片钳技术在心肌细胞药理效应研究中的应用［J］.中国药学杂志,2002,37(6):406-409.

［5］ 关兵才,张海林,李之望.细胞电生理学基本原理与膜片钳技术［M］.北京:科学出版社,2013.

［6］ 刘振伟.实用膜片钳技术［M］.北京:军事医学科学出版社,2006.